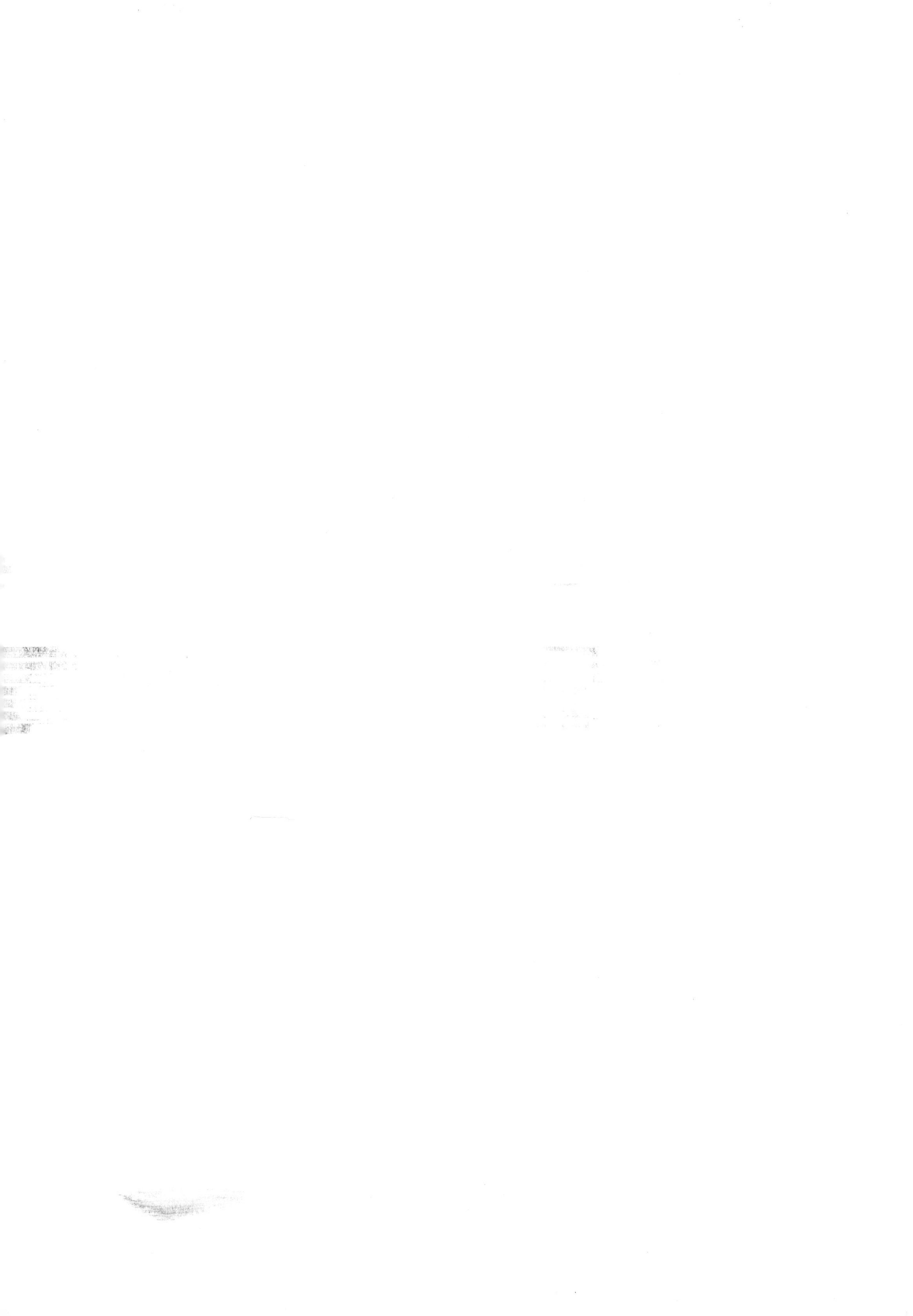

广西壮族自治区
疾病预防控制中心年鉴2023

《广西壮族自治区疾病预防控制中心年鉴》编委会 编

广西科学技术出版社
·南宁·

图书在版编目（CIP）数据

广西壮族自治区疾病预防控制中心年鉴．2023 /《广西壮族自治区疾病预防控制中心年鉴》编委会编．—南宁：广西科学技术出版社，2023.12

ISBN 978-7-5551-2077-3

Ⅰ．①广… Ⅱ．①广… Ⅲ．①疾病预防控制中心－广西－2023－年鉴 Ⅳ．①R197.2-54

中国国家版本馆 CIP 数据核字(2023)第 234626 号

广西壮族自治区疾病预防控制中心年鉴 2023

《广西壮族自治区疾病预防控制中心年鉴》编委会　编

策　　划：何杏华　　责任编辑：陈诗英
责任校对：冯　靖　　责任印制：韦文印
装帧设计：梁　良　　排　　版：南宁市佳彩广告设计有限公司

出 版 人：梁　志
出版发行：广西科学技术出版社
社　　址：广西南宁市东葛路 66 号　　邮政编码：530023
网　　址：http://www.gxkjs.com

印　　刷：广西民族印刷包装集团有限公司

开　　本：889mm × 1194mm　1/16
字　　数：370 千字　　印　　张：12.75
版　　次：2023 年 12 月第 1 版
印　　次：2023 年 12 月第 1 次印刷
书　　号：ISBN 978-7-5551-2077-3
定　　价：168.00 元

《广西壮族自治区疾病预防控制中心年鉴2023》编委会

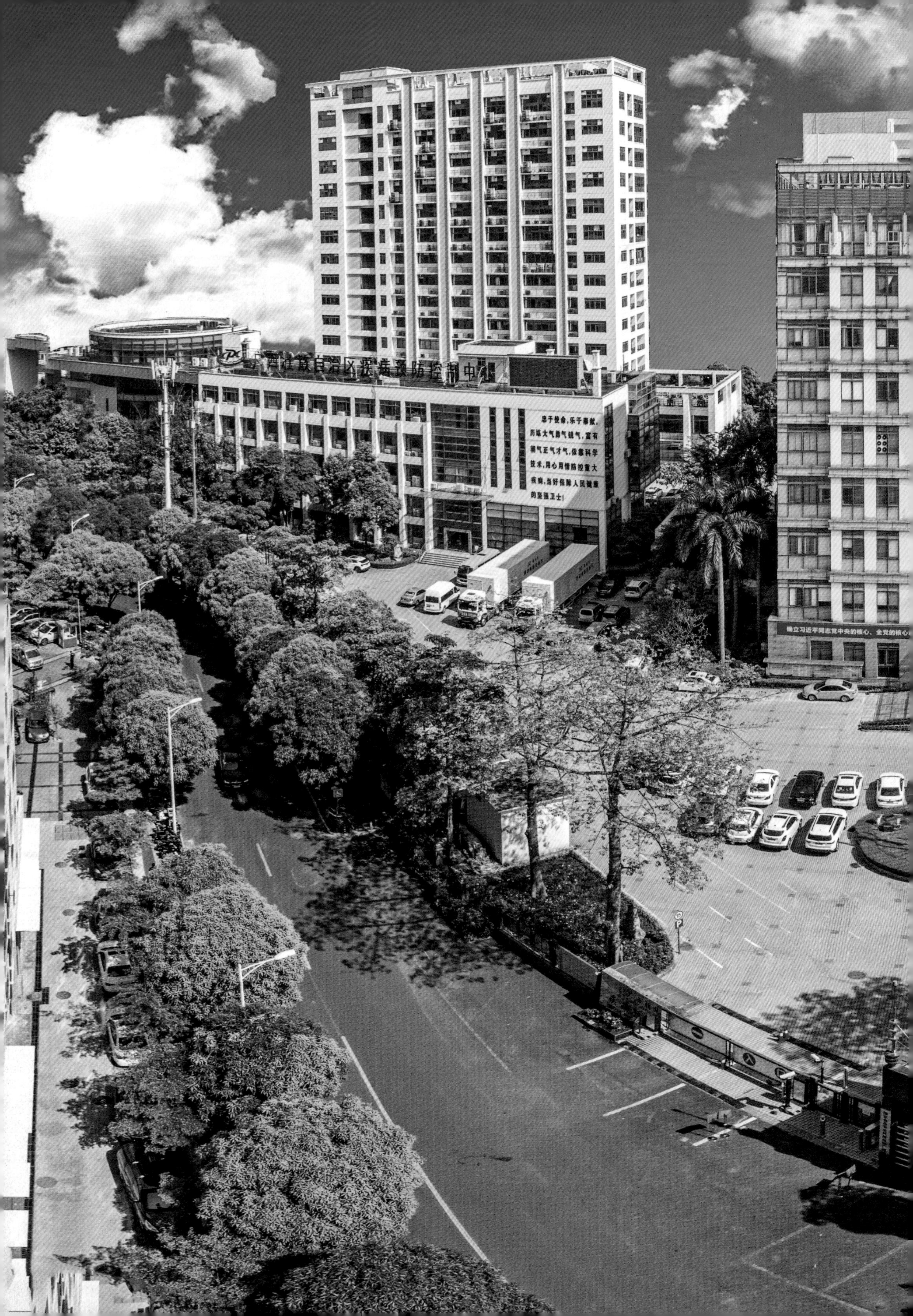
西壮族自治区疾病预防控制中
忠于使命，乐于奉献，
历练大气勇气锐气，富有
骨气正气才气，依靠科学
技术，用心用情防控重大
疾病，当好保障人民健康
的坚强卫士！

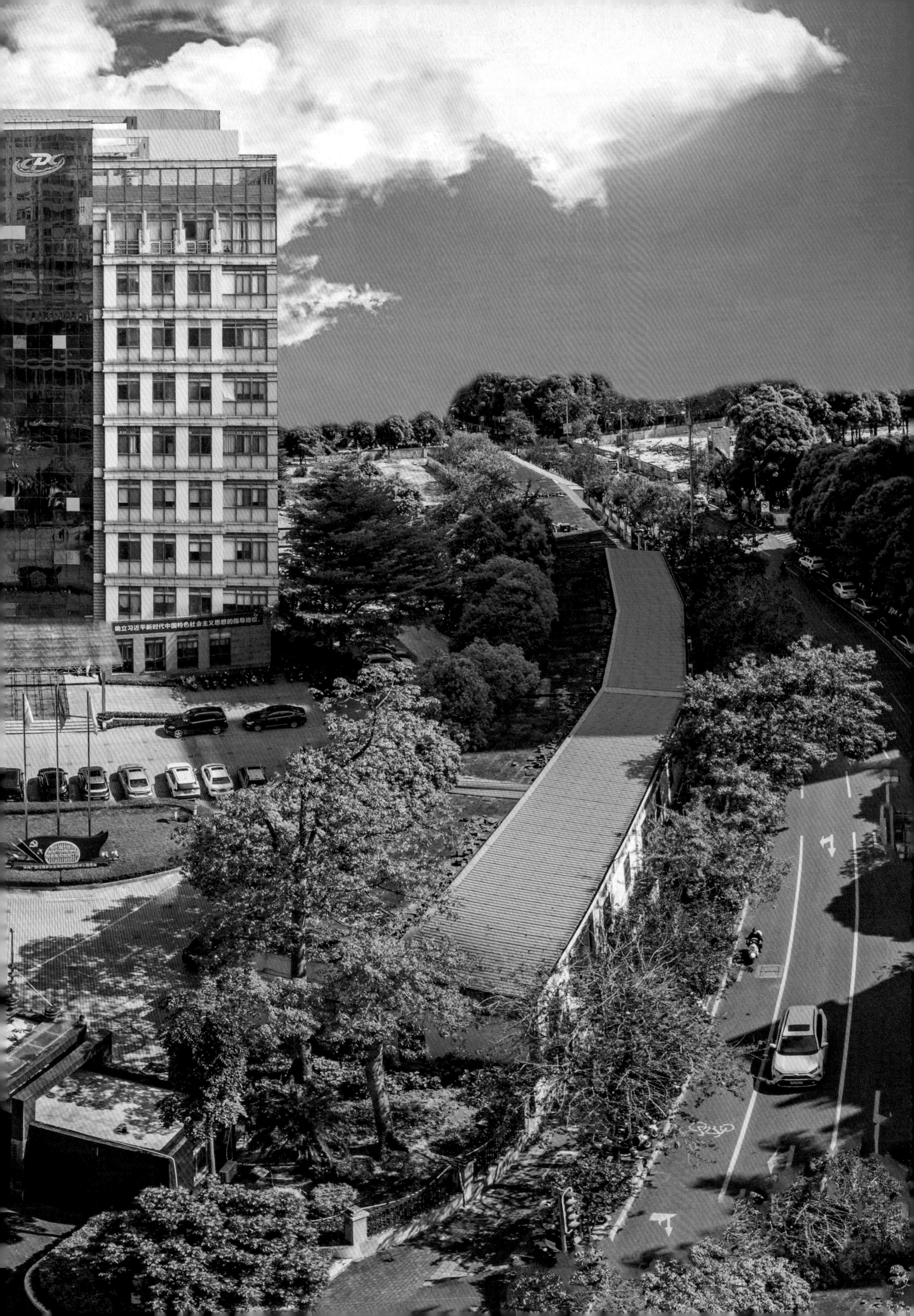
确立习近平新时代中国特色社会主义思想的指导地位

上级领导关怀与调研

2022 年，自治区人民政府、自治区卫生健康委等上级领导莅临自治区疾控中心，慰问专家，检查督导、指导调研疾病防控工作，对自治区疾控中心的建设与发展给予极大的关怀与帮助。

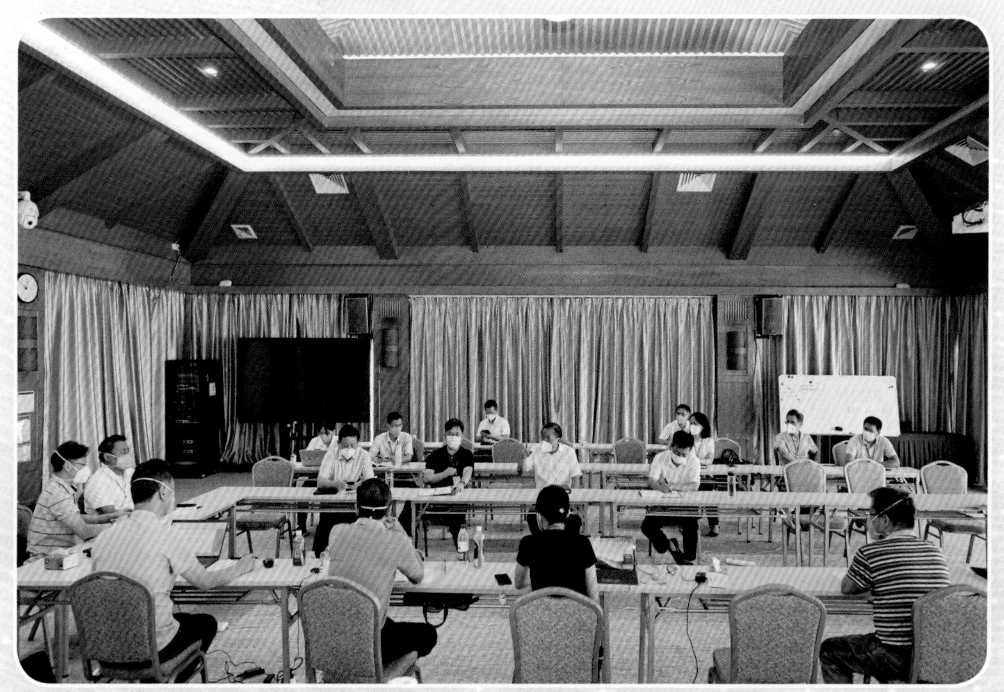

◀7 月 25 日，自治区副主席秦如培（正面前排右二）深入北海新冠疫情一线了解疫情防控工作，并看望慰问一线抗疫人员，研究部署新冠疫情处置工作

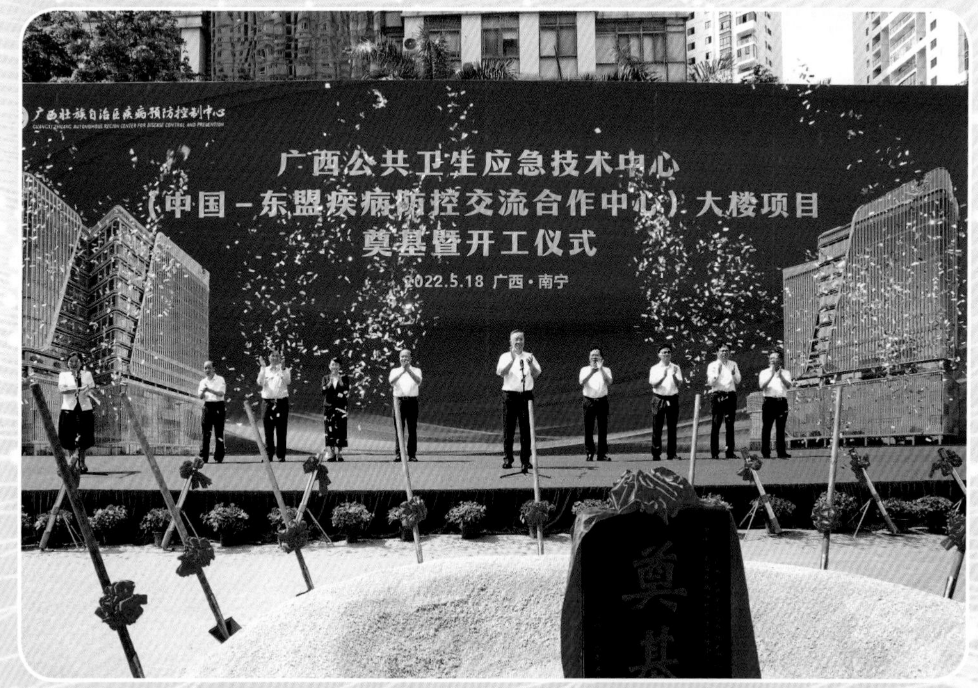

►5 月 18 日，自治区副主席黄俊华（右五）出席广西公共卫生应急技术中心（中国－东盟疾病防控交流合作中心）大楼项目奠基暨开工仪式并致辞

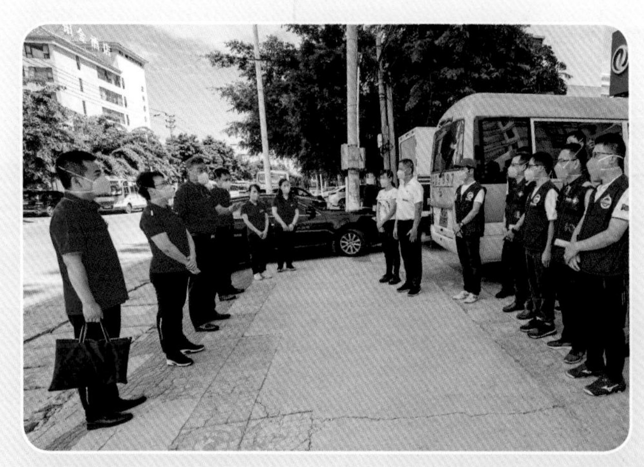

▲8月27日，自治区卫生健康委副主任杜振宗（左排左三）前往海南了解国家突发急性传染病防控队（广西）支援当地新冠疫情防控情况，部署疫情处置工作，并看望慰问一线抗疫人员

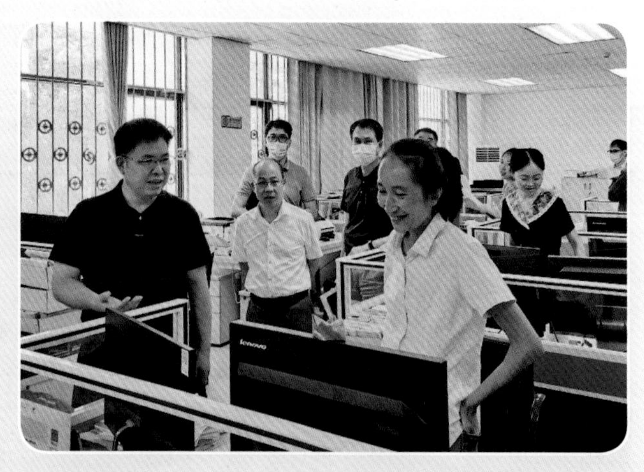

▲8月29日，自治区卫生健康委副主任庞军（左一）一行3人莅临自治区疾控中心开展预算执行调研。自治区疾控中心党委书记吕炜（左二）、副主任黄兆勇（左四）陪同调研

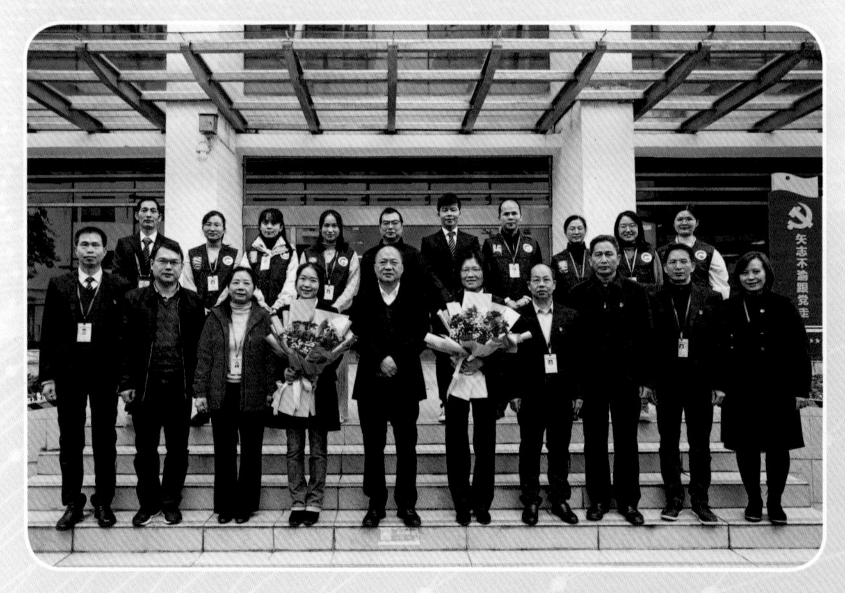

◀1月29日，自治区卫生健康委党组书记、主任廖品琥（前排左五）到自治区疾控中心慰问疫情防控人员，自治区卫生健康委人事处处长刘勇（前排左二）随行参加慰问活动。图为活动后合影

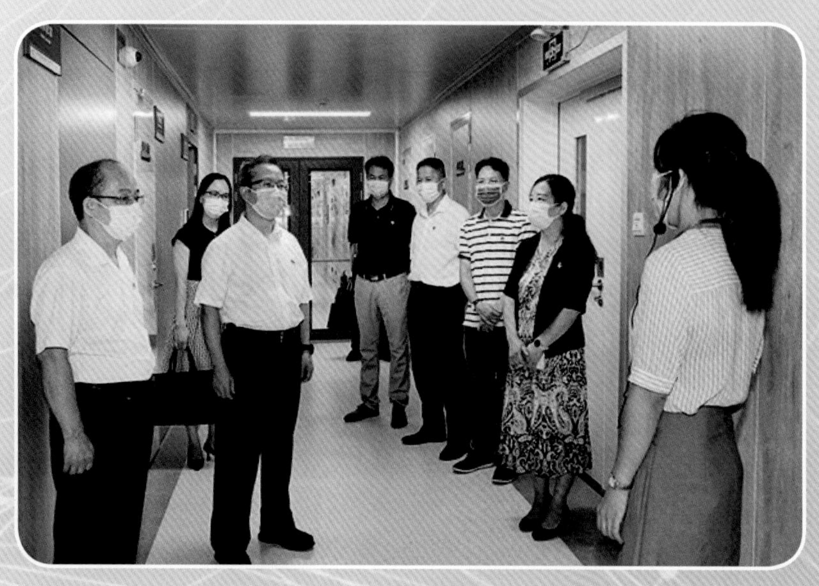

▶9月30日，自治区卫生健康委党组成员、驻自治区卫生健康委纪检监察组组长彭志杰（左二）率队到自治区疾控中心开展纠治医疗卫生领域腐败和作风问题专项行动工作调研督查。自治区疾控中心党委书记吕炜（左一），党委副书记、主任林玫（右二）等陪同调研

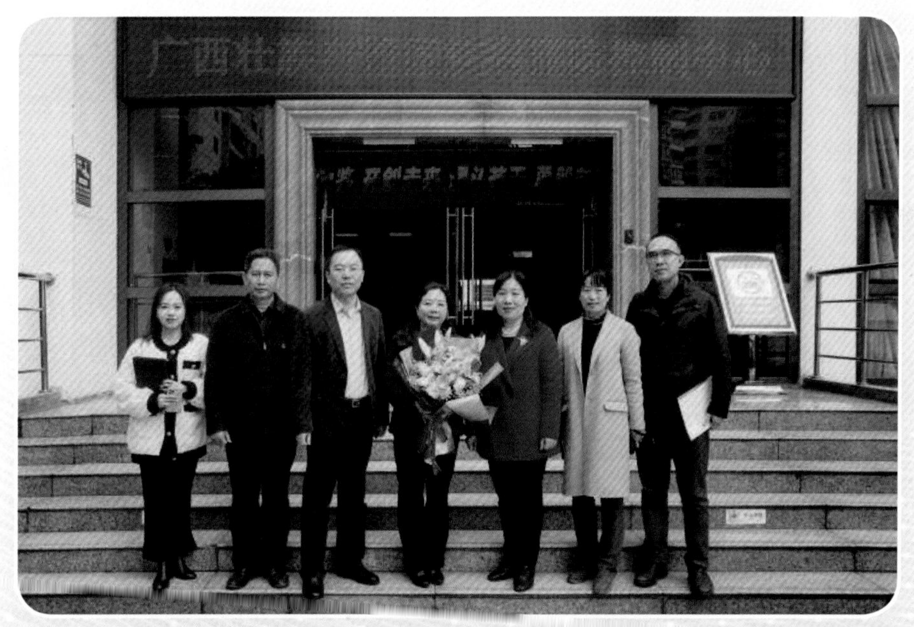

◀1月27日，自治区人力资源社会保障厅二级巡视员杨春华（右三）莅临自治区疾控中心，看望慰问自治区疾控中心主任、国务院政府特殊津贴专家林玫（左四）

欢迎自治区卫生健康委生物安全
检查组领导专家莅临指导

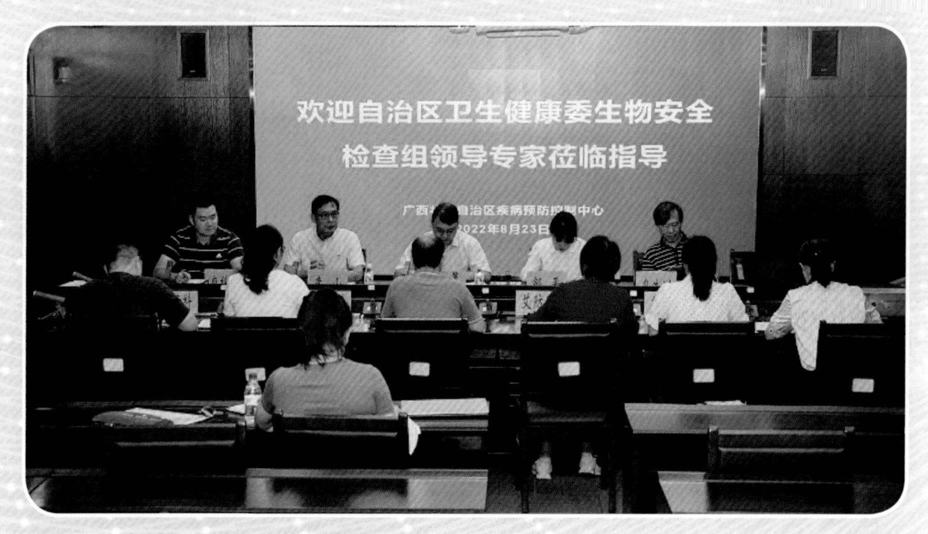

►8月23日，自治区卫生健康委科教处副处长何晨（左三）一行5人对自治区疾控中心生物安全三级实验室开展生物安全专项检查

热烈欢迎
自治区科技厅领导
和各位专家莅临指导

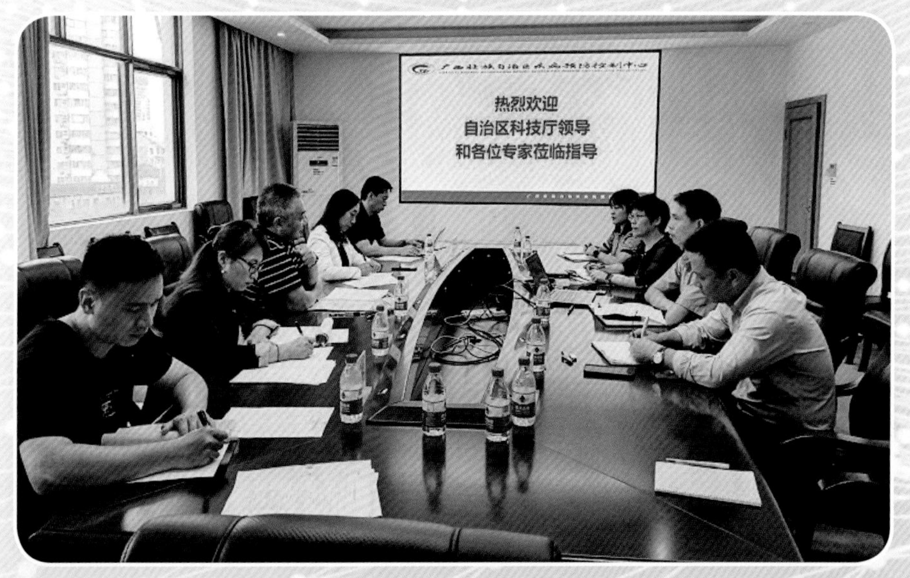

◀11月11日，自治区科学技术厅一级调研员黄志标（左排左三）一行5人对自治区疾控中心人类遗传资源管理相关工作进行现场检查。自治区疾控中心副主任黄兆勇（右排右二）陪同检查

国家级检查组调研督导

2022 年，国家卫生健康委等单位先后派出评审组、专家组到自治区疾控中心调研科研与国际合作交流情况，对高等级病原微生物实验室、新冠病毒防控工作进行飞行检查等。各评审组、专家组对自治区疾控中心所做的相关工作和取得的成绩给予高度评价，并提出指导性意见。

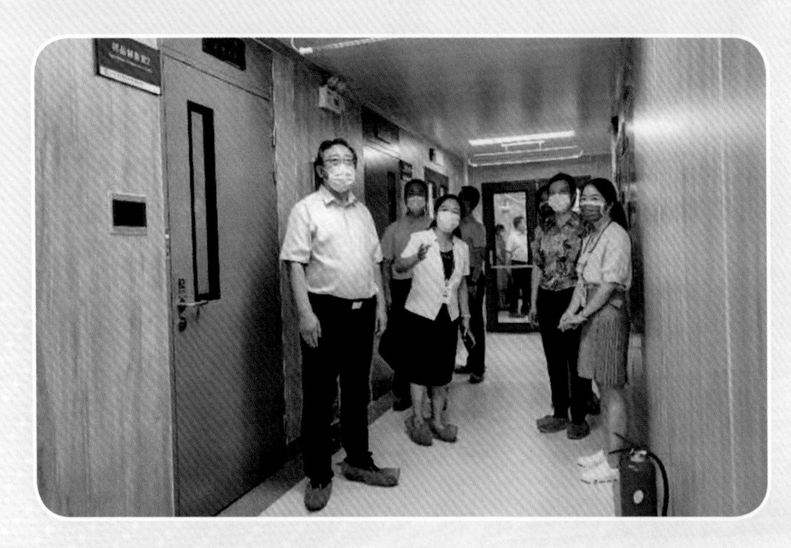

◀9 月 16 日，国家卫生健康委副主任、国务院联防联控机制综合组第二督察组组长曹雪涛（左一）率队到自治区疾控中心检查指导工作。图为督察组听取自治区疾控中心主任林玫（左二）汇报有关情况

热烈欢迎国家疾控局领导莅临调研指导
2022年9月16日

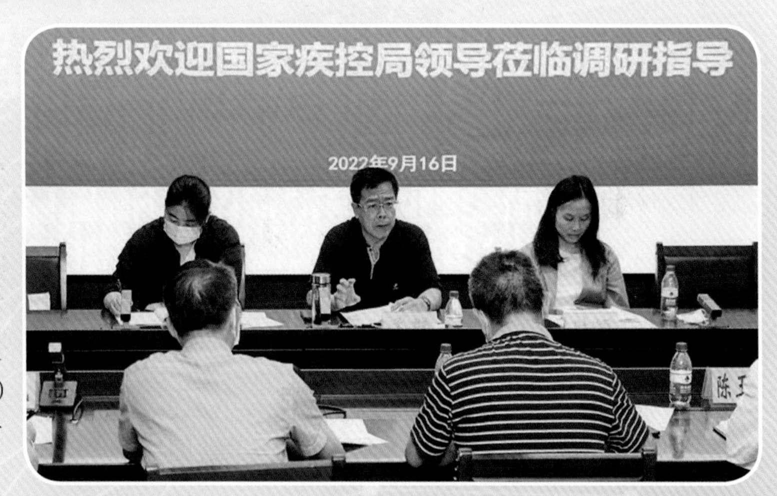

▶9 月 16 日，国家疾病预防控制局科技教育与国际合作司一级巡视员孟群（左二）一行 3 人莅临自治区疾控中心调研，进行科研与国际合作交流指导

西壮族自治区疾病预防控制中心

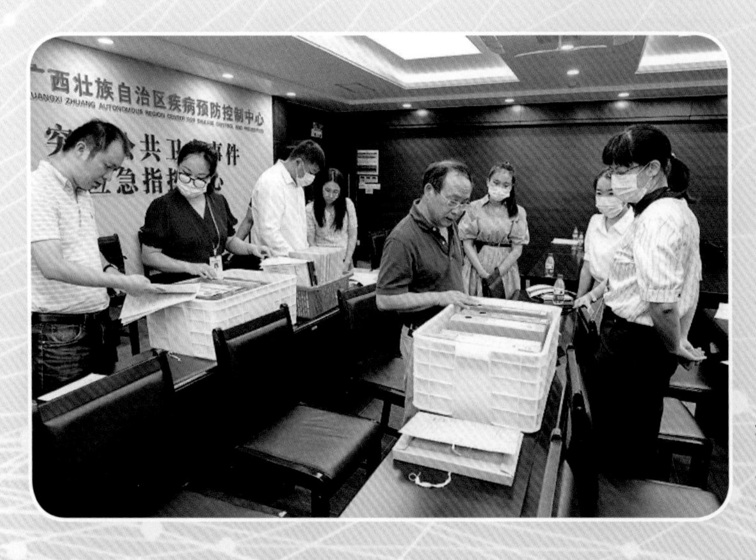

◀9 月 9 日，国家卫生健康委专家组莅临自治区疾控中心开展高等级病原微生物实验室生物安全飞行检查。图为专家组查阅相关文件资料

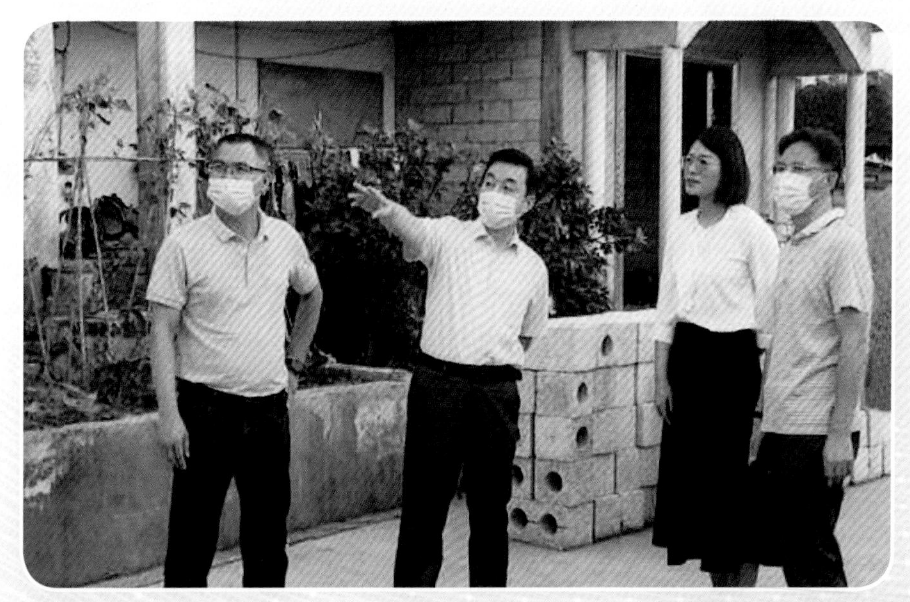

◄9月25—28日，中国疾病预防控制中心寄生虫病预防控制所（国家热带病研究中心）所长周晓农（左二）率队到广西对肝吸虫病干预实证研究基线调查项目进行前期调研工作。图为自治区疾控中心副主任钟革（右一）陪同调研

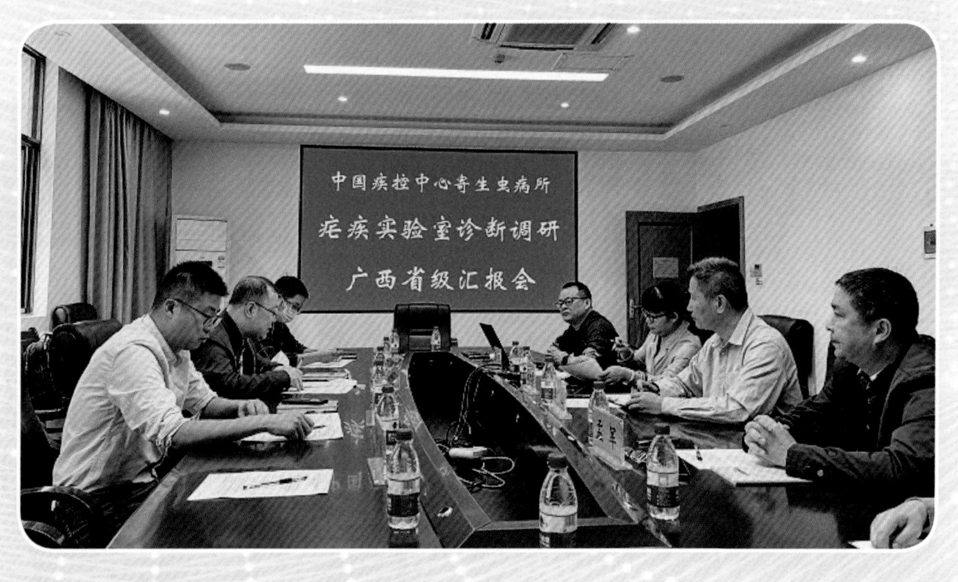

►11月17—19日，中国疾病预防控制中心寄生虫病预防控制所（国家热带病研究中心）疟疾室主任夏志贵（左排左二）率队到广西开展2022年疟疾实验室诊断调研工作。图为自治区疾控中心党委副书记李广山（右排右二）主持召开汇报会

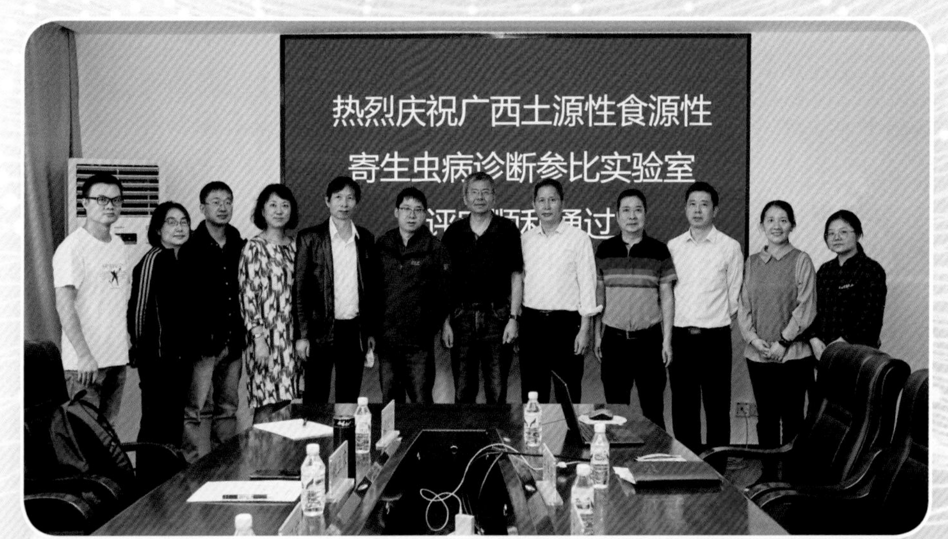

◄11月27—29日，中国疾病预防控制中心寄生虫病预防控制所土源性食源性寄生虫病室主任钱门宝(左六)率队对广西土源性食源性寄生虫病诊断参比实验室进行现场评审，实验室顺利通过评审。图为自治区疾控中心党委副书记李广山（右五）和寄生虫病防制所相关人员与评审组等合影

党建活动

2022 年，在自治区卫生健康委党组及自治区疾控中心党委的领导下，自治区疾控中心全体干部职工认真学习贯彻习近平新时代中国特色社会主义思想、党的二十大精神等，发挥党建引领优势，凝心聚力抗击疫情，引领疾控工作开展，落实全面从严治党，通过理论中心组、专题讲座、集中培训、青年谈感悟等多种形式组织开展学习，将学习成效转化成为群众办实事的动力，进一步推进新时代党的建设和疾病预防控制事业高质量发展。

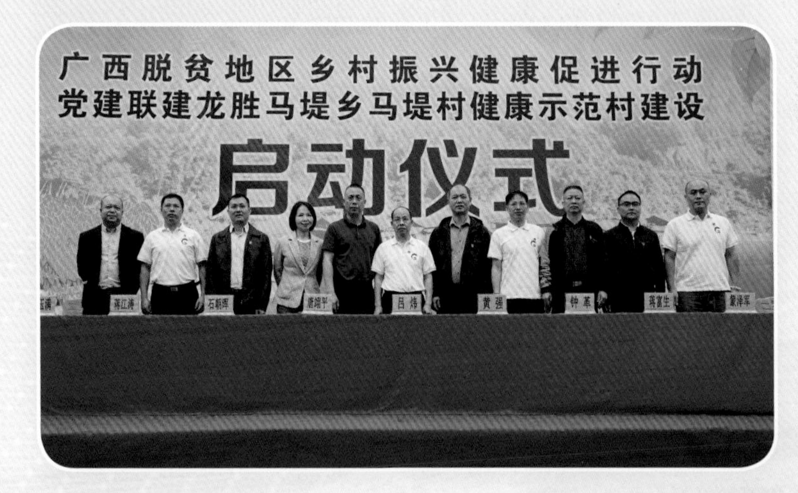

◀5 月 20 日，自治区疾控中心党建引领五级联建助力脱贫地区乡村振兴、共创龙胜马堤乡马堤村健康示范村正式启动。图为自治区疾控中心党委书记吕炜（右六）出席启动仪式

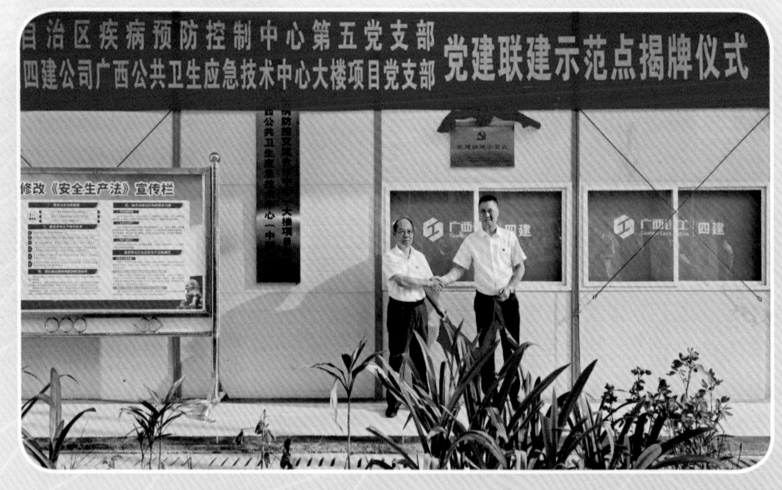

►9 月 27 日，自治区疾控中心第五党支部、广西建工集团四建公司广西公共卫生应急技术中心大楼项目党支部党建联建示范点在项目部驻地正式揭牌，标志着两个单位正式确立党建工作和业务工作双线融合的新型关系。图为自治区疾控中心党委书记吕炜（左）、广西建工集团四建公司党委副书记伍转青（右）为示范点揭牌

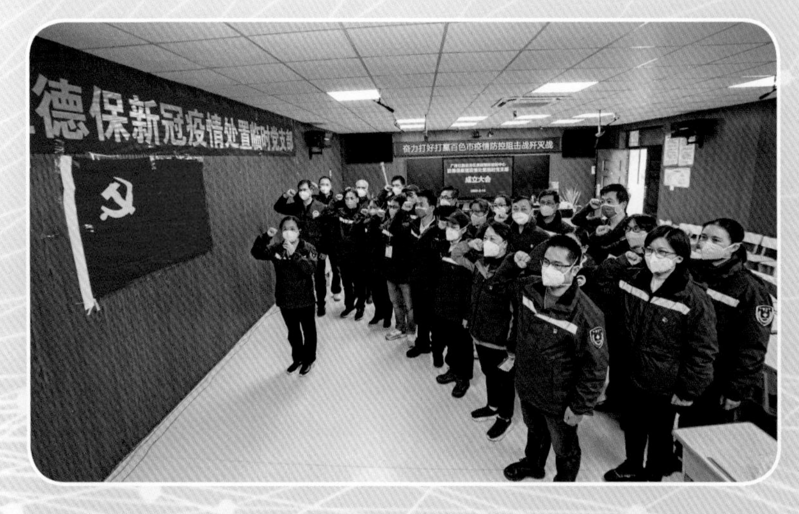

◀2 月 14 日，自治区疾控中心德保新冠疫情处置临时党支部召开党员大会。图为自治区疾控中心党委副书记、主任林玫（左一）带领党员重温入党誓词，奋力打好打赢疫情阻击战、歼灭战

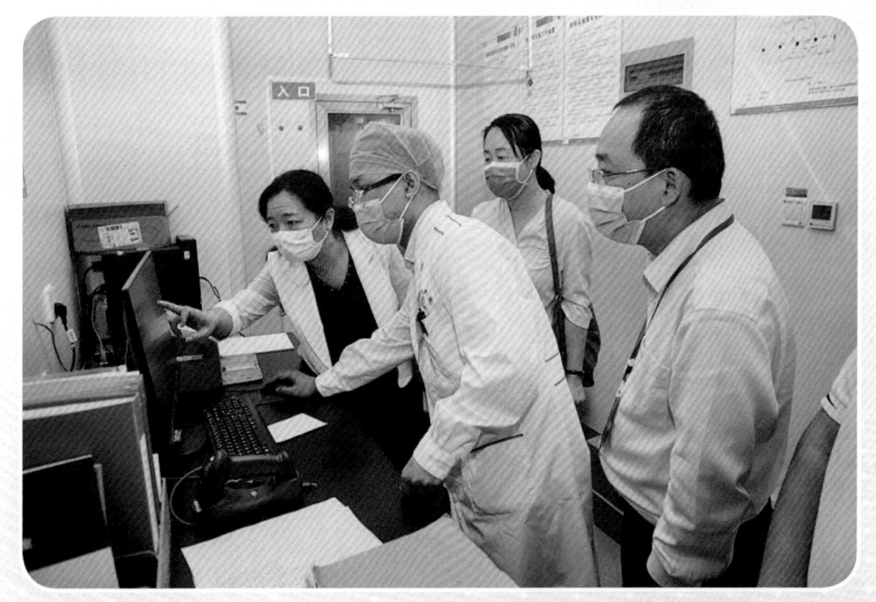

◀4月21日，自治区疾控中心党委副书记、主任林玫（左一）带领第十二支部党员同志先后到武宣县武宣镇卫生院等18个乡镇卫生院及37个村（社区）开展党员“双报到”活动。图为林玫对武宣县卫生院进行检查、指导重点人群结核病主动筛查工作

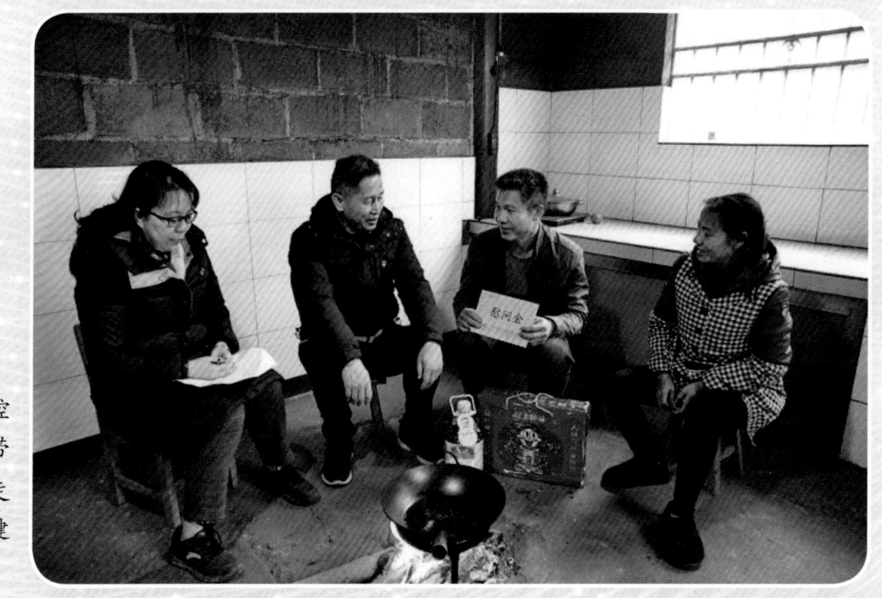

►1月13—14日，自治区疾控中心党委副书记李广山（左二）带领各党支部支委赴龙胜马堤村走访调研慰问结对帮扶户，并开展健康素养宣传活动。图为慰问现场

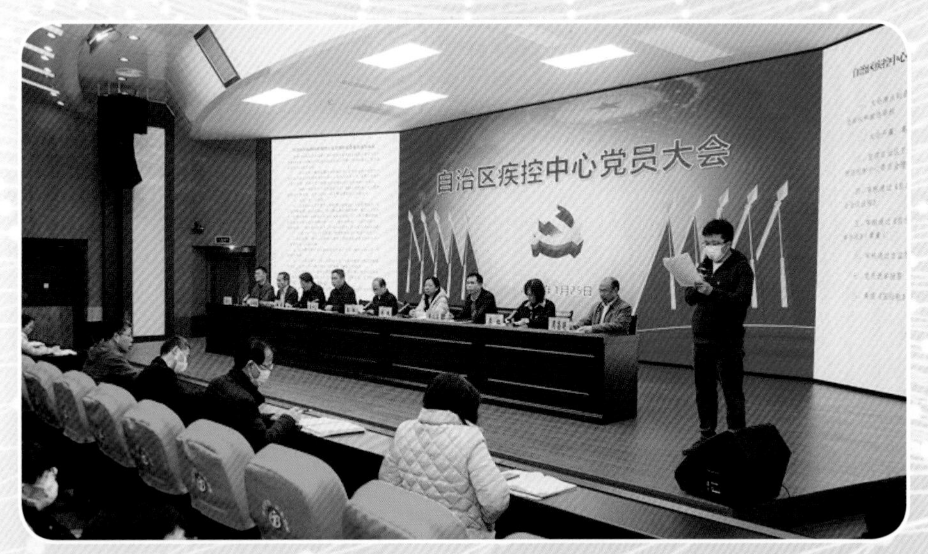

◀1月25日，自治区疾控中心召开党员大会，通过差额选举和无记名投票方式，增补1名党委委员。图为大会现场

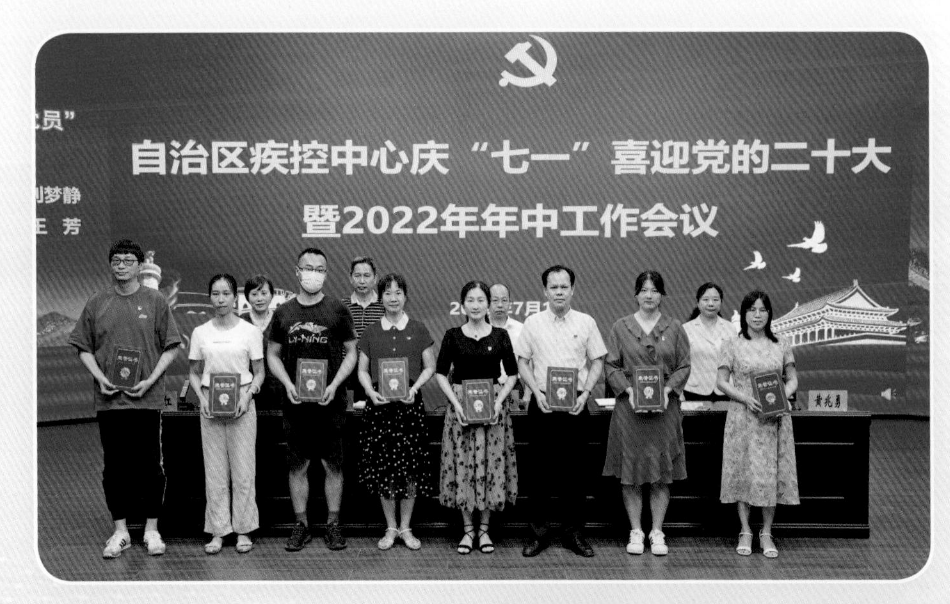

◀7月1日，自治区疾控中心召开庆“七一”喜迎党的二十大暨2022年年中工作会议。图为领导班子为2021年度“优秀共产党员”颁奖

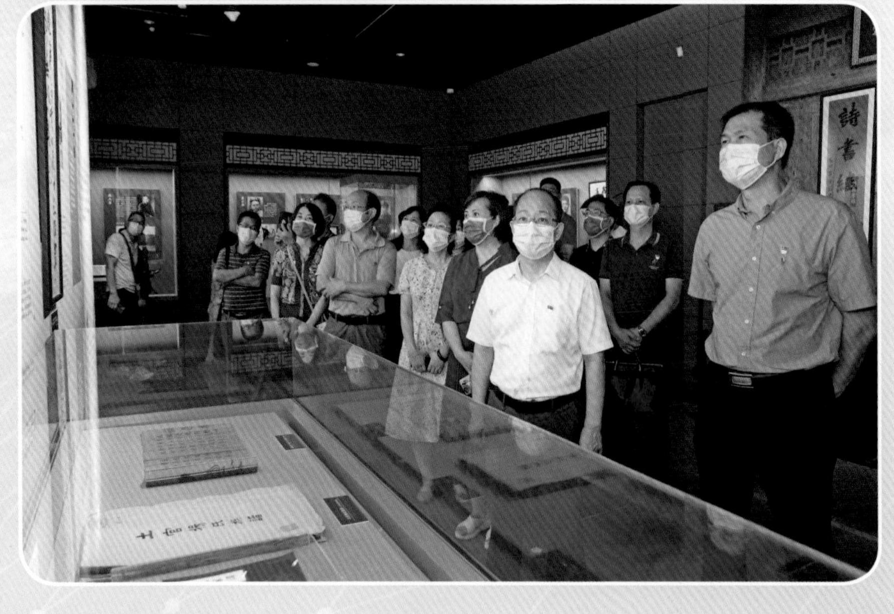

►7月20日，自治区疾控中心组织党员干部及其家属参观广西民族博物馆“家和万事兴——广西家庭家教家风主题展”，党委书记吕炜（右二）、副主任黄兆勇（右一）、纪委书记李红（右三）、部分科所负责人及其家属参加活动

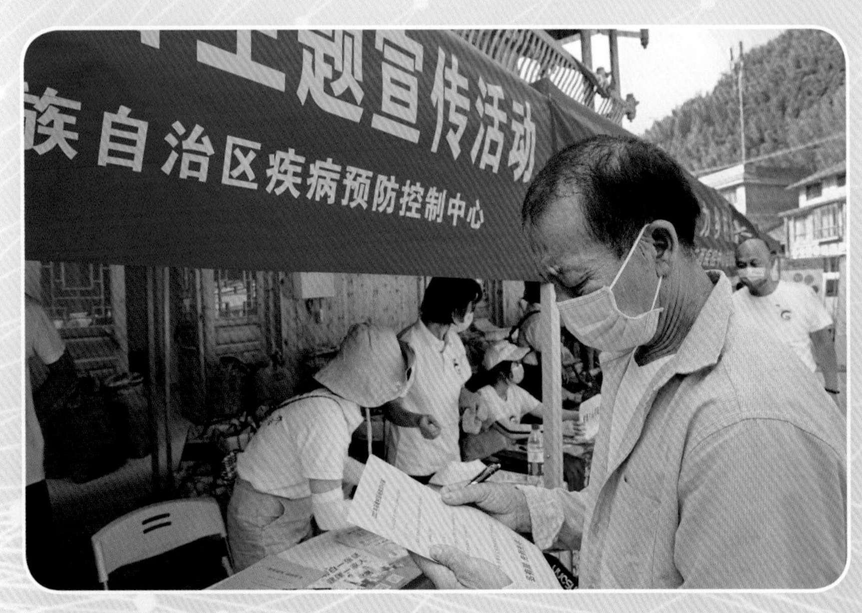

◀9月27日，自治区疾控中心联合桂林市、龙胜各族自治县、龙胜马堤乡、龙胜马堤乡马堤村五级党组织在龙胜马堤乡开展广西2022年“全国高血压日”主题宣传活动。图为自治区疾控中心党员向村民宣讲高血压健康知识及健康素养知识

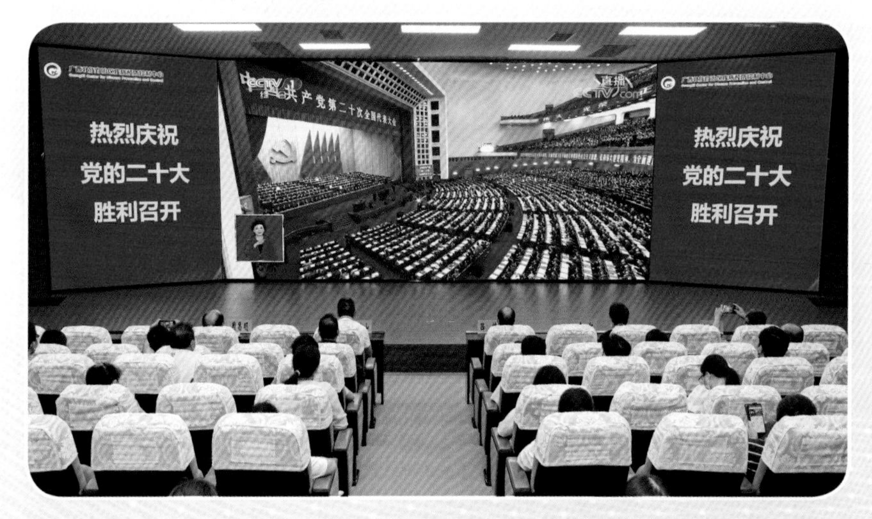

◀10月16日，中国共产党第二十次全国代表大会隆重开幕。自治区疾控中心领导班子、党委委员、中层干部、各党支部支委集中收听、收看大会开幕盛况。图为学习现场

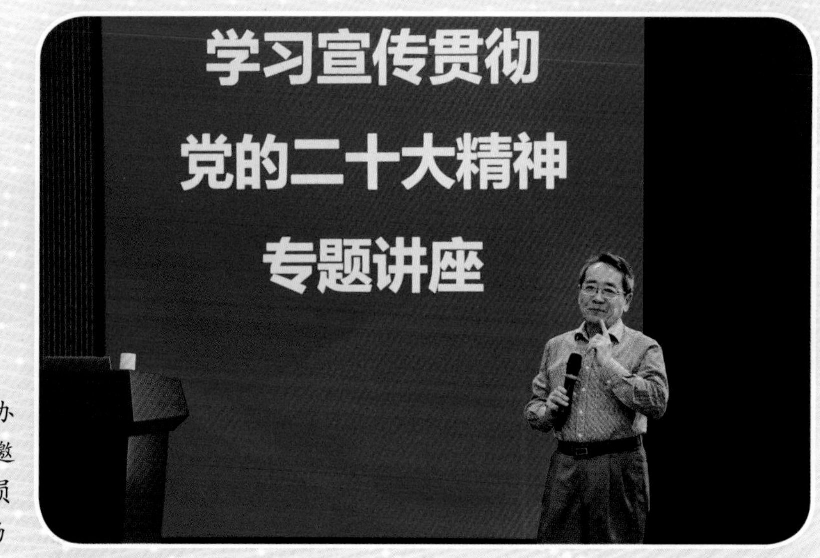

▶11月21日，自治区疾控中心举办学习宣传贯彻党的二十大专题讲座，邀请广西区委党校原副校长、一级巡视员陈林杰教授作专题报告。图为报告现场

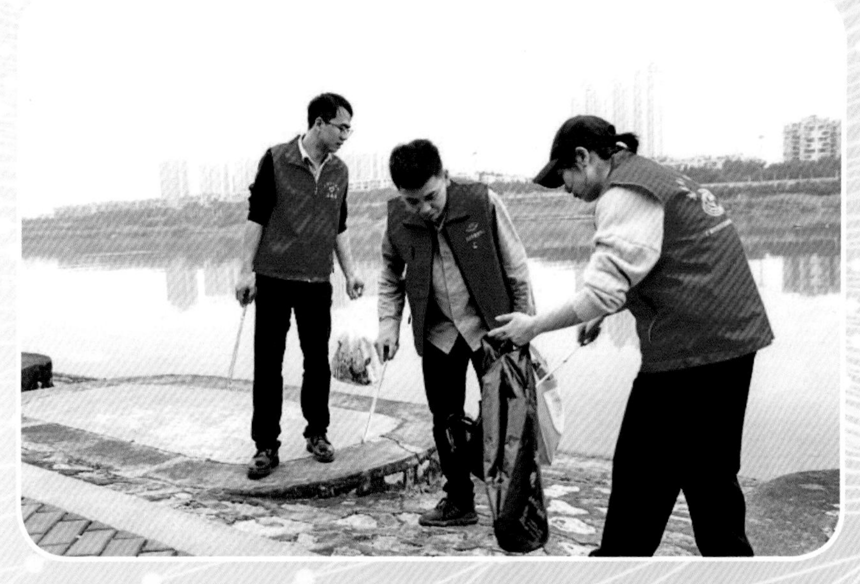

◀3月5日，自治区疾控中心团委联合自治区职业病防治研究院团委开展“青春志愿行 环保我先行”学雷锋志愿服务暨新时代文明实践活动。图为青年志愿者在南宁市开展清洁工作

抗击新冠疫情

2022 年，自治区疾控中心根据国家、自治区的部署，认真贯彻落实中共中央、国务院关于“外防输入、内防反弹”的总策略、“动态清零”总方针，严格落实常态化新冠疫情防控工作的要求，先后派出多批工作人员支援广西东兴市、百色市、北海市等区内及上海市、海南省等区外疫情防控工作，为持续做好新冠疫情防控做出重大贡献。

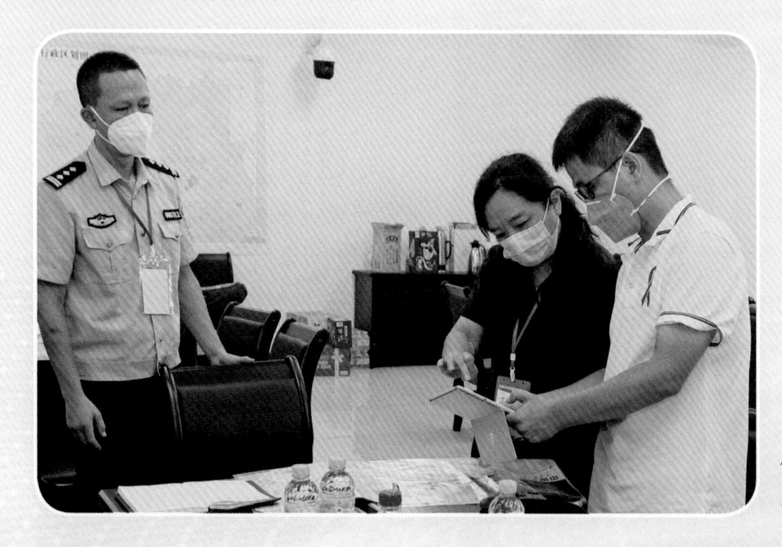

◀2022 年 5 月 31 日，自治区疾控中心主任林玫（左二）与专业技术人员在北海市指导当地公安划定新冠疫情封控区

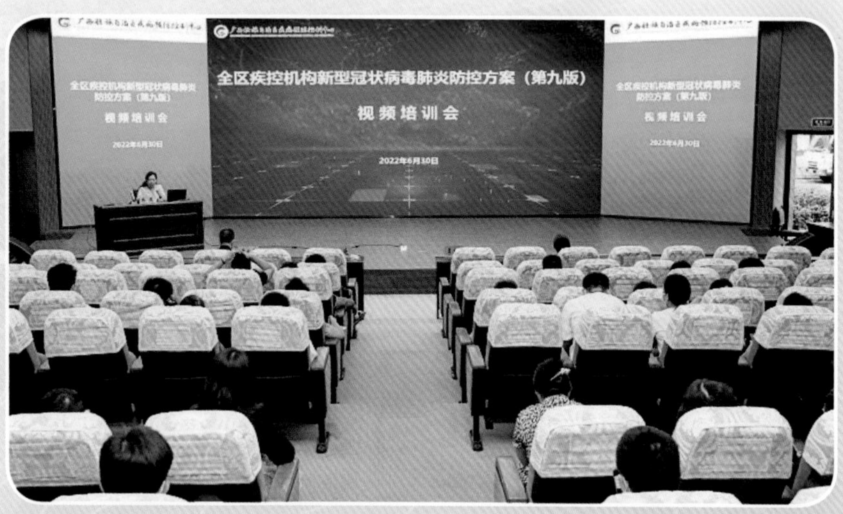

▶6 月 30 日，自治区疾控中心举办全区疾控机构新型冠状病毒肺炎防控方案（第九版）视频培训会，自治区疾控中心全体业务人员在主会场参训，广西各市、县（市、区）疾控中心通过视频连线参加培训。图为自治区疾控中心主任林玫在培训班上讲话

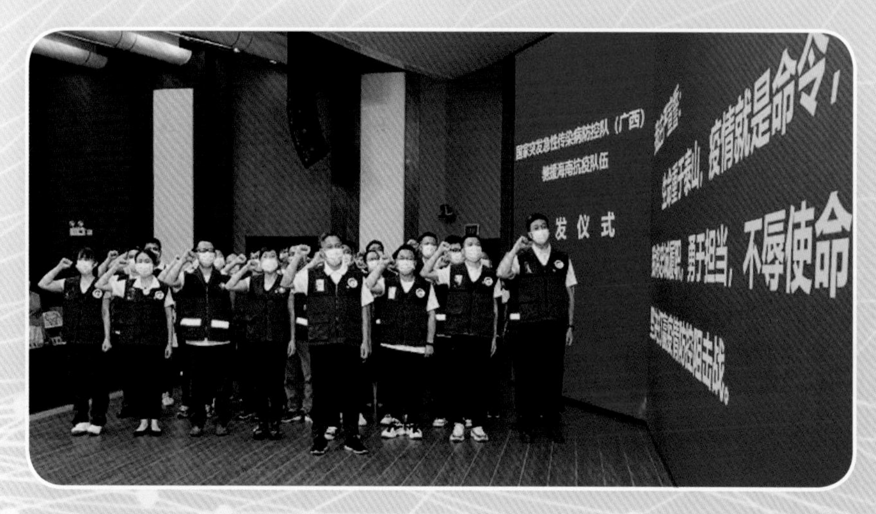

◀8 月 20 日，国家突发急性传染病防控队（广西）驰援海南抗疫队伍 33 名队员携检测车、消杀车等 5 台专业车辆前往海南省支援新冠疫情防控工作。图为自治区疾控中心党委副书记李广山（右四）在出发仪式上带队宣誓

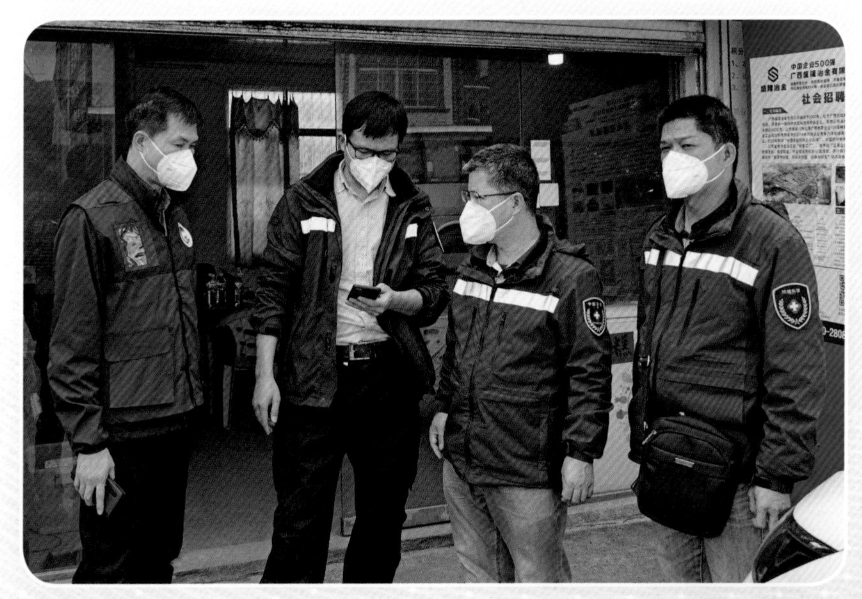

◀5月25日，自治区疾控中心副主任黄兆勇（左一）带领专业技术人员在防城港市那良镇滩散村开展新冠疫情流调工作

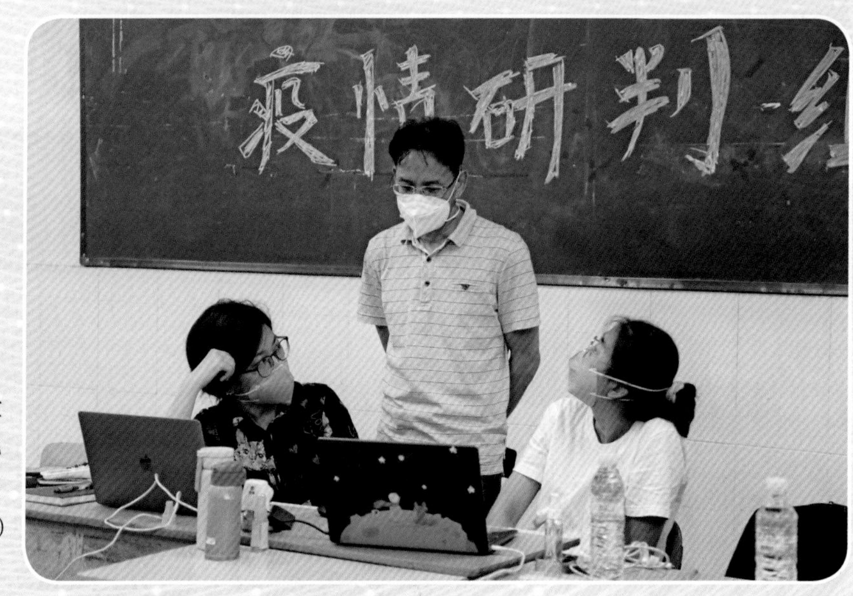

▶7月12—29日，自治区疾控中心先后派出5批次共89人赴北海市开展新冠疫情防控工作。图为自治区疾控中心副主任钟革（中）与专业技术人员正在进行疫情研判

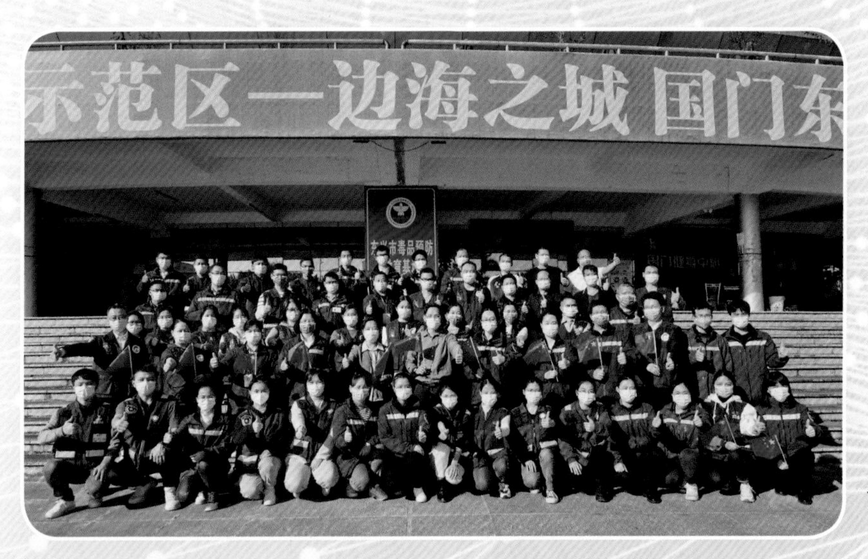

◀1月2日，自治区疾控中心赴东兴市抗击新冠疫情防控队取得阶段性胜利后，自治区疾控中心驻该市工作组凯旋前合影留念

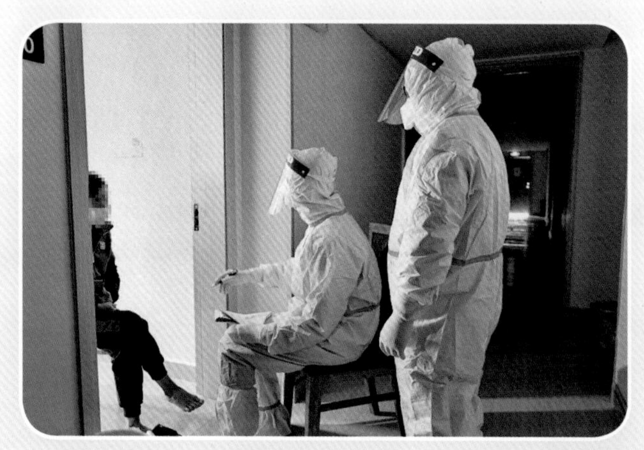

▲1月16日，自治区疾控中心派遣专业技术人员到宁明开展新冠疫情处置工作。图为专业技术人员正在进行流调工作

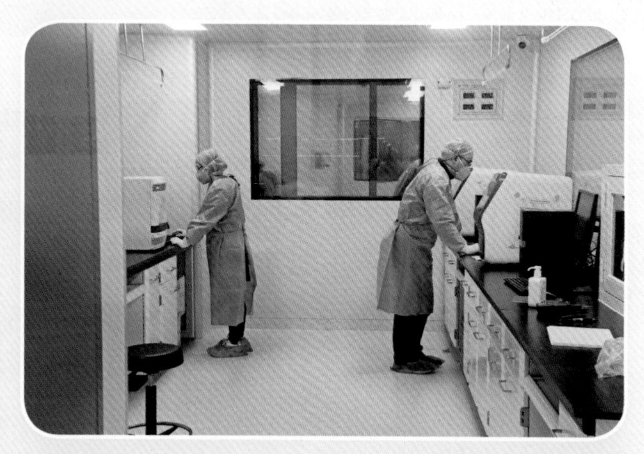

▲2月4日，自治区疾控中心派出检测队伍携检测物资，连夜赶赴德保协助当地开展新冠病毒核酸检测工作。图为专业技术人员正在进行核酸检测数据分析

桂沪同心　众志成城
守"沪"有我
广西疾控来了
广西疾控
上海加油!
桂沪同心
战疫必胜

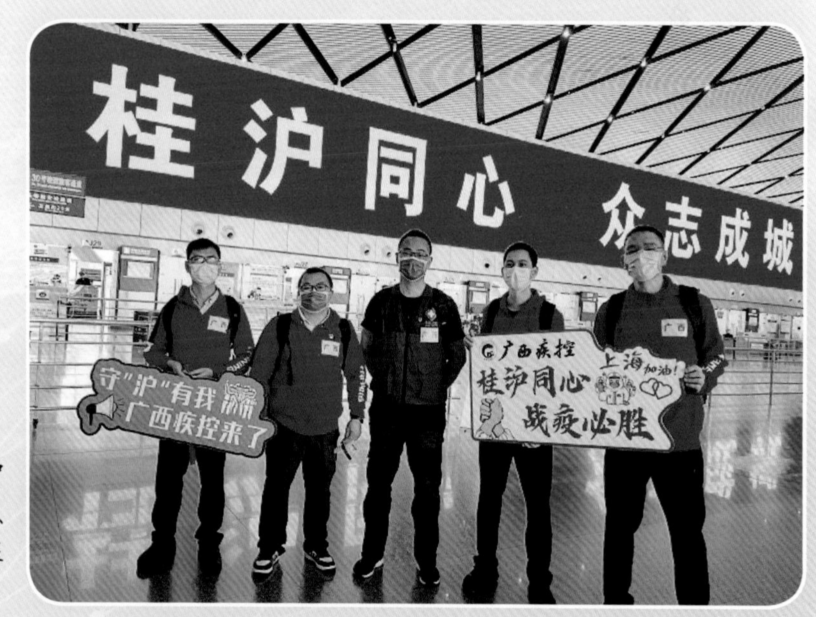

►4月17日，自治区疾控中心援沪疫情防控队员黄波(左二)、魏超(左三)、梁林涵（左一）作为第二批广西援沪医疗队队员奔赴上海抗击新冠疫情

广西援疆医疗队

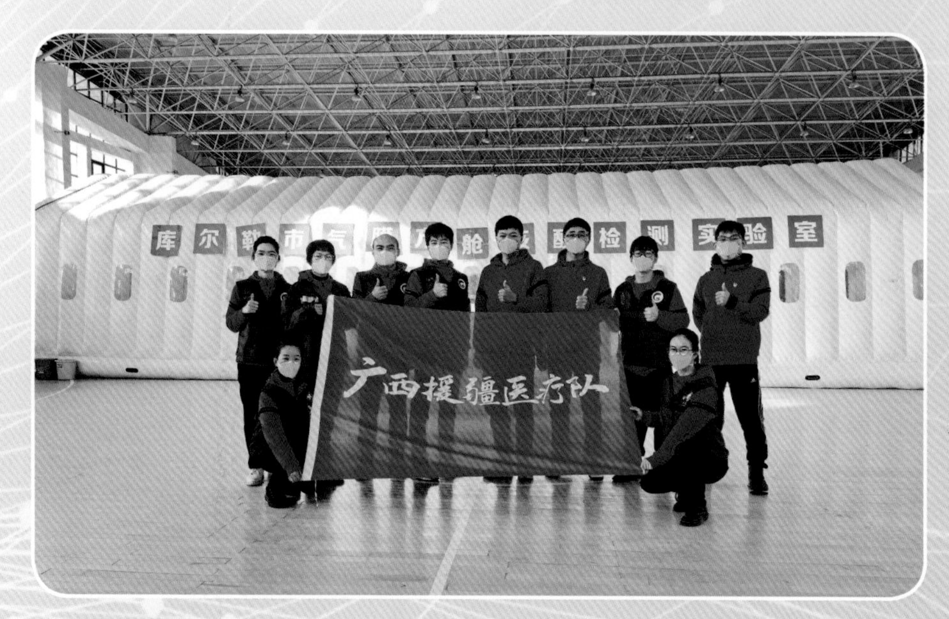

◄10月25日，自治区疾控中心派出专业技术人员随广西援疆医疗队赴新疆开展新冠疫情防控工作。图为援疆队员在新疆库尔勒市气膜方舱核酸检测实验室合影

清廉疾控建设

清廉疾控建设是自治区疾控中心党委认真贯彻落实自治区党委清廉广西建设、自治区卫生健康委党组关于深入纠治医疗卫生领域腐败和作风问题专项行动和清廉机关建设的具体体现。2022 年，自治区疾控中心通过坚持政治清明与清廉疾控共建设，坚持廉政教育与疾控文化同推进，坚持正向引导与反面警示相结合等多形式常态化开展廉政教育，提高干部职工拒腐防变、抵御风险的能力。

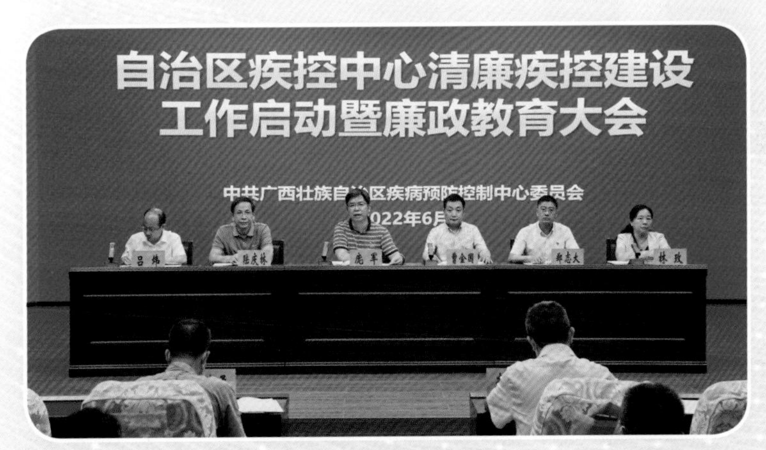

◄6 月 1 日，自治区疾控中心召开清廉疾控建设工作启动暨廉政教育大会。自治区卫生健康委党组成员、副主任庞军（左三），驻自治区卫生健康委纪检监察组副组长、一级调研员曹金国（右三）出席会议并讲话，自治区疾控中心党委书记吕炜（左一）作清廉疾控建设部署，自治区疾控中心党委副书记、主任林玫（右一）主持会议

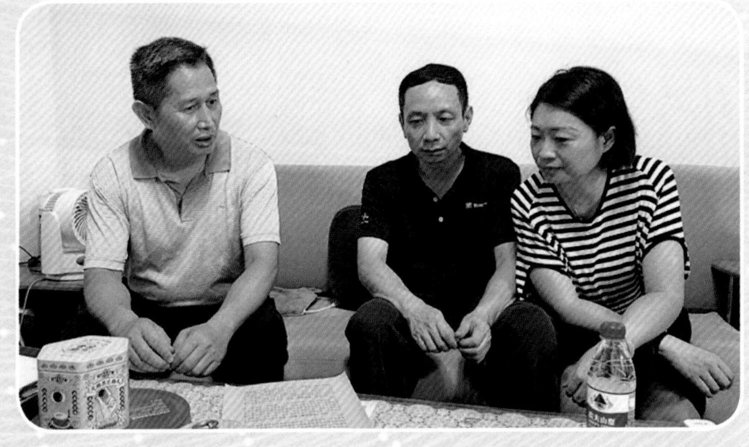

►8 月，自治区疾控中心党委开展重点科所、重点岗位人员廉政家访活动，引导党员干部筑牢反腐倡廉的家庭防线。图为党委副书记李广山（左一）进行廉政家访

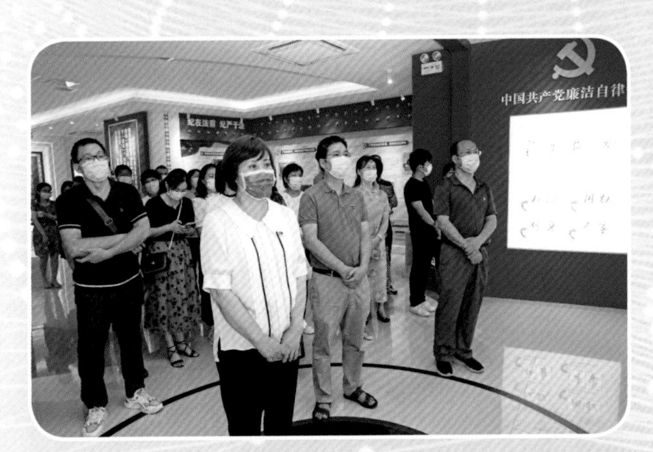

▲6 月 29 日，自治区疾控中心纪委组织中层以上干部及部分重点岗位人员分批次前往中共南宁市委党校反腐倡廉警示教育基地开展廉政教育活动。图为纪委书记李红（左一）带队参观南宁市反腐倡廉警示教育馆

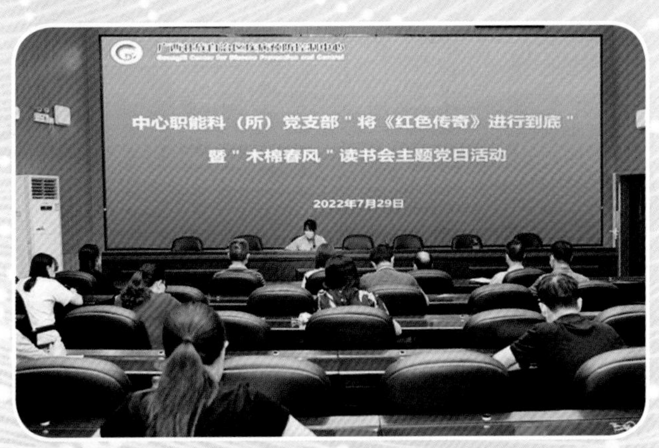

▲7 月 29 日，自治区疾控中心第一、第二、第三、第四、第五党支部联合开展将"《红色传奇》进行到底"暨"木棉春风"读书会主题党日活动。图为活动现场

重要活动

2022年，在自治区卫生健康委党组领导下，自治区疾控中心领导班子带领全体干部职工深入学习贯彻落实习近平总书记系列重要讲话精神和党的二十大精神，以有效防控疾病、保障人民健康、建设健康广西为根本目标，创新工作方式方法，进一步强化科学管理和制度建设，较好地完成了各项工作任务，有效地促进了自治区疾控中心各项事业的稳步发展。

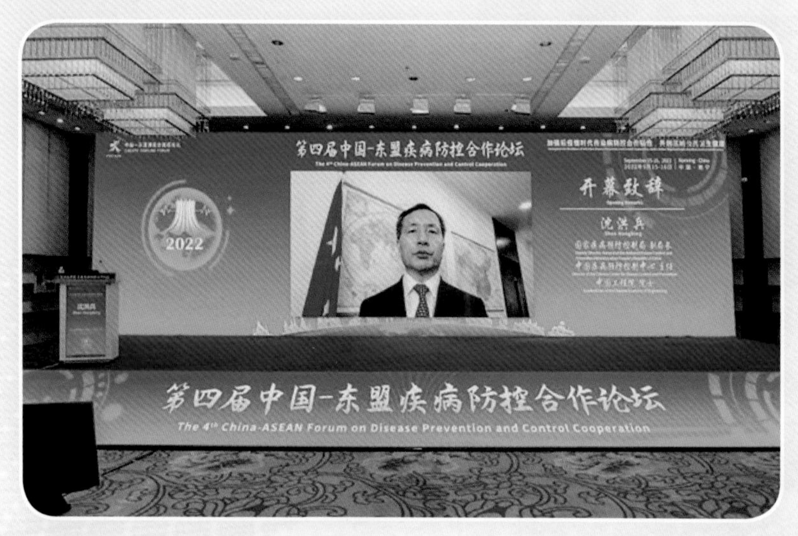

◄9月15日，由国家疾病预防控制局、广西壮族自治区人民政府共同主办的第四届中国－东盟疾病防控合作论坛在南宁召开。来自东盟国家及国内外150余名专家学者以线上线下相结合、视频连线互动的形式出席盛会。图为国家疾病预防控制局副局长、中国疾病预防控制中心主任、中国工程院院士沈洪兵在开幕式上致辞

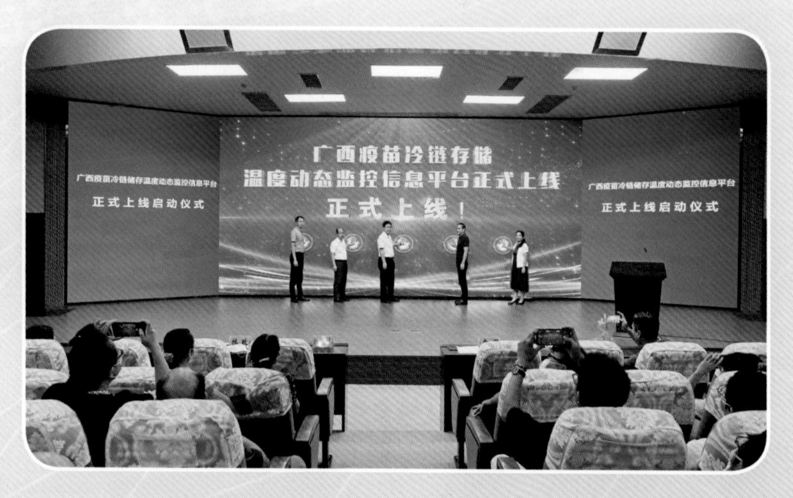

►8月22日，广西疫苗冷链存储温度动态监控信息平台正式上线启动，自治区卫生健康委党组成员、副主任庞军（左三），自治区卫生健康委疾控处处长陆庆林（右二），自治区疾控中心党委书记吕炜（左二）、主任林玫（右一）、副主任黄兆勇（左一）及相关业务人员出席现场启动仪式

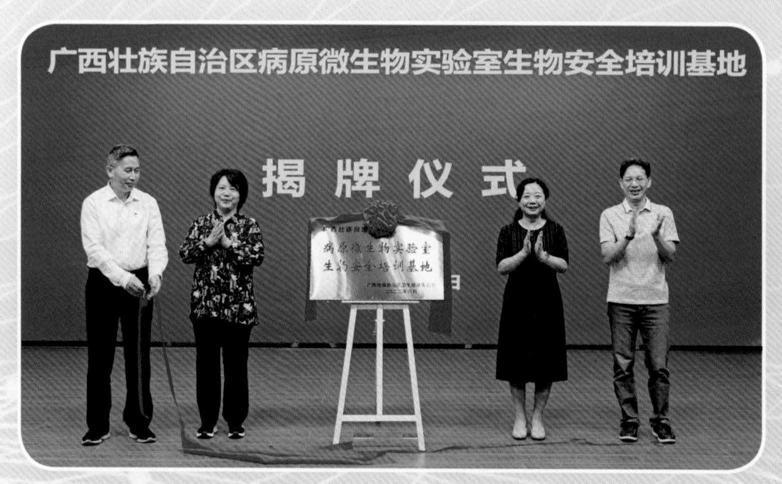

◄11月2日，广西壮族自治区病原微生物实验室生物安全培训基地揭牌。自治区卫生健康委科教处调研员何雪红（左二）、自治区疾控中心主任林玫（右二）出席仪式并致辞。自治区疾控中心党委副书记李广山（左一）及第一期培训班学员等参加揭牌仪式。仪式由自治区疾控中心副主任钟革主持（右一）。图为揭牌仪式现场

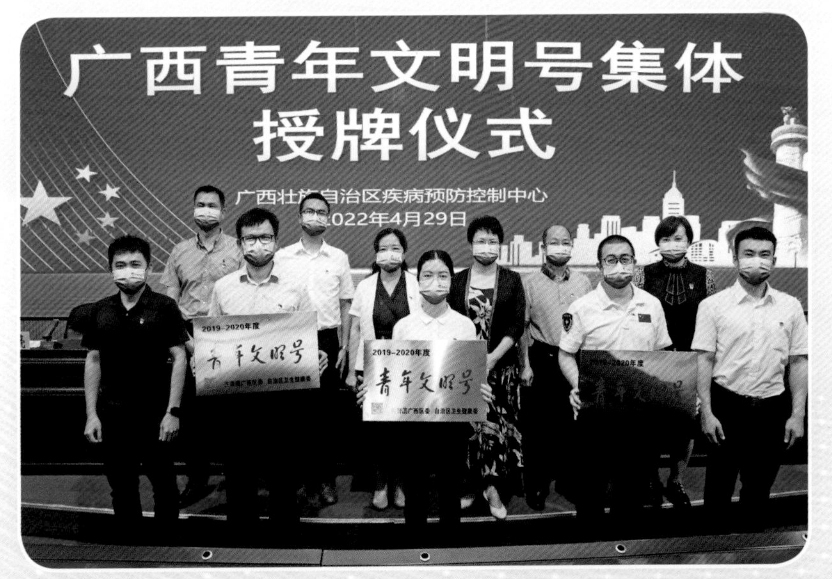

◀4月29日，自治区疾控中心举行广西青年文明号集体授牌仪式。自治区卫生健康委直属机关党委专职副书记陈彦（后排右三），自治区疾控中心党委书记吕炜（后排右二）、主任林玫（后排左三）、纪委书记李红（后排右一）出席授牌仪式

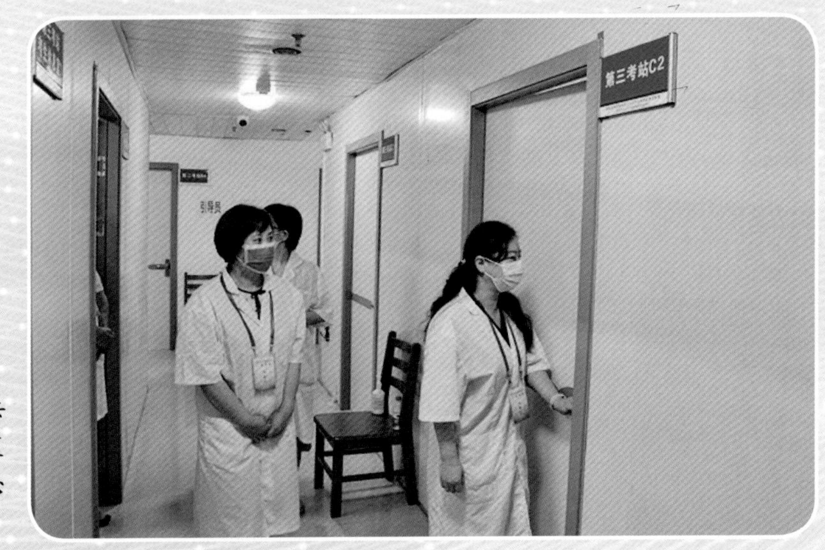

►6月18—23日，2022年广西公共卫生医师资格实践技能考试在自治区疾控中心举行。图为自治区疾控中心主任林玫（右一）带队进行考前检查

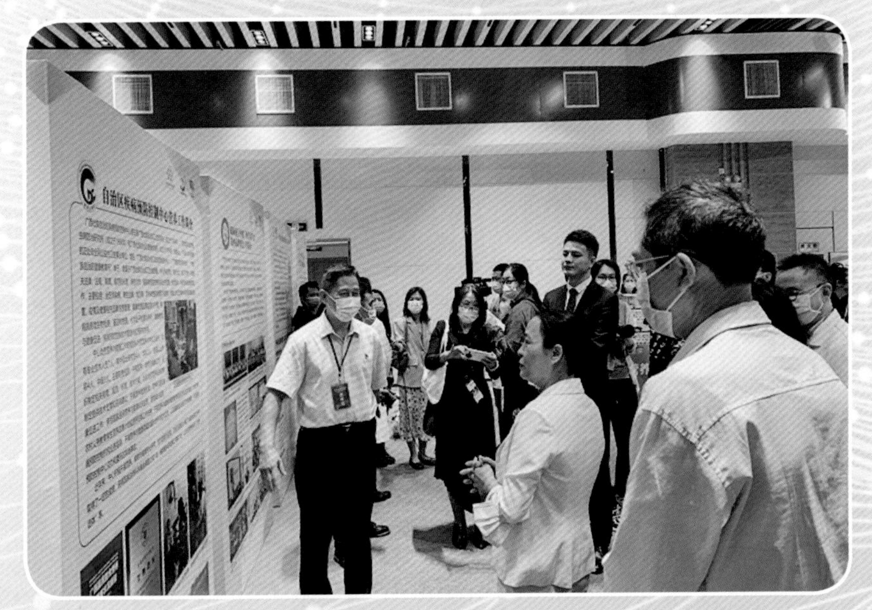

◀5月15日，广西2022年全民营养周暨“5·20”中国学生营养日主题宣传活动启动。图为自治区疾控中心党委副书记李广山（左一）在活动现场介绍营养相关工作情况

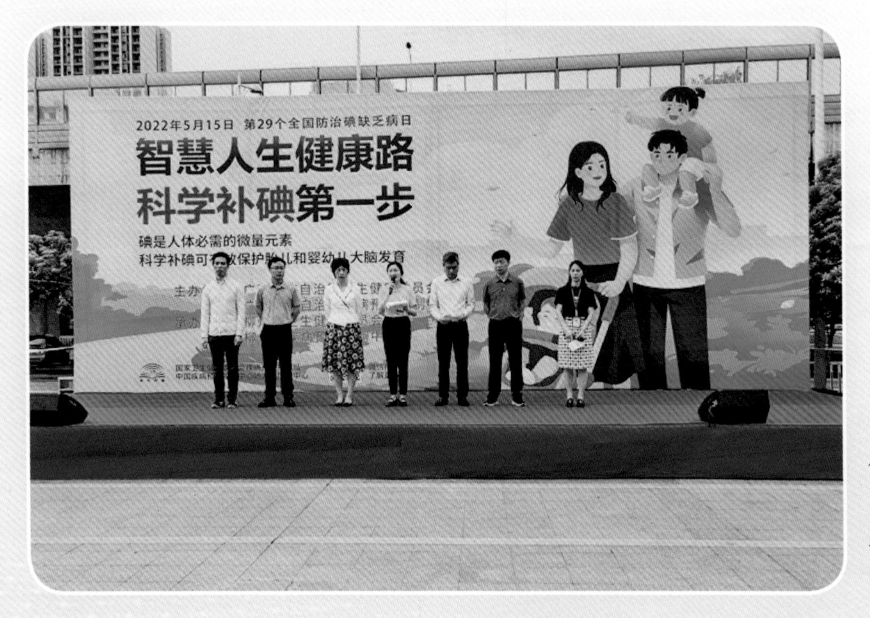

◀5 月 15 日，是第 29 个全国防治碘缺乏病日，自治区卫生健康委、自治区疾控中心开展以“智慧人生健康路，科学补碘第一步”为主题的科普宣传活动。图为宣传活动现场

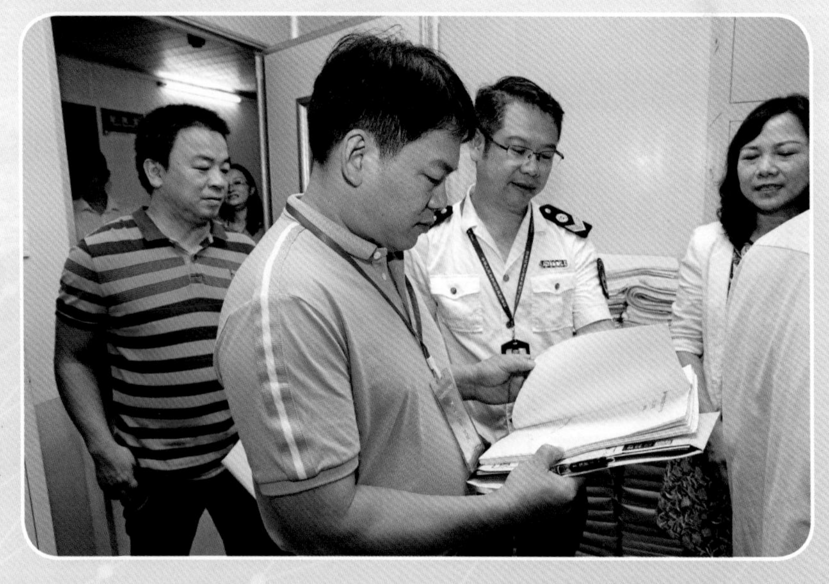

►6 月 28—29 日，自治区卫生健康委行政审批办公室组织 5 名评审专家和 2 名卫生监督员，对自治区疾控中心进行“职业卫生技术服务机构资质（核技术工业应用）”现场评审。自治区疾控中心顺利通过职业卫生技术服务机构资质现场评审。图为评审专家在查看相关资料

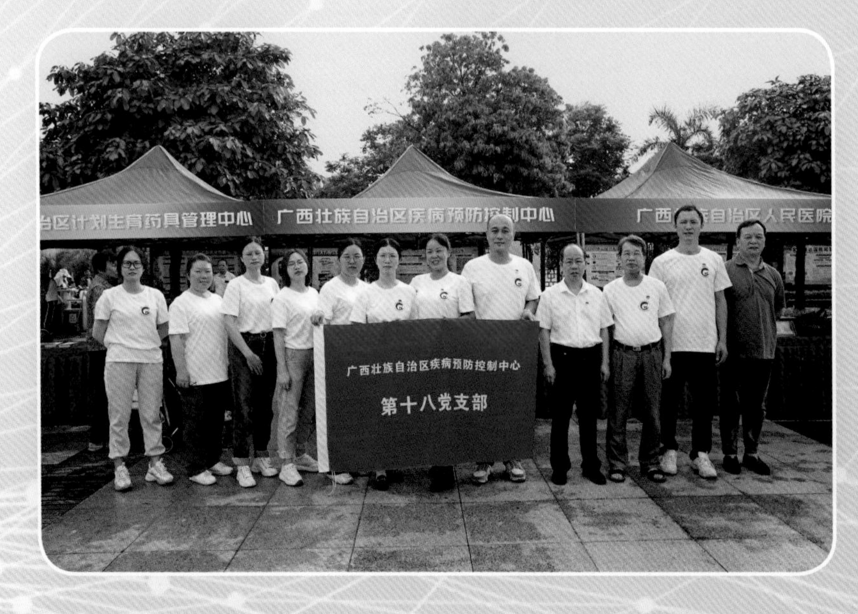

◀5 月 31 日，自治区疾控中心党委书记吕炜（右四）带队在“世界无烟日”宣传活动现场开展义诊及烟草危害健康宣传活动。图为活动后合影

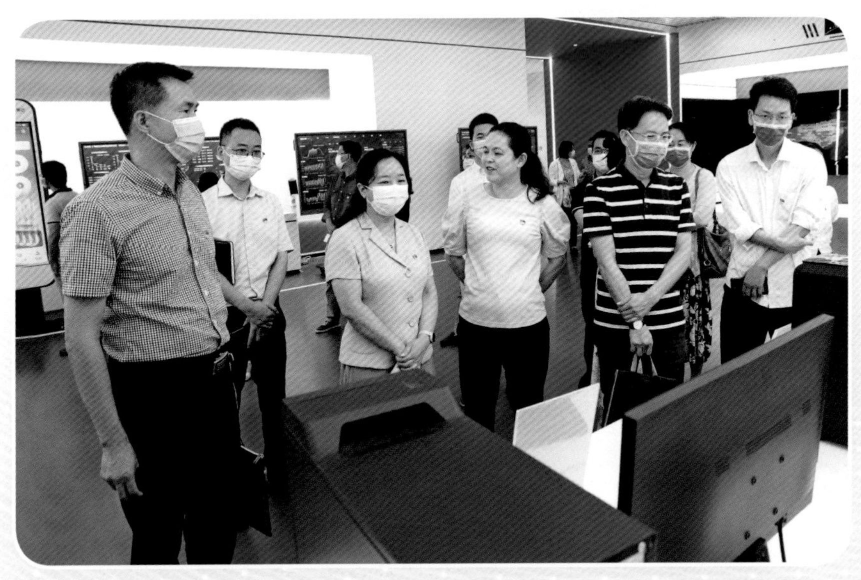

◀5月6日，自治区疾控中心主任林玫（左三）带队赴自治区大数据发展局考察交流，副主任黄兆勇（左一）、钟革（右二）及相关科所人员参加考察活动

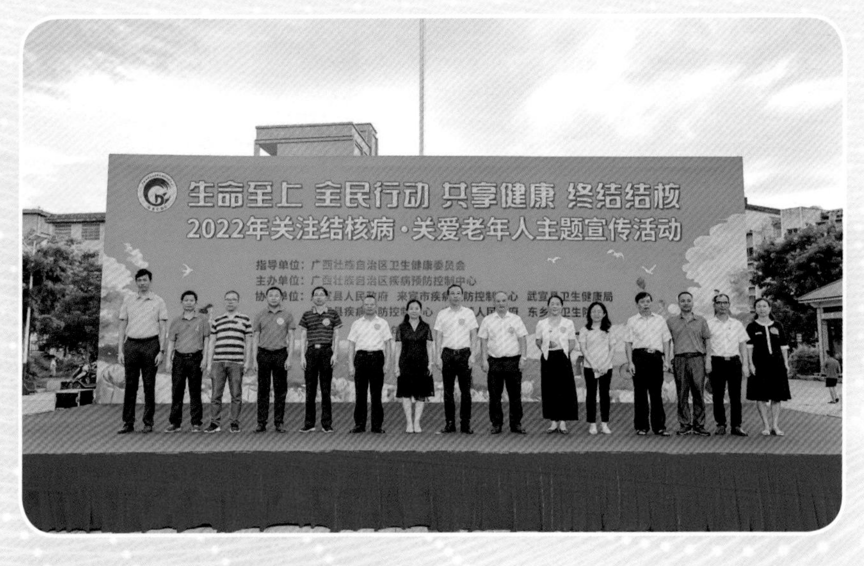

▶7月7日，自治区疾控中心在武宣县东乡镇举办“生命至上 全民行动 共享健康 终结结核——2022年关注结核病·关爱老年人”主题宣传活动。自治区疾控中心主任林玫（左七）出席活动并讲话

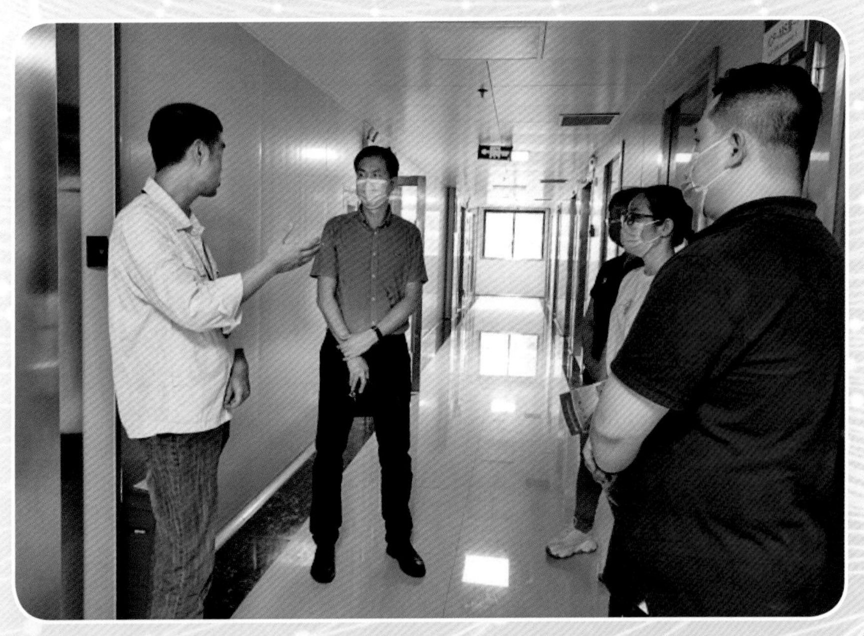

◀4月28—29日，自治区疾控中心组织相关职能部门负责人和生物安全技术专家分两组对相关科所实验室及相关区域开展实验室生物安全和安全生产专项检查。图为自治区疾控中心副主任黄兆勇（左二）在进行实验室生物安全检查

慰问金

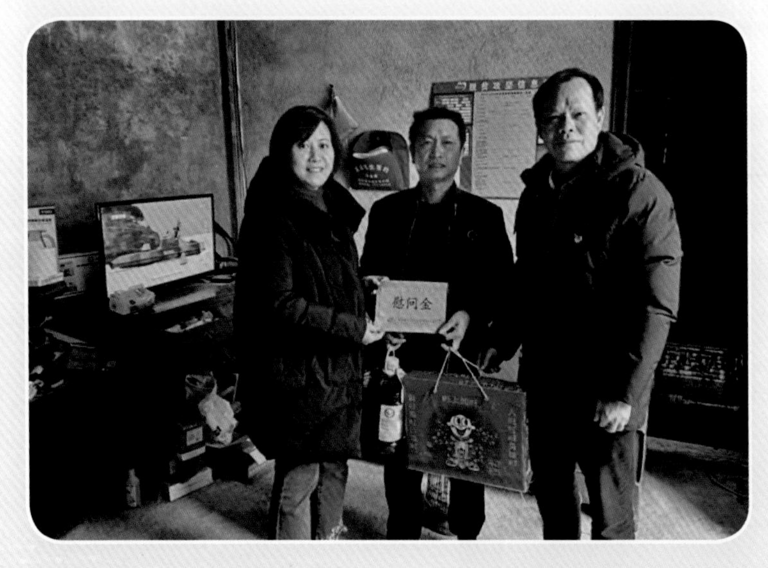

◀1月13—14日，自治区疾控中心纪委书记李红（左一）带领党员赴龙胜马堤乡马堤村走访调研慰问结对帮扶户，开展民族团结进步暨新时代文明实践健康素养宣传活动。图为慰问现场

服务送健康

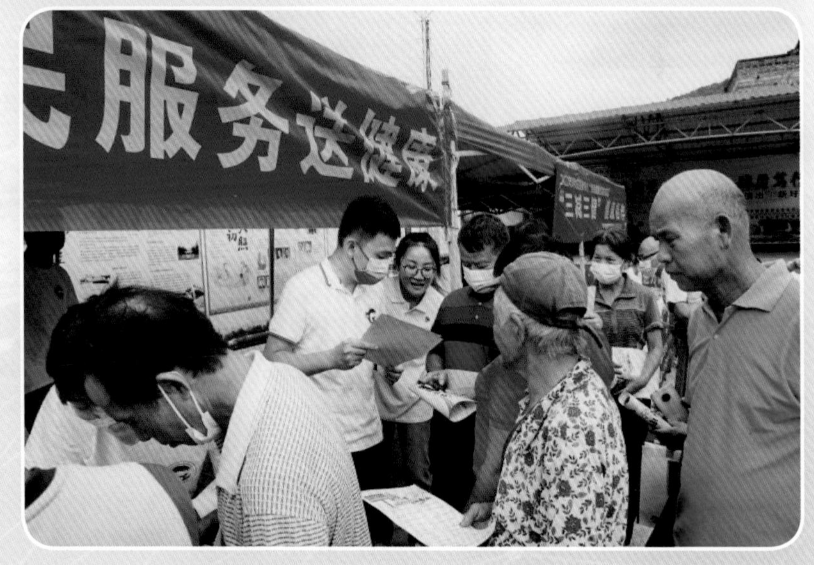

▶9月1日，自治区疾控中心派员到忻城县新圩乡龙岑村开展“喜迎党的二十大 为民服务送健康”新时代文明实践志愿行——青年文明号进乡村活动。图为青年文明号志愿者向村民解答健康相关问题

热烈欢迎广西疾控中心支援巴基斯坦抗洪防疫专家凯旋！

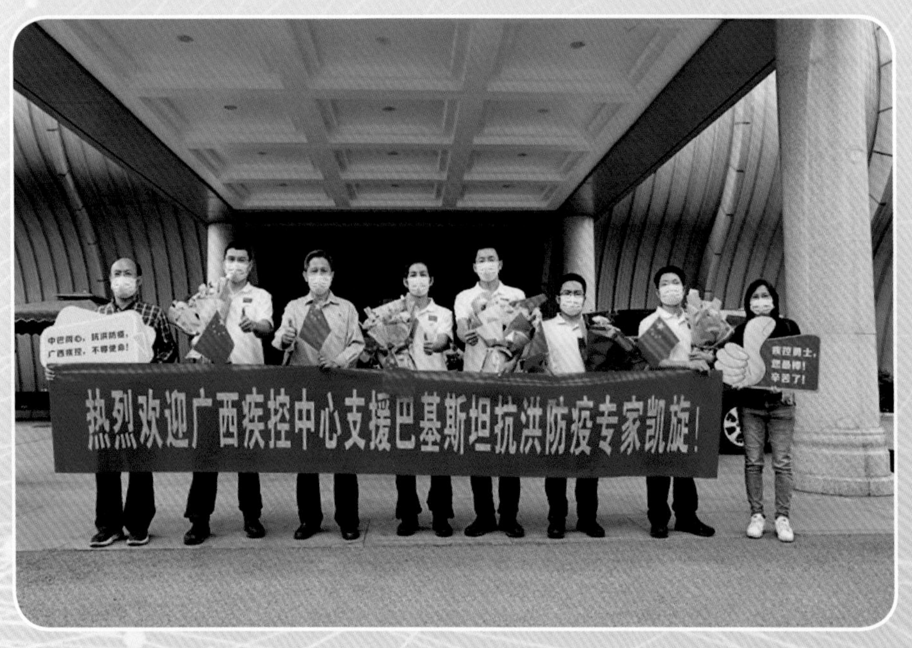

◀11月20日，自治区疾控中心莫建军（左四）、陆皓泉（右三）、赵锦明（右四）、甘永新（右二）、梁亮（左二）等5人参加中国（广西）援巴基斯坦抗洪医疗卫生专家组，圆满完成任务，平安返桂。图为自治区疾控中心党委副书记李广山（左三）带队迎接专家组

防治艾滋病攻坚工程

按照自治区党委、政府的部署要求，在自治区卫生健康委的领导下，2022 年自治区疾控中心狠抓各项防控措施，协助完成第三轮防治艾滋病攻坚工程和“十四五”行动计划终期评估，促进广西防治艾滋病措施有效落实。

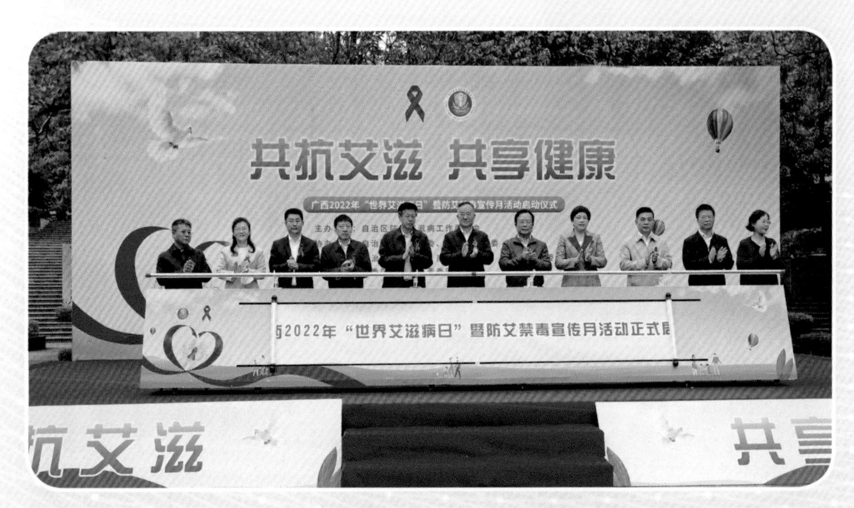

◀ 11 月 25 日，自治区副主席、自治区防艾委主任黄俊华（右六）一行出席由自治区防艾委主办，自治区疾控中心等单位联合承办的“共抗艾滋 共享健康”广西 2022 年“世界艾滋病日”暨防艾禁毒宣传月活动启动仪式

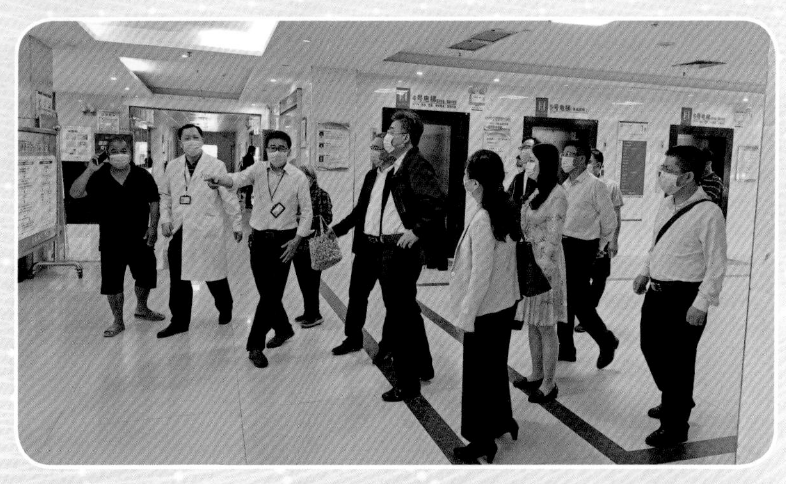

▶ 10 月，自治区卫生健康委副主任杜振宗、艾滋病防治处处长梁慧婷，自治区疾控中心主任林玫以及艾滋病防制所所长蓝光华到藤县人民医院现场调研艾滋病防治工作情况。图为调研现场

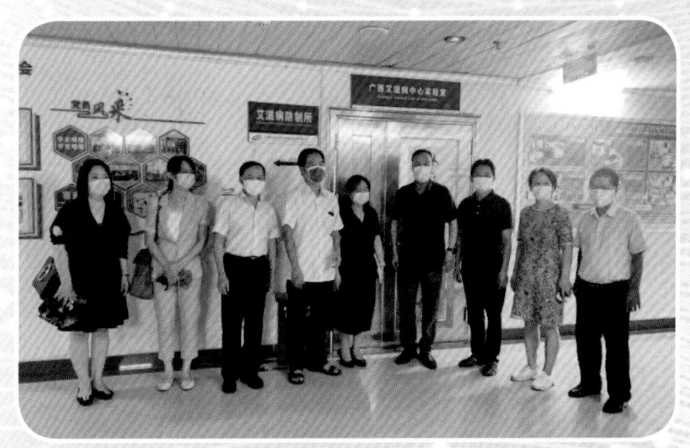

▲ 8 月 24 日，自治区经济社会技术发展研究所受自治区科学技术厅委托，对中国疾病预防控制中心首席艾滋病专家邵一鸣教授负责的“八桂学者—艾滋病防控关键技术”项目进行中期实地考核。图为自治区疾控中心主任林玫（右五）向考核专家组介绍相关情况

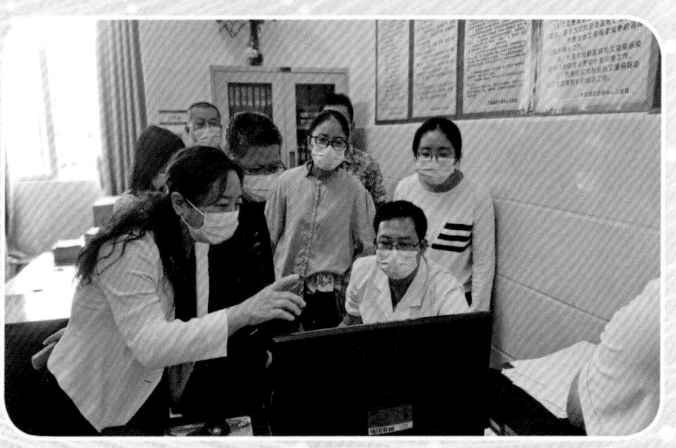

▲ 11 月 9 日，自治区疾控中心主任林玫（左一）在平南调研艾滋病失访人员核查工作的进展情况

国家突发急性传染病防控队（广西）建设

2022年，在常态化防控背景下，鉴于全球新冠疫情此起彼伏，全国疫情处于局部聚集多点散发态势，防控形势非常严峻，自治区疾控中心积极组织国家突发急性传染病防控队（广西）参与新冠实战演练及现场疫情调查处置工作。

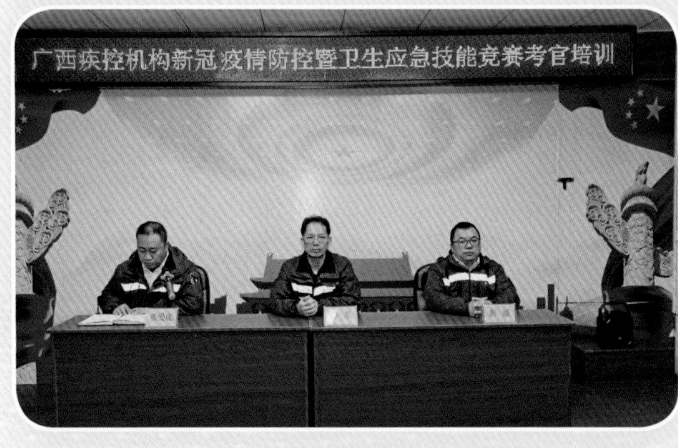

▲12月9日，广西疾控机构新冠疫情防控暨卫生应急技能竞赛考官培训在百色市举行，自治区疾控中心副主任钟革（中）出席培训会并讲话

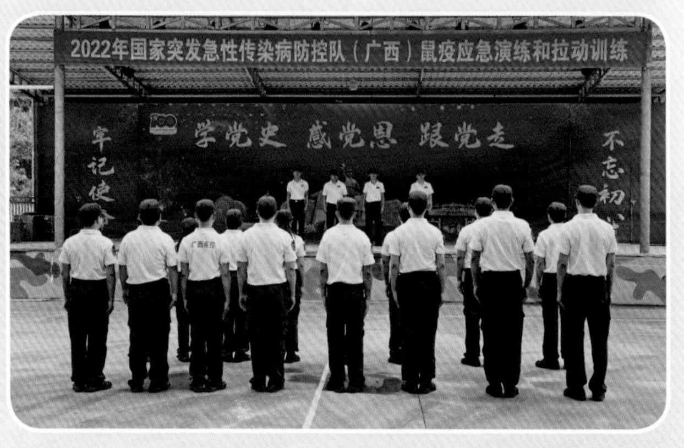

▲6月29日至7月2日，国家突发急性传染病防控队（广西）37名队员在百色开展鼠疫应急演练和拉动训练。图为防控队员在训练站军姿

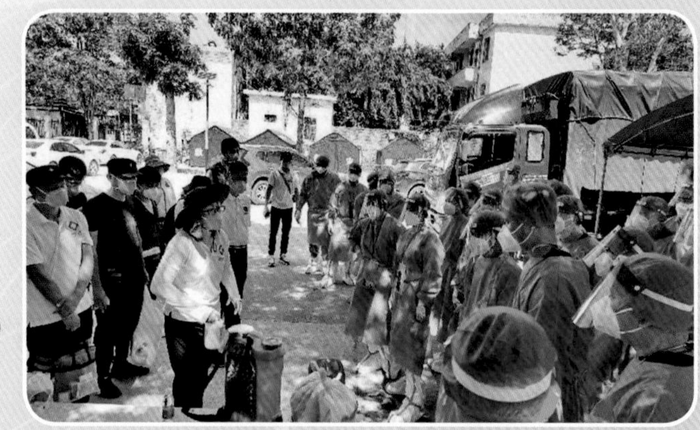

►9月2日，国家突发急性传染病防控队（广西）赴海南省完成支援新冠疫情防控工作。图为队员对社区志愿者进行个人防护培训

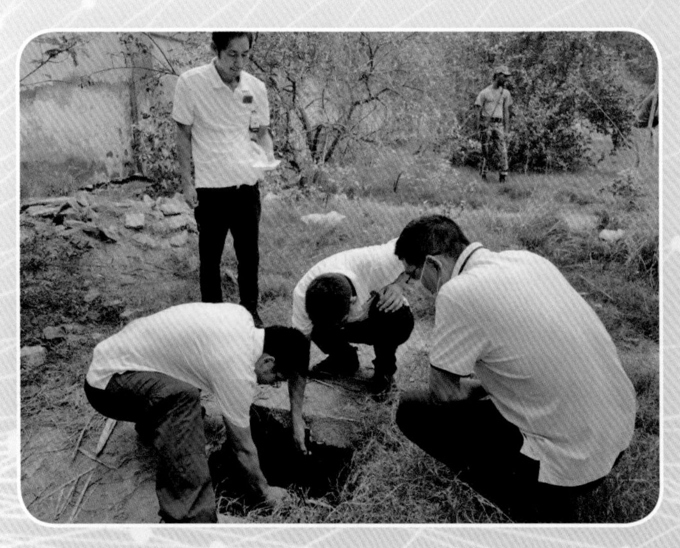

◄11月20日，自治区疾控中心派出的突发急性传染病防控队（广西）队员赴巴基斯坦洪灾较重的地区信德省海尔布尔县，现场查看救济营环境卫生和生活饮用水卫生状况

编辑说明

《广西壮族自治区疾病预防控制中心年鉴 2023》是由广西壮族自治区疾病预防控制中心主办，《广西壮族自治区疾病预防控制中心年鉴》编委会组织编纂的一部综合性年鉴，其宗旨是全面、系统、翔实地记载 2022 年广西壮族自治区疾病预防控制中心的基本情况、重大活动、工作进展以及科研成果等，为各级领导系统了解广西疾病预防控制工作、制定决策提供参考和借鉴，为有关部门和社会各界人士了解广西壮族自治区疾病预防控制中心、推进疾病预防控制事业发展提供基础材料，并为广西今后的编史修志工作积累资料。本年鉴所提及“中心”，均为广西壮族自治区疾病预防控制中心（简称“自治区疾控中心”）。

本年鉴设 13 个栏目，依次为特载、特辑、概况、科所（办）工作进展、重要活动、重要会议、防治艾滋病攻坚工程、突发公共卫生应急事件处置情况、培训工作、科学研究、大事记、荣誉、文件。

本年鉴稿件大部分由广西壮族自治区疾病预防控制中心各科所（办）提供，由年鉴编委会负责编纂，主要数据资料均经各科所（办）主要负责人审核。

欢迎广大读者对年鉴编辑工作提出宝贵意见，以便不断改进和提高。

《广西壮族自治区疾病预防控制中心年鉴》编委会

2023 年 10 月

目录

特载

特辑

概况

科所（办）工作进展

重要活动

重要会议

防治艾滋病攻坚工程

突发公共卫生应急事件处置情况

培训工作

科学研究

大事记

荣 誉

文 件

特 载

自治区卫生健康委办公室关于印发广西2022年疾病预防控制工作要点的通知

各市、县（市、区）卫生健康委（局），区直有关医疗卫生机构：

现将《广西2022年疾病预防控制工作要点》印发给你们，请结合实际参照执行。

广西壮族自治区卫生健康委员会
2022年5月7日

广西2022年疾病预防控制工作要点

2022年全区疾病预防控制工作的总体要求是：以习近平新时代中国特色社会主义思想为指导，全面贯彻党的十九大和十九届历次全会，贯彻全国和自治区卫生健康会议精神，坚决落实党中央、国务院以及自治区党委、政府决策部署，坚持以人民健康为中心的发展理念，坚持把新冠肺炎疫情防控作为重中之重，统筹推进疾控体系改革和重大疾病防治工作，坚决守住公共卫生安全的底线，全面推进全区疾病预防控制工作高质量稳步向前发展，以实际行动迎接党的二十大的胜利召开。

一、持续抓好新冠疫情常态化防控

深入学习习近平总书记关于疫情防控重要论述，严格落实党中央、国务院决策部署，坚持“外防输入、内防反弹”总策略和“动态清零”总方针不动摇、不放松，做严一线、做实二线、做强全线，不断完善常态化疫情防控和突发疫情应急处置机制，坚决守住不出现疫情规模性反弹的底线。加强重点地区、重点场所、重点人群防控，强化疫情多渠道监测预警，确保“四早”措施落实落地。巩固和强化自治区、市、县流调队伍，强化流调人员培训，加强实战演练，不断提升流调溯源能力和现场处置水平。继续按照国家要求和广西实际，安全有序推进新冠病毒疫苗接种。

二、加强传染病防控和免疫规划工作

（一）重点传染病防控工作

强化疾病监测，加强技术培训，进一步提升全区传染病报告质量，确保法定传染病报告率达95%以上。紧盯重点人群、重点场所，推进手足口病防控工作。统筹做好鼠疫、流感/禽流感、登革热、狂犬病、感染性腹泻等重点传染病及新发、输入性和少见传染病防控和疫情处置工作。

贯彻落实《广西遏制结核病行动计划实施方案（2019—2022年）》，提高全区结核病防治管理、防控及检测技术水平；加强耐药结核病定点医院的设置，进一步降低全区结核病发病率；继续加强学校结核病联防联控工作，做好学校聚集性疫情监测和调查处理；加强全区结核病防治实验室建设和质量控制，推广分子诊断新技术应用，提高结核病患者的发现水平；加强耐药结核病的监测、治疗管理及结核分枝杆菌/艾滋病毒双重感染防治；高质量开展重点人群主动筛查工作。

完成消除麻风病危害“十年规划”现场评估。继续加强麻风病症状监测和新发麻风病患者DDS综合征易感基因检测工作，切实做好麻风病“一站式服务”。做好性病病例准确性核查和规范化性病门诊创建工作，加强规范化性病检测实验室管理与淋球菌耐药监测。

（二）免疫规划工作

扎实开展免疫规划疫苗预防接种工作，做好疫苗分配和供应，提高接种率，以乡（镇、街道）为单位适龄儿童国家免疫规划疫苗接种率维持在90%以上，巩固免疫屏障。推进免疫规划信息系统升级优化，推进数字化预防接种门诊建设，提升服务可及性和工作质量。做好预防接种异常反应处置工作。

三、加强慢性病防控和精神卫生工作

（一）慢性病防控工作

继续做好慢性病综合防控示范区建设工作，持续实施死因监测和肿瘤登记“红黑榜”通报机制，推动建立自治区级死因监测数据收集平台。开展慢性阻塞性肺疾病高危人群早期筛查与综合干预项目；做好基本公共卫生慢性病项目培训指导和效果评价。继续推进“三减三健”专项行动，进一步加快推进脑卒中、心血管疾病、癌症、口腔等慢性病防治项目，实施癌症早诊早治人才培训项目。进一步推进高血压、糖尿病防治工作。

（二）精神卫生和心理健康工作

巩固严重精神障碍患者管理治疗工作成效，综合评分维持在全国前10位。继续开展精神科医师转岗培训，缓解精神科医生短缺。推进精神卫生专业机构能力建设，加强医疗机构质量管理。强化部门合作，推进全区社会心理服务体系建设工作。加强精神卫生和心理健康科普宣传教育，组织开展心理健康素养水平、抑郁症核心知识知晓率等调查工作。做好农村癫痫防治管理工作。

四、统筹做好其他重点疾病防治工作

（一）寄生虫病和地方病防治工作

维持消除疟疾状态，确保无二代病例发生。继续开展血防查螺、查病等监测，巩固血防成果。推进肝吸虫病等重点寄生虫病综合防控试点工作。加强碘缺乏病及地方性氟中毒防治与监测，强化氟病区健康教育。

（二）学校卫生和环境卫生工作

开展学生常见病和健康影响因素监测；加强近视等学生常见病防控工作，推进全国儿童青少年近视防控适宜技术试点县建设，实现儿童青少年近视筛查全覆盖，促进近视危险行为综合干预。强化水质监测等环境卫生工作，加强信息利用，确保饮水安全措施到位。

五、改革完善疾控体系，强化疾控机构能力建设

（一）积极推进疾控体系改革

按照国家和自治区统一部署，组建各级疾病预防控制局，研究制定《改革完善疾病预防控制体系实施方案》，健全疾控网络、管理体系和运行机制，强化医防协同，完善公共卫生重大风险评估、研判、决策机制。

（二）继续加强全区疾控机构能力建设

做好中央巡视和自治区原党政主要领导离任审计发现问题的整改工作，推进全区疾病预防控制中心业务用房标准化建设，加强各级疾病预防控制中心实验室仪器设备配备。指导疾控机构编报2022年卫生健康领域中央预算内投资计划建设方案。

特 辑

2022 年工作总结

2022 年，在自治区卫生健康委的正确领导下，自治区疾控中心党政领导班子带领全体干部职工，深刻领悟“两个确立”的决定性意义，坚决做到“两个维护”，深入学习贯彻党的二十大精神和习近平总书记系列重要讲话精神，切实把人民群众生命安全和身体健康放在第一位，全力推动广西疾控事业及自治区疾控中心发展，各项工作取得良好成效。

一、凝心聚力、砥砺奋进，重点工作成效显著

围绕以人民健康为中心，找准着力点、关键点，发挥党建引领作用，发挥各级疾控机构党组织联建共建优势，推动党建与业务同谋划、同部署、同推进、同落实、同考核，推动党建与业务深度融合，推动 2022 年疾病防控业务工作高质量完成，取得了一系列显著成效。

一是全力阻击新冠疫情取得重大胜利。作为广西疫情防控的疾病防控主力军，举全自治区疾控中心之力，开展 24 小时疫情监测工作，上报各类技术方案、疫情分析报告近千份，检测各类新冠病毒样品 10 万多份，派出 1800 余人次成功处置广西区内疫情 42 起，参与 130 项重大活动保障疫情防控工作，为广西疫情防控贡献了专业力量，自治区疾控中心工作获得上级高度肯定。

二是部分传染病报告发病率处于历史新低。法定传染病报告发病率由 2021 年全国第 1 位降至 2022 年全国第 5 位（由 2021 年的 1128/10 万降至 2022 年的 765/10 万）。其中感染性腹泻报告发病率比 2021 年下降 40.59%，创 2017 年以来最低水平；手足口病报告发病率比 2021 年下降 89.60%，创历史最低水平。

三是艾滋病、结核病防控卓有成效。2022 年广西开展艾滋病病毒抗体筛查检测率比 2021 年提高 27.9%，新发现报告艾滋病感染者和患者比 2021 年下降 12.3%，规范化随访比例为 92.5%，报告现存活艾滋病感染者和患者抗病毒治疗覆盖率达 91.1%，治疗成功率保持在 97% 以上的较高水平。肺结核报告发病率较 2021 年下降 10.32%，学校结核病聚集性疫情较 2021 年下降 70.83%；广西 19 家单位参加全国结核药物敏感性试验熟练度测试，优秀率均达 90% 以上。

四是实验室能力大幅提升。自治区疾控中心公共检测实验室建成启用，检测能力达到每日 4 万管；4 个移动检测实验室均可在接到任务后 5 小时内出发，移动检测能力达每日 2 万管；自治区疾控中心生物样本和菌毒种样本库建成投入使用；培养第一批广西疾控病原微生物实验室生物安全管理人才 29 人。

五是圆满承办第四届中国 – 东盟疾病防控合作论坛。通过线上线下相结合的方式，组织来自中国、东盟 9 国和世界卫生组织驻华代表处、东盟秘书处的 150 名嘉宾参加论坛，探讨后疫情时代构建强韧的区域传染病防控合作，加深和拓展了中国与东盟国家疾病防控领域交流。

六是健康促进与教育工作质量不断攀升。2022 年广西居民健康素养水平为 23.15%，比 2021 年提高 2.62 个百分点，超额完成政府不少于 1 个百分点的指令性目标。组织开发“桂健康”广西健康教育管理信息平台。“广西疾控”微信公众号获 2022 年新时代健康科普作品网络优秀账号，阅读量达 6582 万，推文（点击量 10 万以上）93 篇。每月均进入疾控公众号传播影响力排行榜前 10 位。各科所积极参与新媒体短视频科普创作，丰富新媒体资源库，发现和培养了一批科普人才。健康作品荣获全国及自治区多个荣誉奖项。

七是疫苗临床研究保持国内领先水平。持续开拓新现场，承担项目量 34 项，达到历史新高，其中包括国产首个新冠变异株 mRNA 疫苗临床试验，为国家储备和应用 mRNA 技术作出贡献。

八是广西公共卫生应急技术中心大楼顺利开工建设。该项目于 2022 年 5 月奠基开工，并完成基坑支撑结构施工，工程实际进度与施工计划安排保持一致。项目建成后，可有效改善办公条件，强化广西公共卫生应急处置能力，为中国－东盟公共卫生技术交流提供更好的平台。

九是危旧房改造项目取得实质性进展。汇春路危旧房改造项目正推进地下室验收交付工作。已组织剩余房源申购工作，并完成前期相关准备工作。唐城路危旧房改造项目已完成基础支撑结构的施工，进入基坑土方开挖阶段。

十是构建极具凝聚力和引领力的疾控文化。中心印发《党建引领疾控文化建设强化工程实施方案》，全面强化自治区疾控中心文化建设，开展理想信念教育、党史学习教育、党纪国法教育，创建党员先锋岗和青年文明号，举办道德讲堂、“木棉春风”读书会、“心”疾控摄影比赛等，以活动为载体推动疾控文化“化虚为实”。同时，大力推进清廉疾控建设，不断发挥廉洁文化的激励、浸润和约束功能。

二、政治统领、强化学习，发挥党建引领作用

自治区疾控中心高度重视党的建设，通过加强政治教育和理论学习、开展专项行动和组织建设，不断提升凝聚力和战斗力，充分体现党建引领作用，为业务工作的开展保驾护航。

一是强化理论学习，加强政治建设。自治区疾控中心党委把学习宣传贯彻党的二十大精神作为首要政治任务，通过理论学习中心组学习、第一议题学习、“三会一课”学习、专题讲座学习、“应知应会”平台学习、发放学习辅导用书、青年谈感悟学习等多种形式强化学习；组织党支部书记、青年党员、党务工作者共 160 余人次参加各级各类党务干部培训班，或在干部培训班中加入政治学习内容。

二是强化组织功能建设，夯实战斗堡垒。认真组织落实“五基三化”攻坚年行动，开展星级支部评定活动，评出 9 个五星级党支部；继续建设智慧党建信息平台，支撑党支部标准化建设和星级支部创建；积极组织党员干部投身抗疫一线，及时在一线建立临时党支部，有力发挥党组织战斗堡垒和党员先锋模范作用。

三是提供健康服务，助力乡村振兴。组织在龙胜马堤乡马堤村开展健康科普、健康家庭评选活动，倾力打造健康支持性环境，送健康入户，打造少数民族脱贫地区健康示范村典范；组织各党支部完成监测对象的建档工作，相继组织 100 人次，8 次赴马堤村开展健康帮扶活动，服务群众 500 人次。

三、逆行出击、科学防控，全力阻击新冠疫情

自治区疾控中心坚决贯彻落实党中央、国务院及自治区有关决策部署，新冠疫情防控从“动态清零”总方针、防控工作方案“第九版”到“优化调整二十条”“新十条”，再到“乙类乙管”，组织做好不同阶段防控方案制定、培训和指导工作，在各个阶段发挥疾控人作用，为保卫人民群众健康和经济社会发展作出了贡献。

一是发挥专业优势，当好技术参谋。科学开展疫情研判，及时进行疫情信息分析，撰写上报各类疫情分析报告数百份，根据疫情形势及实际工作需要制定和完善各类防控策略措施。

二是精锐尽出，高效处置疫情。2022 年共派出 1863 人次工作 1 万余人天，现场有效处置 42 起疫情；派出 48 人次支援上海市、海南省、新疆维吾尔自治区；派出 5 人支援巴基斯坦抗洪防疫。

三是强化检测能力建设，持续提高病原识别鉴定能力。指导广西 103 家疾病预防控制中心开展新冠疫情监测、生物样本规范化运输；深入开展高通量二代测序平台和三代纳米孔测序平台测序，推进广西测序能力覆盖至 14 个设区市级疾病预防控制中心；建立广西疾病预防控制中心本土和输入病例、环境标本等新冠病毒全基因组序列数据库和毒株、标本库。

四是持之以恒完成新冠疫情监测预警管理工作。24 小时不间断监测新冠疫情，累计完成 26 万余例阳性个案信息的审核和信息报送，审核新冠密切接触者数据 24.7 万例。国家优化调整疫情防控措施后，及时开展监测预警工作，完成广西新冠疫情流行高峰预测分析报告和模型建立，制定《广西人群新冠病毒变异株监测工作方案》等技术方案。

五是主动作为做好新冠疫苗接种工作。2022 年广西共接种新冠病毒疫苗 1.21 亿剂次，疫苗接种覆盖 4606.48 万人，全人群接种率达 91.84%，构筑了坚实的人群免疫屏障；针对疫苗接种群众关心的热点问题，及时组织专家接受媒体采访并进行相关宣传。

六是用心用情做好重大活动疫情防控保障。为第 19 届中国 – 东盟“两会”等 127 次项重大会议、活动、事件提供疫情防控保障，制定疫情防控方案，进行核酸检测、现场消杀和指导。累计派出专家 205 人次，开展 135 次采样工作，采集、检测 2.6 万份样本，消毒面积约 16 万平方米。

七是认真谋划，做严做实自治区疾控中心内部疫情防控工作。

四、依法履职、多措并举，扎实推进业务工作

在防控新冠疫情的同时，自治区疾控中心牢记使命职责，扎实开展重大疾病防控和重点健康危害因素监测干预工作，各类疾控工作取得可喜成绩。

一是重点传染病防控扎实有效。广西法定传染病报告质量综合率达 99.99%。2022 年无鼠疫、霍乱、SARS、MERS、寨卡病毒病、黄热病等重大传染病疫情发生，痢疾、伤寒副伤寒等传统传染病平稳，流感 / 禽流感、登革热、狂犬病等重点传染病疫情持续下降；手足口病发病和重症病例数显著减少，2022 年共报告手足口病 23781 例，其中重症病例 31 例，较 2021 年分别减少 89.60%、89.74%，连续两年无死亡病例；狂犬病防控成效显著，广西共报告狂犬病 7 例，连续两年报告病例数维持在个位数；2022 年报告突发传染病疫情规范处置率 100%。

二是艾滋病防控精准施策。持续深入开展宣传“五进”（进社区、进企业、进医院、进校园、进家庭）活动，校内青少年、农村居民和城镇居民艾滋病防治知识知晓率分别维持在 95%、90%、90% 以上；广西暗娼、男同、吸毒人群干预覆盖率分别为 94.7%、95.8%、87.6%，美沙酮维持治疗年保持率为 91.4%；探索结合基本公共卫生老年人体检工作普及艾滋病咨询检测服务，着力解决中老年人艾滋病发现晚的瓶颈问题；联合政法委、公安、民政、司法行政等部门开展艾滋病失访感染者和患者查访及扩大治疗专项行动，广西失访病例数显著下降。

三是结核病防控各项指标明显提升。广西肺结核患者病原学阳性率为 59.77%，利福平耐药结核病纳入治疗率为 97.17%，密切接触者筛查率、患者总体到位率、规范管理率、耐多药肺结核高危人群耐药筛查率等指标均维持在 90% 以上水平；引进推广全基因组测序等高通量二、三代测序技术，初步构建广西结核分枝杆菌监测网络实验室系统；组织指导重点地区完成老年人等重点人群结核病主动筛查 45 万人；协助自治区卫生健康委和自治区教育厅建立部门联防联控合作机制，2022 年报告 7 起学校结核病聚集性疫情，比 2021 年同期下降 70.83%；正式启用广西结核病信息系统，并完成 14 万筛查人群信息录入和管理，全面提升工作效率和管理水平。

四是寄生虫防控成果持续巩固。血吸虫病流行县市圆满完成国家级监测点和查螺查病等各项工作任务，保持连续 34 年无本地病例、病畜和感染性钉螺的血防成果；广西查螺面积为 1564.79 万平方米，未发现感染性钉螺，残存螺点累计药物灭螺面积 22.43 万平方米；查病询检 6863 人，血检 4183 人，结果均为阴性；2022 年无疟疾死亡病例及输入继发传播，所有患者均得到及时诊治；广西设立 16 个土源性、食源性寄生虫病监测点，按时按质完成各项监测任务；在肝吸虫病重点流行区开展纵向监测，在部分从未开展过或感染率数据年代久远的地区开展横向流动监测，逐步摸清广西肝吸虫病流行现状；设立 2 个肝吸虫病防治试点探摸索防治模式，共治疗肝吸虫病患者 2000 余人；通过土食源性寄生虫病诊断参比实验室国家评审。

五是免疫规划扎实推进。广西共报告接种免疫规划疫苗 1228.63 万剂次，各种免疫规划疫苗报告接种率均≥ 90%，达到国家要求；利用广西免疫规划信息系统加强预防接种数据质量管理，2022 年新出生儿童预防接种信息建档 42.35 万人，重卡率为 0.01%，基本信息完整率为 99.99%，接种信息完整率为 99.98%，新生儿建档及时率为 99.43%，数据质量均达国家要求；连续 30 年无脊灰野病毒病例报告，麻疹连续 8 年控制在较低水平；乙肝报告发病率为 105.38/10 万，较 2021 年下降 7.66%；15 岁以下人群乙肝报告数较 2021 年下降 21.45%，广西在低年龄人群乙肝防控成效显著；白喉、乙脑、流脑、风疹、甲肝和流行性腮腺炎等免疫规划疫苗针对传染病均维持低发水平；所有报告的严重 AEFI 病例和不良事件均得到及时妥善有效处置；指导广西累计完成规范化数字化预防接种门诊建设699家，正在建设 181 家，数字化预防接种门诊建成数量较 2021 年翻了一番。

六是慢性病防控稳步开展。2022 年广西 116 个县区总粗死亡率报告率为 6.08‰，达到国家要求；组织开展 2022 年度死因监测和肿瘤登记工作交叉督导；指导和推进示范区建设，开展健康支持性环境和“三减三健”（减盐、减油、减糖，健康口腔、健康体重、健康骨骼）专项行动技术指导工作；按要求开展伤害监测、居民心脑血管事件监测、慢性阻塞性肺疾病高危人群早期筛查与综合干预、中国儿童青少年脊柱侧弯流行病学调查、老年人健康素养调查等有关工作；组织开展全国第七届“万步有约”健走激励大赛广西赛区活动。

七是地方病防控成果进一步夯实。组织广西开展地方病防治专项三年攻坚行动“回头看”调查工作。广西儿童甲状腺肿大率总体为 0.2%，居民合格碘盐食用率为 96.8%，儿童尿碘中位数为 190 μg/L，孕妇尿碘中位数 165 μg/L；广西 111 个碘缺乏病县（市、区）持续保持碘缺乏病消除状态。广西 15 个饮水型氟中毒病区县（市、区）、191 个病区村儿童氟斑牙患病率为 2.8%，2 个燃煤型氟中毒病区县（市）55 个病区村儿童氟斑牙患病率为 1.7%，持续保持控制或消除状态。

八是健康危害因素监测覆盖及质量全面提升。全面完成环境健康监测与评估各项工作，广西共设立水质监测点 5304 个，监测点乡镇覆盖率为 100%，监测任务完成率为 130.58%；城市市政供水水质综合达标率为 98.28%；农村集中式供水水质综合达标率为 79.56%，广西居民饮用水水质达标情况明显改善；完成粮食、蔬菜、肉类等 24 大类 13253 份食品样品的监测，覆盖从农田到餐桌的全过程，新增 33 项监测项目，任务完成率为 100.42%；提出“蜂蜜中检出禁用药物”等 8 个食品安全隐患问题，为监管部门开展监督提供参考依据；首次组织开展重点食品中 3- 硝基丙酸（3-NPA）风险评估、禽肉产品养殖—屠宰加工—流通—餐饮主要致病微生物全链条监测等项目，扩大食品安全监测范围；全面开展学生常见病和健康影响因素监测工作，涉及所有县（市、区）900 所学校 26 万名学生；设 39 个饮用水放射性风险监测点，覆盖 5 个城市的 25 个自来水水厂及 3 口水井；完成 1883 家放射诊疗机构（不含牙科诊所）基本情况调查，完成对 218 台设备质控监测、完成对 213 个放射诊疗工作场所的 1882 个监测点的放射防护监测，调查 8 大类 340 非医疗家放射工作单位并对其中 75 家工作场所开展放射性危害因素监测；启动消毒监测与评价项目，完成 29 个县（市、区）项目点培训指导和监测工作。

九是社会服务有序开展。完成从业人员 4.1 万人次健康体检办证工作，疫苗接种 6 万多人次，狂犬病暴露伤口处置 652 人，治疗确诊肝吸虫患者 684 例；完成从业人员体检、门诊日常诊疗检测等 18 万份标本检测；完成社会委托理化检验样品 190 份共 4286 项次；新增建立实验动物病毒和支原体检验服务，完成广西啮齿类实验动物许可证年检和新办证检验工作；治疗及随访艾滋病患者；《应用预防医学》共刊发稿件 159 篇，《健康生活》杂志发行约 8.64 万册并入选《2022 年广西农家书屋出版物推荐目录》。

五、持续发力、久久为功，综合能力再上台阶

自治区疾控中心一贯重视强化自身能力及提升广西疾控体系能力水平，通过持续政策倡导、优化制度和流程、构建人才队伍等方式不断提升综合能力。

一是推进广西疾控体系发展。积极配合自治区党委改革办、自治区人大、自治区编办等对疾控改革方案的调研和有关措施制定工作；主动开展广西疾控建设情况调查，及时向上级报告；利用广西公共卫生防控救治能力建设三年行动计划等契机，推进市、县级疾控中心标准化建设，为广西疾控体系改革和现代化建设奠定坚实基础。

二是不断规范内部管理。制定、修订自治区疾控中心政务公开制度等 17 个规章制度，以制度建设促进规范管理；加强职工和阵地的意识形态教育和管理；持续优化综合目标考核管理制度，推进自治区疾控中心管理的科学化、规范化；进一步规范财务管理，发布《2021 年度内控分析报告》；严格采购各个环节，共办理采购项目 444 项。优化采购、审计、验收等内部协调机制，合力推进预算执行进度。坚持落实巡查整改“回头看”有关工作，确保问题清仓见底、标本兼治，涵养自治区疾控中心风清气正的政治生态。

三是持续推进人才队伍建设。积极向上级部门申请增加 19 个专业技术高级岗位，使专业技术岗位设置整体结构更加合理，有效缓解评聘矛盾；聘任 9 批次 178 人专业技术职务，有效解决职称考试、评审阻滞问题；完成干部人事档案专项审核认定表 249 份，中层干部试用期满考核 2 批次 18 人次；完成各类推先、推优以及推荐各类专家库成员共涉及 18 批次 96 人次。

四是不断加强实验室检测能力建设和生物安全管理。完成 BSL–3 实验室安全管理人员变更、CNAS 备案，并通过人员现场考核及人员背景审查；定期对 BSL–3 实验室全体人员进行生物安全培训；完成生物样本库管理软件、温度监控系统的安装部署和验收、个性化资源配置、功能调试等工作，样本库投入试运行；成功申报自治区病原微生物实验室生物安全培训基地，第一期 29 名学员完成为期 30 天的培训任务并通过考核，顺利结业；组织开展广西各级疾控中心新型冠状病毒核酸检测室间质量评价和食品安全风险监测能力验证考核；组织开展生物安全检查 10 多次，覆盖全部要素、所有病原微生物实验室及相关管理部门。

五是持续增强卫生应急能力。科学规范处置突发公共卫生事件 344 起。为自治区疫情防控指挥部疫情研判组提供国内外新冠疫情信息分析 300 期。组织开展国家突发急性传染病防控队伍拉练、培训及演练等集体活动 3 次。完成《疾病预防控制机构卫生应急物资储备规范》《疾病预防控制机构卫生队伍建设规范》两项地方标准报批，并由自治区市场监管局正式发布。

六是科研和培训工作持续发展。自治区疾控中心获艾滋病和结核病防制重点学科 2 个；获国家自然科学基金资助 2 项，获得广西各类课题立项 9 项，非政府指令性业务工作项目 10 项；发表论文 82 篇，其中 SCI 18 篇；获得软件著作权授权 2 项；共举办培训班 63 期，培训专业技术人员 6917 人次；接收广西高校实习生 115 人、卫生机构进修人员 25 人；广西现场流行病学培训项目（GXFETP）完成第四期招生，共培养 80 名公共卫生骨干人才；医师资格考试实践技能公共卫生类别考试基地通过国家验收，正式成为国家级考试基地。

七是信息化建设持续改善。完成自治区疾控中心信息化管理系统（OA）扩建升级，实现移动办公；完善物资管理信息系统，采购、库存、使用监管更加精准；自主开发建成免疫规划冷链设备温度追溯监控平台，实现广西 1905 家接种机构 9446 台链接设备实时监控管理。完成广西“国疾病预防控制信息系统”运维和用户安全管理工作，保障系统正常运转；完成自治区疾控中心网站、OA 系统的网络安全等保障及测评工作，每月开展系统安全检测、漏洞扫描，进一步加强了自治区疾控中心网络安全保障，2022 年无网络信息安全事件发生；多次迎接国家疾病预防控制局、自治区公安厅网络安全总队等部门的网络安全检查，顺利完成自治区网络安全攻防实战演习。

八是职工保障与安全建设不断加强。大力改善院容院貌，自治区疾控中心环境优化美化效果明显；增加会议室等设备设施，不断改善工作环境；关心关爱抗疫一线干部职工及家属，努力为职工解决困难；组织开展各类文体活动，为职工活动场所添置健身器材设备，举办职工子女暑假托管班，提升职工食堂服务质量，持续提升干部职工归属感；组织离退休人员进行政治理论学习，积极开展各种特色活动，丰富离退休人员文化生活。

九是安全生产工作常抓不懈。组织开展安全生产检查 19 次，通报 3 次；组织开展消防安全知识培训及演练 2 次，消防控制室安保人员专项培训 2 次；深入开展“安全生产月”、安全生产“回头看”活动，持续强化安全生产宣传教育，提升干部职工安全生产意识。

六、以案促改、正风肃纪，助推清廉疾控建设

一是融合“廉”元素开展廉洁教育。以道德讲堂、读书交流会、清廉书画活动等形式，将“木棉春风”打造成疾控文化品牌；集中组织观看 10 余部红色影片及廉政文化教育影片。原创清廉影片《木棉清心　忠诚守廉》在清廉医院微视频大赛中获一等奖；3 篇清廉建设相关稿件分别登上当代广西网、八桂书香网等自治区党委主办的省级期刊、党刊。

二是分批次、分类别、分时段开展“三谈一访”和警示教育。自治区疾控中心党委、纪委开展提醒谈话 328 人、专题约谈 57 人；召开警示教育大会 3 次，通报违纪典型案件 3 例；邀请各级领导到自治区疾控中心上廉政党课 4 次。

三是建制度堵漏洞防风险，强化纪律约束力。

制定印发《“一把手”和领导班子成员权力清单、负面清单和监督机制》等12项制度，修订完善《采购管理办法》等5项制度。制定信访举报问题线索处置办法，在自治区疾控中心官网和办公区公布线索举报渠道，进一步健全和规范纪委处置信访举报问题线索的程序。

七、存在的问题和挑战

一是重大疾病防控形势依然严峻。艾滋病、结核病、手足口病等传统传染病依然高发，新冠病毒变异株层出不穷，猴痘等新发传染病疫情输入风险持续存在；同时，随着人口老龄化进程加快和工业化、城市化快速发展，相关危险因素的积累、慢性病负担将持续加重。

二是广西疾控体系建设薄弱依然突出。由于人员编制不足，绩效工资水平过低，激励机制尚不完善，广西疾控机构人才队伍不稳，高层次人才流失严重；多种疾病防控经费短缺，而服务性收入不断下降，影响到疾控机构的健康运行；信息化建设薄弱，部分市、县疾控中心无信息化建设经费投入、无专业人员，与社会信息化发展脱节严重。

三是自治区疾控中心事业发展依然面临挑战。部分业务受政策等因素影响持续萎缩；由于缺乏专业人才，影响了广西公共卫生应急技术中心大楼项目、唐城路危旧房改住房项目等基建工程项目进度。

八、下一步工作设想

2023年是全面贯彻落实党的二十大精神的开局之年，也是疾控体系改革之年。自治区疾控中心将全面深入学习贯彻落实党的二十大精神、习近平总书记在广西考察调研时的重要讲话精神及对广西发展提出的“五个更大”重要要求，坚持以习近平新时代中国特色社会主义思想为指导，紧抓改革契机，全面推动重大疾病防控、疾控体系建设和自治区疾控中心事业发展，坚定信心、埋头苦干，为建设壮美广西、健康中国不懈努力。

2023年工作计划要点

2023年是全面贯彻落实党的二十大精神的开局之年，自治区疾控中心将全面深入学习宣传贯彻党的二十大精神，坚持以习近平新时代中国特色社会主义思想为指导，做好重大疾病防控，完善健康危害因素监测与干预体系，推进广西疾控事业持续健康发展。

一、党建领航，全面深入学习宣传贯彻党的二十大精神

坚持党建引领，奋力干事创业开新局。坚定不移把党的政治建设摆在首位、落到实处，加强党的全面领导，坚决拥护“两个确立”、坚决做到“两个维护”，教育引导党员干部更坚定自觉地把拥护“两个确立”转化为做到“两个维护”的实际行动，坚决做到总书记有号令、党中央有部署、党员见行动。持之以恒用党的创新理论凝心铸魂、指导实践，持续抓好党的二十大精神学习宣传贯彻，持续加强党的建设，推动党员干部在学思践悟中坚定信仰、提高素养、增强本领，锻造疾控事业发展的中坚力量、骨干队伍，以高素质队伍开创干事创业新局面。（全体科所参与落实）

二、依法履职，全力推动疾控事业高质量发展

（一）着力精准科学，继续做好新冠病毒感染疫情防控工作。一是加强组织领导，贯彻落实防控工作部署。二是加强监测预警和风险评估工作，及时提供参考信息和防控建议，及时回应社会关切。三是继续安全有序推进老年人新冠疫苗接种，全面提高人群免疫水平。四是做好科普宣传教育，通过多种渠道、配合主流媒体开展防控知识宣传。五是做好疫情防控技术和物资储备，提升快速机动和应对突发事件的调查、检测能力，加强培训演练，持续保持警觉和战斗力。（急性传染病防制所、应急办公室、健康教育与传媒科、免疫规划所、综合办公室、党委办公室牵头，相关科所参与落实）

（二）强化急性传染病监测预警，提升传染病防控和卫生应急处置能力。加强重点急性传染病监测、干预等防控工作的组织、管理和实施，做好市县相关工作指导，及早开展手足口病及其他感染性腹泻等高发传染病的培训和布置工作，保障新冠病毒感染、鼠疫、流感/禽流感、感染性腹泻、手足口病、登革热、狂犬病等重点传染病监测和防控任务圆满完成。对高发重点传染病及社会舆论高度关注的传染病适时开展风险评估和监测预警。做好试剂耗材储备，提升实验室应急检测能力。及时规范处置暴发疫情、突发公共卫生事件。指令性工作完成率为100%，重大及以上事件现场调查处置率为100%，突发急性传染病疫情规范处置率为100%。

协助自治区卫生健康委承办广西疾控机构应急技术竞赛。继续加强国家突发急性传染病防控队伍（广西）的管理，完成队伍换届工作。（急性传染病防制所、应急办公室牵头，相关科所参与落实）

（三）综合施策，着力有效阻断艾滋病、性病传播。坚持以问题为导向，预防为主，联防联控，科学防控，开拓创新，加强技术指导、业务培训、业务管理、质量控制，采取防艾警示性宣传教育模式、司法干预传染源头管控治理、重点人群综合干预、最大限度发现及治疗感染者等多项综合防控措施，着力有效阻断性传播。暗娼干预覆盖率在85%以上，男男性行为人群干预覆盖率在85%以上；美沙酮维持治疗门诊年保持率不低于80%；注射吸毒人群HIV检测率不低于70%。（艾滋病防制所牵头，相关科所参与落实）

（四）优化防治策略，进一步提高结核病防治工作质量。继续推进结核病防治规划的实施，完善相关标准制度，加强技术指导和培训，有效提升广西结核病防治工作质量。深入开展耐药监测工作，加强耐药结核病的发现、治疗管理及结核分枝杆菌/艾滋病毒双重感染防治工作。按自治区卫生健康委下发的方案要求，继续推进重点地区老年人等重点人群结核病主动筛查工作，并且依托基本公共卫生服务项目等推进广西结核病主动筛查。继续完善各级结核病检测实验室体系建设，提高各级结核病实验室结核病检测工作质量和工作效率。对各地结核病监测管理系统的使用进行培训和指导，提高各级结核病防治机构数据录入和统计、分析和利用能力。进一步加强学校结核病监测、预警、报告、疫情的调查和处理等工作。加强对重点地区的指导、考核和评估，探索高疫情地区加快降低疫情的方法，促进重点地区结核病防治工作取得突破。继续提升和推广柳州市柳江区等结核病防治示范区模式和经验。肺结核患者成功治疗率达90%，100%的县级结核病实验室具备痰涂片和痰培养检测能力，病原学阳性患者耐药筛查率达90%。（结核病防制所牵头，相关科所参与落实）

（五）强化规范管理，推动免疫规划各项工作不断向前。以乡为单位免疫规划疫苗接种率≥90%，以县为单位免疫规划疫苗接种率报告及时率达到100%。继续维持无脊髓灰质炎状态，维持麻疹、风疹、甲肝、乙脑、流脑、流行性腮腺炎、15岁以下人群乙肝低发病水平；加大百日咳监测力度，各种免疫规划疫苗针对传染病监测指标达到国家要求。AEFI县级报告覆盖率为100%，AEFI 48小时内及时报告率≥90%。完成免疫规划疫苗、注射器和储备疫苗的招标采购工作，疫苗损耗系数符合国家要求；协助自治区公共资源交易平台完善非免疫规划疫苗集中采购目录增补工作。按照自治区卫生健康委的工作方案要求，指导广西推进数字化预防接种门诊建设，广西常规接种门诊数字化建设覆盖率争取达到方案要求。力争2023年内完成广西免疫规划信息管理系统升级改造，提高信息安全和数据质量，各项指标达到国家要求，儿童重复建卡率＜0.2%。做好入托入学疫苗漏种儿童补种工作，加强实验室网络监测和指导工作，加强对免疫规划政策及相关知识的宣传，开展免疫规划综合业务指导检查。（免疫规划所牵头，相关科所参与落实）

（六）加强监测，巩固寄生虫病防治成果。对重点县市进行血防技术、监测工作指导及督导，做好广西血吸虫病防治信息管理系统数据及监测数据的审核和质量控制，继续巩固广西血吸虫病防治成果；按时完成8省区联防联控自查互查工作。开展“三热”患者血检监测，发热患者血检数不低于人口数的0.5‰；开展传疟媒介监测；开展省级参比实验室复核工作；开展“全国疟疾日”的宣传教育活动；加强对输入疫情重点县开展督导工作，巩固广西消除疟疾成果。积极开展土源性、肝吸虫病监测和肝吸虫、土源性线虫病防治试点工作。（寄生虫病防制所牵头，相关科所参与落实）

（七）全面推进慢性病综合防控。培育新的慢性病综合防控示范区；进一步提高死因监测粗死亡报告率和报告质量。广西无死因零报告乡镇，平均粗死亡报告率≥6‰；编码错误率控制在8%以下；做好中国居民慢性病及其危险因素监测、心脑血管事件报告、伤害监测、全民健康生活方式行动、慢性病相关基本公共卫生服务项目、慢性阻塞性肺疾病高危人群早期筛查与综合干预项目、儿童青少年脊柱侧弯流行病学调查等有关工作。（慢性非传染性疾病防制所牵头，相关科所参与落实）

（八）加强环境卫生与地方病监测。完成对广西各县（市、区）农村各类饮用水水质监测任务，监测任务完成率为100%，监测点覆盖100%以上的乡镇。巩固广西城市生活饮用水水质卫生监测网络，监测点覆盖至 14 个设区市以及 100% 的县级城区。完成空气污染对人群健康影响监测项目、公共场所健康危害因素监测项目、大新县铅锌矿重金属污染人群健康监测、人体生物监测等监测任务。在广西中小学校开展环境健康知识普及活动，举办中小学生“环境健康杯”征文绘画比赛。向社会提供优质的环境卫生技术服务。碘缺乏病监测覆盖率达 100%，地方性氟中毒监测覆盖率达 100%，地方病防治项目任务完成率为 100%。在广西开展地方病健康教育工作，包括制作宣传视频、印制宣传资料，依托全国“防治碘缺乏病日”活动开展宣传活动等。（环境卫生与地方病防制所牵头，相关科所参与落实）

（九）做好食品污染物和有害因素监测、食源性疾病主动监测工作。培训和指导广西各级疾病预防控制中心开展食品安全风险评估及事件处置工作，国家、自治区级食品安全风险监测指令性工作任务完成率均在 95% 以上，突发公共卫生事件报告标准的食物中毒事件处置率为 100%。开展食品安全风险监测与食源性疾病防控技术的研究和应用、食品安全风险评估、食源性疾病危害因素监测、风险评价、预测与预警等工作，不断提高监测预警、风险评估和流调处置的能力和水平。（食品安全风险监测与评价所牵头，相关科所参与落实）

（十）加强放射危害因素监测，严防放射危害因素。继续做好医用辐射防护监测、职业性放射性疾病监测和非医疗机构放射危害因素监测；加强食品与饮用水放射性风险检测与评估；开展医用放射危害因素监测、放射工作人员个人剂量监测；开展放射卫生技术服务机构能力考核和放射卫生技术服务机构质量抽查考核，进一步加强放射卫生技术能力建设。加强与相关部门的合作与信息沟通，严防放射危害因素。（放射卫生防护所牵头，食品安全风险监测与评价所、环境卫生与地方病防制所等相关科所参与落实）

（十一）加强营养监测与学校卫生工作。贯彻落实《广西国民营养计划（2017—2030）实施方案》和《健康广西行动实施方案》，建立健全本地区居民营养与健康状况监测体系，掌握本地区居民营养动态，完善营养监测数据库，分析营养与健康问题及相关危险行为等影响因素。贯彻落实《综合防控儿童青少年近视实施方案》和《广西儿童青少年肥胖防控方案》，积极开展学生近视和肥胖防控工作；开展学生健康危险因素及常见病监测工作，收集、整理、分析学生健康危险因素及常见病信息，为建立健全学生健康、行为危险因素等监测系统提供科学依据。（营养与学校卫生所牵头，相关科所参与落实）

（十二）加强病媒生物监测与消杀指导工作。加强广西病媒生物监测与防制，加强消毒与医院感控管理及实验室生物安全管理；提高传染病疫情与突发公共卫生事件应急处置能力；开拓消毒与病媒生物防制工作新领域；继续做好重大活动保障工作；完成全国消毒监测、医院消毒质量监测、医院消毒与感染控制监测等监测工作；完成国家、自治区内监督抽检与社会委托的消毒产品检验、场所环境检测，完成自治区疾控中心实验室环境与设施检测、社会委托的卫生杀虫剂和实验动物体外寄生虫检测等检测任务。继续实施中央重大传染病防控项目病媒生物监测、登革热媒介伊蚊监测、大藤峡疾病防控项目媒介监测。（消杀与媒介防制所牵头，相关科所参与落实）

（十三）加强健康教育与健康促进工作，打造新媒体健康科普传播平台。完成健康素养、烟草流行以及中医药健康文化素养国家监测点监测工作。落实好省级和国家级建设健康促进县（市、区）的评估工作，做好广西健康促进县（市、区）建设、无烟单位、戒烟门诊建设单位技术指导。打造新媒体健康科普传播平台，强化增“粉”稳“粉”措施，发布健康科普推文不少于 800 篇；微视频及抖音更新 48 个视频，浏览量不少于 200 万。结合各地、各级开展的各类健康科普宣传活动，采用网络直播形式，开设《主播说健康》《专家讲科普》等直播栏目。开展疾控大讲堂不少于 12 名健康专家讲堂录制；健康小剧场视频制作不少于 12 个，基于沉浸式体验要求制作至少 1 个精品巡讲课程。持续推进广西健康教育信息管理平台建设。不断提高 12320 卫生健康服务热线服务质量。开展健康中国行等主题宣传活动、健康巡讲等。（健康教育与传媒科牵头，相关科所参与落实）

三、加强体系建设，持续提高综合能力

（一）加强自治区疾控中心基础设施与环境建设，积极推进重大基建项目。推进广西公共卫生应急技术中心大楼项目建设，完成项目主体部分施工，及时支付项目建设资金，提高预算执行率。推进唐城路北侧危旧房改项目建设，争取在2023年底实现项目施工进度过半，同时开展房源分配筹集项目建设资金。推动汇春路危旧房改项目地下室竣工验收，完成剩余房源分配和车位交付等工作。完成实验大楼修缮改造工程项目财政投资评审，向上级主管部门申请项目改造经费。做好各类归口后勤管理的小型基建工程计划、预算、申报、监督、决算、建档等相关工作。（后勤服务保障科牵头，相关科所参与落实）

（二）加强人才队伍建设。增强人事工作服务意识，提高执行能力。制定激励措施，稳定现有人才队伍，创造条件引进高层次人才。做好机构改革人员调配、空置岗位竞聘、干部档案管理、专家管理推荐、中层干部管理工作。做好人员体检、职工工资与福利、职称考试与评定、社会保险与计划生育、出国进修、培训、年度考核以及其他日常工作。积极探索和完善各项人事管理制度，掌握人才需求发展状况，做好人才预测和人才规划，结合自治区疾控中心的工作性质和特点，合理调配人员，充分发挥职工主观能动性和创造性，加速人才培养，促使优秀人才脱颖而出。做好医师资格考试实践技能公共卫生类别考试。（人事科牵头，综合办公室、考试基地管理办公室及相关科所参与落实）

（三）加强科研培训综合能力建设。落实科研工作规范管理，进一步改善科研合作项目管理流程和在研科研项目调整审批流程。营造科研氛围，不断提升业务人员申报各级各类科研项目和科研奖励的数量和质量。落实继续医学教育培训规范管理，促进学术交流与合作；继续医学教育培训项目执行率在85%以上，学术讲座6期以上，执行完成率为100%。加强博士后工作站、人才小高地、重点实验室、重点学科等科研创新平台的建设与管理；进一步完善人类遗传资源管理制度、大型科研仪器开放共享制度、重点实验室管理制度。继续推进GXFETP的实施，不断提升培训学员在广西的覆盖面；加强对培训班的督导管理，评估培训师资的素质和水平，促进担任培训师资的干部、职工提升个人能力；推进培训班管理改革，继续实现自治区疾控中心培训班申请审批信息化管理。继续加强与东盟等国家的疾病防控合作交流工作。（科研与培训科、各重点实验室、重点学科牵头，相关科所参与落实）

（四）加强疾控信息化建设。做好信息系统建设和升级改造，推进开发新OA系统，协助业务科所开展信息系统建设，推进软件正版化工作。做好机房的运维管理，开展网络信息安全监控；做好广西疾控信息综合管理平台、“中国疾病预防控制信息系统”虚拟专网（VPN）系统及用户数字证书的维护与管理。加强网络信息安全管理，开展系统安全运维，保障网络信息安全。做好电子信息设备维保管理工作，监督维保业务外包开展情况。开展网络信息安全培训，提高信息管理员及全体干部职工的安全防范意识和管理水平。（信息管理科牵头，相关科所参与落实）

（五）强化质量管理体系和生物安全管理。根据有关规范、标准等要求，开展体系文件的宣传贯彻、培训和演练，完善实验室质量控制措施，严格加强对实验室生物安全、化学危险品的管理，做好资质认定、实验室国家认可外部评审前期准备工作、现场评审工作及评审后的整改工作。组织自治区疾控中心管理体系运行内部审核和管理评审工作、实验室能力验证和实验室间比对活动；保障自治区疾控中心质量体系有效运行、持续改进。开展广西疾控系统实验室能力提升工作。继续做好各项实验室间比对组织、实验室资质认定、质量管理和生物安全管理业务指导工作。管理规范BSL–3实验室、菌（毒）种与生物样本库、公共检测实验室及移动检测实验室，并保持持续安全有效运行，无重大事故发生，菌（毒）种与生物样本出入库及时率为100%。（质量管理科、BSL–3实验室牵头，急性传染病防制所等相关科所参与落实）

（六）增强社会服务能力，提升健康服务品质。加强质量管理，优化社会服务环境，改善社会服务岗位服务态度，及时处理投诉，按质按量完成委托工作，提高服务质量。持续拓展疫苗临床研究、委托检测、二类疫苗接种、从业人员健康体检、常见病诊疗咨询和论文出版等社会服务。（质量管理科、疫苗临床研究所、预防医学门诊部、卫生毒理与功能检验所、消杀与媒介防制所、理化检验所、微生物检验所、放射卫生防护所、环境卫生与地方病防制所、医学编辑部分别牵头，相关科所参与落实）

（七）配合做好广西疾控体系改革工作。按照国家、自治区部署，根据自治区卫生健康委要求，配合做好广西疾控体系改革工作。积极收集区外疾控机构改革经验做法，结合广西经济社会发展及疾病防控需要，就广西疾控职能设置、政策保障、人才队伍和核心能力建设等提供建议。（综合办公室牵头，相关科所参与落实）

四、强化内部管理，促进各项工作高效落实

（一）加强财务管理，保证内部控制规范运行。保障自治区疾控中心重大项目以及各项职能、业务日常工作的正常运转，提高工作效率，促进整体财务管理水平提升，确保职工工资和各项福利按时发放。加强预算执行管理，按时上报各种报表。配合上级部门完成各项审计和纪检工作。积极筹措资金，合理安排支出，支持自治区疾控中心事业发展和重大项目建设，加强内部控制管理，保证内部控制规范运行，保障资金安全。（财务科牵头，相关科所参与落实）

（二）加强采购管理。强化法律法规意识，狠抓廉洁自律，推动巡视、审计等整改措施落实落地。加强制度建设和信息化建设，理顺采购流程，不断提高采购管理的科学化水平。着重关注重大项目，做好时间管理和工作规划，提高采购工作的效率。加强工作人员技能培训和知识更新，提升专业素养，不断改善采购管理服务质量，采取措施为参数制定把关，着力减少流标、质疑等情况。把好履约验收关口，做好采购项目验收、出入库管理及合同执行核实工作。（采购管理科、后勤服务保障科牵头，相关科所参与落实）

（三）加强党风廉政和行风建设。压紧压实全面从严治党政治责任，不断加强党风廉政教育，强化作风建设。坚持以严的基调强化廉洁自律，严格执行中央八项规定，驰而不息纠治“四风”，大力推进“不敢腐、不能腐、不想腐”。加强新时代廉洁疾控文化建设。完善监督方式方法，增强监督工作实效。提高干部职工内部控制意识，强化内部控制和风险评估，对现有的监察制度、操作流程进行梳理和研究，狠抓制度落实。持续开展行风教育，增强服务意识，梳理服务事项，优化服务环境、流程，创新服务方式，提高服务质量、效率，切实为群众做好服务，办实办好健康服务工作。（监察室、综合办公室牵头，相关科所参与落实）

（四）加强安全生产管理和节能减排工作。牢固树立安全生产发展理念，经常性开展安全生产教育、检查，加强车辆检修、维保，严格执行物业服务管理考核要求，加大对物业工作监管力度，建立健全自治区疾控中心安全保卫组织架构，杜绝各类安全事故的发生，确保自治区疾控中心安全形势持续稳定。严格落实各项水电管理制度，认真做好各种设备设施的维护保养工作，保持良好的使用状态，提高使用效率。强化安全意识、责任意识、节约意识，消除安全隐患，深挖节水潜力，科学用水、合理用水，实现水资源的高效利用，保证水电的安全与节约使用，全力创建节水型单位。（后勤服务保障科牵头，相关科所参与落实）

（五）加强综合管理和督查督办。持续修订完善各项管理制度，加强协调并督促落实。对计划的重要工作任务、重大事项、领导的重点批示、会议作出的工作部署和决定等开展督查督办工作，建立督办台账，明确责任部门、人员、时限，必要时发函督办、通报督办，确保各项工作指标任务按时按质按量完成。（综合办公室、党委办公室牵头，相关科所参与落实）

（六）加强考核评估。优化综合目标考核设置，充分发挥考核评估对履职尽责的指导、引领作用，科学合理推进工作任务评估量化和指标化。依据计划工作任务、岗位责任等内容，实施动态和年度定期组织考核，评估岗位任务和各项目标完成情况，并及时通报考评结果。推动完善动态定期考核结果与业务经费安排、岗位绩效工资分配、年度评优评先等挂钩的机制。（综合办公室、党委办公室、人事科牵头，相关科所参与落实）

概 况

广西壮族自治区疾病预防控制中心简介

广西壮族自治区疾病预防控制中心（GuangXi Center for Disease Prevention and Control，简称广西CDC）是经广西壮族自治区人民政府批准，在原广西壮族自治区卫生防疫站（成立于1954年）、广西壮族自治区寄生虫病防治研究所(成立于1958年）和广西壮族自治区健康教育所（成立于1959年）的基础上，于2001年8月组建的正处级全民公益性卫生事业单位，增挂“国家食品安全风险监测广西中心”“广西壮族自治区卫生监测检验中心”“广西预防医学研究所”“广西壮族自治区健康教育所”牌子，隶属于广西壮族自治区卫生健康委。

在广西壮族自治区卫生健康委的直接领导下，自治区疾控中心积极贯彻“预防为主”的工作方针，依据有关法律、法规、规章、规范和标准，承担对广西各市县疾病预防控制机构业务管理、技术指导、科研培训和质量控制工作，主要包括广西传染病、寄生虫病、地方病、非传染性疾病预防与控制、突发公共卫生事件和灾害疫情应急处置、疫情及健康相关因素信息管理、健康危害因素监测与干预、疾病病原微生物检测、鉴定和物理、化学因子检测与评价、健康教育与健康促进、疾病预防控制技术管理与应用研究指导。

自治区疾控中心现有在职在岗工作人员414人，其中在职在编人员317人，编外聘用人员97人；专业技术人员374人，其中高级职称182人（正高职称67人、副高职称115人）、中级职称128人、初级职称及其他64人。

自治区疾控中心占地面积3.9万平方米，建筑面积3.3万平方米。实验室仪器设备包括高通量测序仪、电感耦合等离子体质谱仪、超高效液相色谱-三重四极杆串联质谱联用仪等一批先进精密仪器设备。拥有国家和有关部门认可的保健食品功能学检验、HIV确认等资质实验室近20个，认证认可项目涉及29类58个产品1098个参数。

自治区疾控中心内设有13个职能科室、21个业务科所。主要业务部门有急性传染病防制所、艾滋病防制所、结核病防制所、免疫规划所、寄生虫病防制所、疫苗临床研究所、慢性非传染性疾病防制所、食品安全风险监测与评价所、环境卫生与地方病防制所、营养与学校卫生所、放射卫生防护所、消杀与媒介防制所、理化检验所、微生物检验所、卫生毒理与功能检验所、广西病毒性肝炎防治重点实验室、健康教育与传媒科、医学编辑部、预防医学门诊部、生物安全防护三级实验室、应急办公室等。获批设立广西“人才小高地”、博士后科研工作站、八桂学者—艾滋病防控关键技术岗位、自治区重点实验室、广西医疗卫生重点建设学科、中国现场流行病学培训项目（CFETP）广西基地等平台，并分别与广西医科大学、桂林医学院、右江民族医学院共建公共卫生人才培训基地，与华中科技大学同济医学院共建预防医学科研教学基地。主办有《应用预防医学》《健康生活》杂志及出版《广西壮族自治区疾病预防控制中心年鉴》专著。

自治区疾控中心与世界卫生组织、联合国儿童基金会、国际免疫专家组及美国、英国、法国、加拿大、比利时、挪威、澳大利亚、新加坡、日本、韩国、泰国、越南等国际组织和国家开展合作与交流。

自治区疾控中心先后被授予党中央、国务院、中央军委“全国抗震救灾英雄集体”，中组部“全国抗击非典先进基层党组织”，国家卫生健康委“全国血吸虫病防治先进集体”“全国结核病防治工作先进集体”“全国消灭脊髓灰质炎工作先进集体”，自治区党委、自治区人民政府“全区非典型肺炎防治工作先进集体”，自治区疾控中心团委获“广西五四红旗团委”、党委获全国抗击新冠疫情先进集体和先进基层党组织等荣誉称号。

自治区疾控中心提供的社会服务项目主要有卫生监测和检测、健康相关产品委托性检验检测、预防医学门诊咨询、从业人员健康检查、二类疫苗接种等。

单位名称：广西壮族自治区疾病预防控制中心
单位地址：广西南宁市青秀区金洲路 18 号
邮政编码：530028
办公电话：0771–2518766
传真电话：0771–2518768
电子邮箱：cdc@wsjkw.gxzf.gov.cn
网址：http://www.gxcdc.com

广西壮族自治区疾病预防控制中心官方微信

微信公众号：广西疾控

内设机构

自治区疾控中心内设 13 个职能部门和 21 个业务部门。

广西壮族自治区疾病预防控制中心（广西壮族自治区卫生监测检验中心）

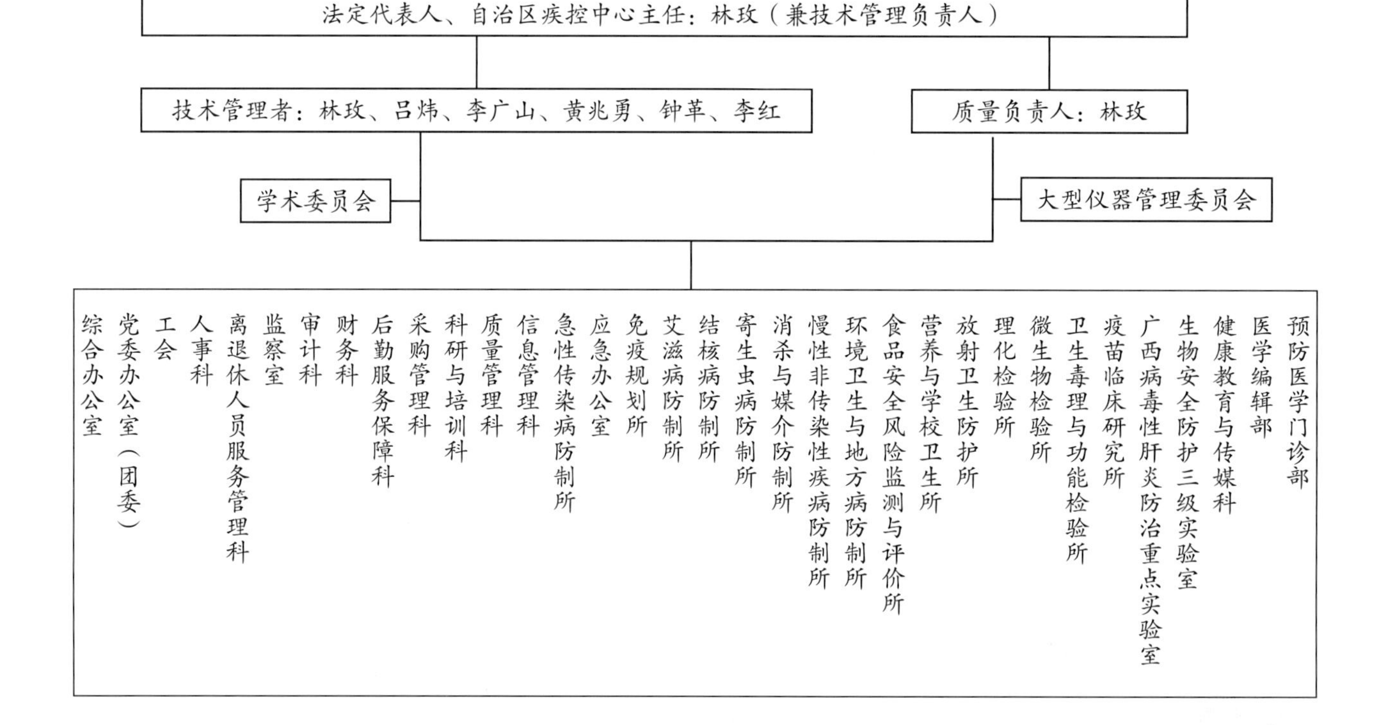

在职人员名单

一、自治区疾控中心领导

党委书记：吕炜

主任、党委副书记：林玫

党委副书记：李广山

副主任：黄兆勇（党委委员）、钟革（党委委员）

纪委书记：李红（党委委员）

二、各科所

1. 综合办公室：朱金辉（主任）、许洪波（副主任、政策研究室主任）、陈怡（副主任，2022年12月辞职）、陈玉柱（副主任）、蔡剑锋（副主任）、黄冬梅、陈曼丹、薛子席、韦元元、陈春春、李科全、叶娉、黄月红

2. 党委办公室（团委）：黄玉满（党办主任）、莫雪（党办副主任）、林可亮（党办副主任、团委书记）、苏奕成、梁冬韵、钟思莹

3. 工会：周昌明（工会主席、党委委员）、罗灿姬、潘怡君

4. 人事科：付志智（科长）、覃珏（副科长）、胡美、罗觅、刘敏玲、覃心怡、宋定云

5. 离退休人员服务管理科：谭宗艳（科长）、杨峰、黄晓璐

6. 监察室：刘梦静（主任）、李开文、王莹（2022年10月退休）

7. 审计科：于国光（副科长，主持工作）、梁晖、卢麒好

8. 财务科：周轶翔（科长）、吴昊清（副科长）、杨旻、何凌、阳玉潇、杨园园、危文君、黄丽群、唐振敏、刘霞、岑恒奇、卢炳辰、李迪、韦明翠（2022年9月辞职）

9. 后勤服务保障科：卢文（科长）、周健宇（副科长）、梁羡篁（副科长）、覃春晓（副科长）、雷庆莲、石琳、黄敬洲、宁坤明、朱卫东、张秋红、陈浩虹、张宏伶、张致通、汤怡、黄宁、陈海帆、潘海东、黄健、蒋世泉、严红斌、邓以兴、李天平、韦海华、周植兴、秦熊辉、蒋辉、林柱梁、黎祖智、覃海源、杨飞、韦景钟、孙传政、黄卫东、古今、李文涛、邹进、张顶富、宁一文（2022年7月退休）、吕玉斌（2022年9月辞职）

10. 采购管理科：李杰文（科长）、黎少豪（副科长）、黄佟、黄莹莹、蒙婧婷、韦娜

11. 科研与培训科：李艳（副科长，主持工作）、林康明（副科长）、覃新校、梁煌助、郑瑾、秦卫文

12. 质量管理科：陈琨（副科长，主持工作）、吕素玲（副科长）、刘仲霞、杨俊峰、董芳妮、胡彩珍、卢宇芳

13. 信息管理科：杨继（副科长，主持工作）、宫晨（副科长）、邓革红、许艳云、卢琦波、崔亮、韩姗珊、覃奕、黄元华、唐洁霞、张君思、潘荣晖、宁耀森

14. 急性传染病防制所：曾竣（副所长，主持工作）、莫建军（副所长）、居昱（副所长）、谭毅、陈敏玫、王鸣柳、何为涛、康宁、闭福银、周树武、廖和壮、蒋震羚、权怡、黄君、王静、陆宝、王晶、蒋丽娜、梁珍丽、廖驰真、唐梅荣、张超、刘银品、罗小娟、陈华凤、黄航

15. 应急办公室：董爱虎（副主任，主持工作）、李永红、任美璇、李曦亮

16. 免疫规划所：邓秋云（副所长，主持工作）、杨仁聪（副所长）、杜进发（副所长）、邓丽丽（副所长）、卓家同、刘巍、陈世毅、韦一知、马宇燕、甘明、黄影、刘静、韦敬航、梁亮、韦佳楠、黎沙、秦月、陈加贵、潘刚勇、张宁、吕慧瑜、舒红（2022年1月退休）、李义怀（2022年7月退休）

17. 艾滋病防制所：蓝光华（所长）、朱秋映（副所长）、梁淑家（副所长）、陈欢欢（副所长）、葛宪民、周月姣、李荣健、黄文波、刘帅凤、丁冬妮、李剑军、谭广杰、方宁烨、周信娟、孟琴、唐帅、梁能秀、庞贤武、李春英、黄精华、刘玄华、吴秀玲、钟锋、唐凯玲、江河、汪泓、李博、马洁、陆华湘、何芹、沈智勇（2022年6月退休）、罗柳红（2022年11月辞职）

18. 结核病防制所：梁大斌（所长）、崔哲哲（副所长）、黄彦（副所长）、刘飞鹰、黄敏莹、李鹃、赵锦明、区进、杨宗霖、张影坤、覃慧芳、叶婧、黄莉雯、周崇兴、周凌云、梁小烟

19. 寄生虫病防制所：孟军（所长）、黎军（副所长）、蒋智华（副所长兼广西病毒性肝炎防治研究重点实验室副主任）、黄铿凌、区方奇、张伟尉、韦树娇、冯向阳、林源、唐雯茜、吕国丽、燕慧、刘健、刘多、何辉明、韦海艳（2022年11月退休）

20. 消杀与媒介防制所：唐小兰（所长）、马

海芳（副所长）、熊绮梦（副所长）、李惠杨、苏伟东、廖宁、甘永新、陶春爱、魏超、卢桂宁、蒋竹林

21. 慢性非传染性疾病防制所：廖显明（副所长，主持工作）、毛玮（副所长）、罗水英、沈莹、许晶晶、陆伟江、黄金梅、秦奎、滕有明、陆珍珍、林宗俊、贾亮、刘军（2022 年 5 月退休）、杨虹（2022 年 7 月退休）

22. 环境卫生与地方病防制所：钟格梅（所长）、陈莉（副所长）、廖敏（副所长）、黄江平、黎智、韦日荣、黎勇、农惠婷、陆皓泉、许露曦、罗兰英、于洋、梁林涵、王芬芬、黄春光、宁锐军（2022 年 12 月退休）

23. 食品安全风险监测与评价所：蒋玉艳（所长）、黄立嵘、姚雪婷、钟延旭、蒙浩洋、石萌萌、方志峰、刘展华、王婕、潘玉立

24. 营养与学校卫生所：周为文（副所长，主持工作）、李晓鹏、任轶文、秦秋兰、罗月梅、陆武韬、董邕晖

25. 放射卫生防护所：谢萍（所长）、赵新春（副所长）、陈掌凡（副所长）、覃志英、唐孟俭、冯兰英、陈发想、董颖、马一龙、雷家杰、吴应宇、卢秀芳

26. 理化检验所：雷宁生（所长）、廖艳华（副所长）、蒙华毅（副所长）、梁川、陈广林、周劭桓、李皓、江永红、吴训、吴祖军、蒋慧、曾炫萍、梁书怀、张瑞、刘君、王启淳、陈杰、周能志、黎林、陈展、林文斯、邓涛、甘宾宾（2022 年 1 月退休）

27. 微生物检验所：谭冬梅（副所长，主持工作）、黎锋（副所长）、李秀桂、王红、诸葛石养、苏爱荣、韦程媛、曾献莹、蓝兰、杜悦、瞿聪

28. 卫生毒理与功能检验所：张洁宏（副所长，主持工作）、彭亮（副所长）、李彬、王彦武、傅伟忠、覃辉艳、姚思宇、王芳、王绍龙、王江伟、罗海兰、杨慧、黄超培（2022 年 5 月退休）

29. 疫苗临床研究所：莫兆军（所长，2022 年 12 月辞职）、黄腾（副所长）、莫毅（副所长）、黄莉荣、施礼威、俸争丽、陈骏籍、陆伟才、冯世雄、农艺（2022 年 10 月退休）

30. 广西病毒性肝炎防治研究重点实验室：方钟燎（主任、党委委员）、陈钦艳、王学燕、胡莉萍、张陆娟、郑志刚（2022 年 11 月辞职）

31. 生物安全防护三级实验室（含菌毒种库）：万孝玲（副主任）、孙贵娟（2022 年 7 月退休）、黄煜

32. 健康教育与传媒科：蒙晓宇（科长）、黄丽华（副科长）、欧阳颐（副科长）、黄波（副科长）、梁绍伶、杨小春、陈琰、刘巧鸾、卢茜、梁超雄、李福源、韦诤、周荣军、苏丹妮、资海荣、余宗蓉

33. 医学编辑部：韩彦彬（科长）、杨娟（副科长）、李虹（副科长）、张鸿满、周圆、徐静、梁婧、杨丹、张葆青（2022 年 4 月退休）、黄勇俐（2022 年 10 月退休）

34. 预防医学门诊部：梁富雄（副科长，主持工作）、曾雪梅（副科长）、罗静霞（副科长）、梁伟献、杨挺、梁桂荣、鲁鸿燕、陆春燕、覃祺、张丽芳、古南、韦利玲、曾小良、庞芳园、卢海金、陈斯雅、谭静、劳俊博、张慧萌、张梦玲、莫天森、梁慧莉、陈晖、何励、陈涛、伍湘雯、樊毓平

35. 聘用临时工作人员：黎静、杜泰晖

专业资质及认证认可的检测能力

一、取得的专业资质

广西疾病预防控制中心先后通过世界卫生组织（WHO）、国家认证认可监督管理委员会、国家卫生健康委、国家市场监督管理总局、中国疾病预防控制中心、广西卫生健康委、广西建设厅、广西科学技术厅、广西食药监局等的认定或考核。取得专业资质的实验室包括食品复检机构、保健食品检验备案机构、保健食品复评审检验机构、屏障环境动物实验室、HIV 确认实验室、脊髓灰质炎监测网络实验室、麻疹监测网络实验室、中国乙脑流行性脑炎参比实验室、疟疾诊断参比实验室、血吸虫病诊断参比实验室、消毒鉴定实验室、IDD 实验室、国产非特殊用途化妆品备案指定检验机构、职业卫生技术服务机构、预防性健康检查机构、广西实验动物质量检测实验室等。

二、检验检测机构资质认定和实验室认可的检测能力

自治区疾控中心通过认证认可的检测能力如下：

1. 食品类：具有对食品中的矿物质、重金属、

维生素、农药残留、添加剂等理化指标和食品中微生物指标等275个参数进行检测的能力。

2. 保健食品类：具有对保健食品安全性毒理学评价、功能学评价和功效成分共58个项目的检测能力。

3. 食品产品类：开展包括奶制品、糕点、糖果、饮料、调味制品、方便面等27种产品全部参数的检测。

4. 食品容器及包装材料类：开展食品容器及包装材料中重金属、甲醛、提取物、挥发物、有机单体、荧光检查、大肠菌群、沙门氏菌、金黄色葡萄球菌等26个理化及微生物指标的检测，包括食品用塑料袋及容器、不锈钢、罐头内壁涂料、食品包装用原纸、陶瓷、搪瓷、食具、饮具等的卫生安全指标。

5. 食品中毒相关样本：含葡萄球菌、产气荚膜梭菌、蜡样芽孢杆菌、椰毒假单胞菌酵米面亚种、病原性大肠艾希氏菌、沙门氏菌等食源性致病菌7个参数的检测。

6. 食品添加剂：含性状、pH值、重金属、硫酸盐、干燥减量等6个参数的检测。

7. 食品添加剂产品：开展山梨糖醇液、柠檬酸、焦糖色、磷酸二氢钠、山梨酸、糖精钠、滑石粉、碳酸钙等29个产品的部分参数的检测。

8. 水质：含矿物质、重金属、农药指标、有机物指标、放射性指标、微生物指标等43个参数的检测。

9. 生活饮用水：含矿物质、重金属、农药指标、消毒副产物、消毒剂指标、有机物指标、放射性指标、微生物指标等124个参数的检测。

10. 天然矿泉水：含矿物质、重金属、放射性指标、微生物指标等60个参数的检测。

11. 水处理剂：含氧化铝、pH值、不溶物、铁、铅、砷、汞、铬（6价）、镉、游离酸、盐基度等15个参数的检测。

12. 水处理剂－生活饮用水用聚氯化铝：开展对该产品11个参数的检测。

13. 化妆品：含汞、砷、铅、甲醇、甲醛、对苯二胺、对氨基酚等理化指标、菌落总数、绿脓杆菌、金黄色葡萄球菌等微生物指标、急性经口毒性、急性经皮毒性、眼刺激、皮肤变态反应试验等毒理学评价指标35个参数的检测。

14. 公共场所、室内空气：包括气压、室内换气率、采光系数、照度、噪声、臭氧、可吸入颗粒物、温度、相对湿度、空气流速、一氧化碳、二氧化碳、氨、甲醛、苯、甲苯、二甲苯、细菌总数等26个参数的检测。

15. 集中空调通风系统：含静压差、室内送风量、气流速度、新风量、积尘量、送风中微生物、军团菌、真菌总数等8个参数的检测。

16. 茶具、食具、饮具及公共场所用具：含细菌总数、大肠菌群、金黄色葡萄球菌、霉菌等6个参数的检测。

17. 洁净室：含菌落总数、空气中细菌浓度、空气洁净度监测、压差、换气次数、新风量、照度、噪声等12个参数的检测。

18. 土壤：含砷、铬、铜、锌、镍、铅、镉、铀－238、镭－226、钍－232、钾－40等12个参数的检测。

19. 放射卫生防护：含个人剂量、环境累积剂量、生物剂量、医用X射线诊断设备、X射线计算机断层摄影装置、医用电子加速器、医用 γ 射束远距治疗设备、后装 γ 源近距离治疗机、深部X射线治疗机、建筑材料等16种检测对象的卫生防护监测、外周血淋巴细胞微核率检查、放射性核素检测等128个参数的检测。

20. 消毒产品及消毒：含重金属、有效氯、有效碘、过氧乙酸、二氧化氯、甲醛、环氧乙烷、醋酸氯己定、中和剂鉴定试验、金黄色葡萄球菌、绿脓杆菌、无菌检查、消毒效果试验、稳定性试验、紫外灯辐照强度测定、急性经口毒性、急性吸入毒性、眼刺激、阴道黏膜刺激试验等86个参数的检测。

21. 卫生杀虫剂、鼠药：含喷射剂、气雾剂、烟雾片、蚊香、毒饵、驱避剂室内药效、驱避剂现场药效等11个参数的检测。

22. 疾病控制样本生物材料：含尿碘、尿汞、尿氟、中毒检材农药分析、霍乱弧菌、脑膜炎奈瑟、猪链球菌2型、沙门菌、肠致腹泻大肠杆菌、伤寒、副伤寒、志贺菌、军团菌、白喉棒状杆菌、肝炎病毒抗原抗体、流感病毒、乙脑病毒、登革热病毒、转氨酶、艾滋病病毒抗体筛查、艾滋病抗体免疫印迹、HIV病毒载量、CD4+T淋巴细胞、CD8+T淋巴细胞、脊髓灰质炎病毒、麻疹病毒、风疹病毒、痰结核分枝杆菌、疟原虫、猪人肉孢子虫、血吸虫、诺瓦克病毒、人禽流感病毒核酸等60个参数的检测。

23. 地方病、传染病生物：含鼠疫间接血球凝集试验、钩端螺旋体血清抗体检测、布鲁氏菌血清抗体检测 3 个参数。

24. 化学品：含急性经口毒性、急性经皮毒性、急性吸入毒性、急性皮肤刺激、急性眼刺激、皮肤变态反应试验、体外哺乳动物细胞染色体畸变试验 7 个毒理学评价参数的检测。

25. 实验动物环境及设施：含环境空气落下菌数、压差、压强梯度、换气次数、气流速度、温度、相对湿度、照度、噪声、空气洁净度监测、氨 11 个参数的检测。

26. 实验动物：含外观、微生物学等级及监测、沙门氏菌、金黄色葡萄球菌、绿脓杆菌、耶尔森菌、单核细胞增生性李斯特杆菌、皮肤病原真菌、大肠埃希菌 O115a，c:K（B）、肺炎链球菌、汉坦病毒、鼠痘病毒、钩端螺旋体、体外寄生虫、近交系小鼠遗传生化标记检测等 39 个参数的检测。

27. 饲料：含粗蛋白、粗纤维、粗脂肪、重金属、钙、铜、铁、镁、锰、钾、钠、锌、维生素、三聚氰胺等 32 个参数的检测。

28. 生物安全柜：含噪声、照度、振动、人员保护、产品保护、交叉污染保护、下降气流流速、流入气流流速、气流烟雾模式、温升 10 个参数的检测。

29. 包装饮用水产品：含感官、重金属、放射性指标、微生物指标等 20 个参数的检测。

人才小高地建设

“广西疾病预防与控制人才小高地”是第二批自治区级人才小高地，建设载体为自治区疾控中心。自 2006 年获批建设以来，在自治区党委组织部、自治区人力资源和社会保障厅、自治区卫生健康委的大力支持下，自治区疾控中心紧紧依托“人才小高地”建设，围绕广西重大、重点传染病的预防控制、突发公共卫生事件应急处置和健康危害因素监测与干预等工作，在人才培养、学科建设、环境改善和疾病防控、应对突发公共卫生事件方面均取得了长足的进展。

自治区疾控中心利用人才小高地建设经费开展人才培养、人才引进、人才激励等工作，引进多名高层次人才和柔性引进了多名国内外知名专家；支持多名技术骨干攻读博士学位；支持技术骨干到国内外进修学习或参加各类培训，激励表现突出的高层次人才等。人才小高地为自治区疾控中心人才提供了平台，切实提高人才素质，推动广西公共卫生事业科学发展。2022 年继续推进人才小高地建设工作，人才培养稳步进行，取得较好成效。

博士后工作站建设

博士后制度是我国培养高端人才的重要制度，自治区疾控中心不断推进和完善博士后制度，促进了自治区疾控中心多学科领域科研水平的发展与提升，2022 年在站博士 1 名。

自治区疾控中心领导班子对博士后工作高度重视，2022 年，博士后管理工作有序开展。经过 10 多年的发展，自治区疾控中心博士后各项工作制度趋于完善，对在站博士提供充足的生活保障，并配备高水准的博士后科研团队，让博士后能全身心地投入科研工作中。

广西现场流行病学培训项目管理

2020 年，自治区卫生健康委印发《广西现场流行病学培训项目实施方案》，成立 GXFETP 执行委员会，将项目办公室设在自治区疾控中心；自治区疾控中心相应成立 GXFETP 领导小组，进一步完善了项目组织结构。

2022 年，自治区疾控中心有 5 名专家被聘为 CFETP 广西基地学员指导教师。根据中国疾病预防控制中心相关规定和要求，对 CFETP 广西基地的各项工作进行监督和规范管理，并组织申报广西 2023 年中国疾病预防控制现场流行病学培训项目和中级现场流行病学培训项目招生工作。

2022 年，GXFETP 完成第四期班招生，持续开展第二、第三、第四期班各阶段的核心理论培训暨现场实践，培训班学员赴百色市、防城港市等疫情防控现场处置与指导疫情防控工作，提升了学员疫情处置能力，践行现场流行病学培训项目（FETP）“干中学、学中干”的精神和理念。第二期班 14 名学员于 5 月份通过毕业答辩，顺利毕业；第三期班 20 名学员于 8 月初通过毕业答辩顺利毕业；第四期班

24 名学员在 11 月下旬完成毕业答辩顺利毕业。到 2022 年底，GXFETP 四期班全部毕业。GXFETP 在两年多的时间里，共举办四期培训班，每期班时长 6 个多月，为广西培养了 80 名公共卫生骨干人才，覆盖广西 70 多个县（市、区）。

“八桂学者—艾滋病防控关键技术”岗位进展情况

2019 年 2 月 27 日，自治区党委办公厅、自治区人民政府办公厅联合印发《关于印发第五批八桂学者和第一批八桂青年学者聘任人选名单的通知》（厅发〔2019〕79 号），自治区疾控中心再次获批为八桂学者岗位受聘单位，受聘者为中国疾病预防控制中心艾滋病首席专家、性病艾滋病预防控制中心病毒免疫研究室主任邵一鸣研究员，岗位名称为“艾滋病防控关键技术”。

2022 年，“八桂学者—艾滋病防控关键技术”岗位在八桂学者邵一鸣教授及其团队的带领下，全体成员围绕广西艾滋病防治工作的重点、难点，针对广西艾滋病流行趋势和特点，积极稳步推进 4 大领域 10 个子课题的各项研究工作。4 大领域包括精准探明广西艾滋病流行规律和趋势及关键性影响因素；互联网 + 警示性宣传教育和分子网络精准防控新模式研究；HIV 耐药发生传播对艾滋病疫情和治疗影响及耐药预防研究；广西边境地区和东盟地区及“一带一路”倡议地区 HIV 跨境传播研究。10 个子课题包括广西农村地区暗娼和老年人 HIV 传播特征研究；病毒亚型亚簇对疾病进展和治疗转归影响的研究；艾滋病多维来源数据的集成监测预警分析研究；广西艾滋病疫情动态及综合防控数学模型研究；互联网 + 警示性宣传教育及咨询检测治疗新模式研究；HIV 分子传播网络分析及精准防控新策略研究；HIV 耐药发生传播对艾滋病疫情影响及耐药预防研究；HIV 耐药发生传播对艾滋病长期治疗影响及耐药预防研究；跨境传播 HIV 毒株的种类、范围和传播影响因素研究；阻断 HIV 跨境传播的防控策略和干预措施研究。

八桂学者邵一鸣教授及其团队稳步推进各项研究工作，取得一定成绩，发表 SCI 论文 11 篇、中文核心 5 篇。八桂学者加强广西艾滋病防控科研创新团队建设、跨学科融合发展和人才培养。2022 年，共培养在读博士研究生 3 名、在读硕士研究生 7 名。

8 月 24 日，自治区经济社会技术发展研究所受自治区科学技术厅委托，对第五批八桂学者邵一鸣研究员进行中期实地考核。邵一鸣及其核心团队成员邢辉研究员、阮玉华研究员、廖玲洁研究员、冯毅副研究员、李丹副研究员通过腾讯线上会议参加考核工作。邵一鸣教授汇报受聘期间履行艾滋病关键技术的岗位职责、研究成果、成果转化、学术梯队等多个方面的工作情况。专家组听取相关报告和答辩后，对自治区疾控中心八桂学者办公场所及实验场所进行现场实地考核，并给予充分肯定。邵一鸣顺利通过中期考核。

科所（办）工作进展

综合办公室

共有工作人员13人，其中博士研究生2人，硕士研究生2人，本科5人，大专及其他学历4人；高级职称5人，中级职称3人。设有政策研究室、文秘室、文印室、档案室、收发室、信访办公室、图书室等。

一、工作职责

协助领导管理中心的行政、业务等工作，协调和督办中心各项行政、业务工作，在各部门中贯彻实施；负责收集、整理、草拟中心年度工作总结、计划及有关文件等；负责中心图书资料的管理，提供借阅服务；负责印鉴、档案、文印、收发等管理；协调基本公共卫生服务疾控项目管理工作，开展政策研究等；联络中心各科所、广西各市疾病预防控制中心工作关系，上传下达。

二、工作进展与成效

1. 参与新冠疫情防控工作。参与中心新冠疫情防控综合协调工作，做好往来公文审核办理存档、防控会议协调服务、督导专家联络外派、核酸检测协调组织、相关材料收集整理上报、每日群众来电解答、值班值守及其食宿安排、宣传采访协调等工作。2022年协调组织应急新冠病毒核酸检测200多批次1万余人次，参与重大会议及活动保障近130次，研究并提出意见22份，回答电话咨询约1万人次。先后派出7人次赴防城港市、百色市等地支援新冠疫情防控工作。

2. 做好办文、办会和文稿撰写工作。按照文件控制程序完成对3827份公文的OA登记办理；按质量管理要求完成500份发文的审核、排版及审稿、印发、存档工作；接收办理基建项目工程文件107批次；组织主任办公会25次、科所长及支部书记办公会5次，接待工作10余次；撰写各类文稿、文件100余份。

3. 开展协调管理、督查督办和后勤服务。全面落实中心领导交办的督办任务，及时向中心领导反馈工作信息，完成相关督查督办20多次；按照中心经济合同归口管理要求做好各科所递交的940份经济合同的造册登记和保管；严格执行印章使用审批程序，2022年审核印鉴使用批单3000余份，完成中心各种印章用印4万多次，无差错发生；接待科所及有关单位的人员咨询档案657人次，查询档案336次，复印4500份；完成2019—2020年2039盒中心财务档案的归档、编号、序号、档号等工作；完成2021年1459件157盒文书档案和2020年1939份39盒经济合同的整理、入库、上架、保存工作；接收中心各科所移交大型设备仪器档案39份，接收后勤服务保障科移交中心应急物资储备大楼基建档案47盒；配合巡察组及相关科所整理、抽查财务凭证和文书档案1300份；完成中心材料文书、公文的排版3040余份，复印120万份，油印32万份；完成中心各科所文件分发、报刊征订工作，共发出平信、挂号信、快递、印刷品等5073件；为中心管理层做好出差报账、机票订购、公务用车、接待用餐、会议报账等各项服务工作；呈送中心领导签批材料5600多份、内部请示报告1000多份，呈送中心领导财务科交接账3994份。

4. 落实信访工作。按照信访工作规定，组织落实中心信访维稳相关工作，2022年处理信访件2件，无上访事件发生。

5. 开展图书室管理工作。续购知网中国医院知识总库、万方医学网中文医药期刊、迈特思创外文医学信息资源检索平台等数据库，知网检索83.86万余次，下载文献3.4万余篇，万方下载文献2.11万余篇，迈特思创数据库下载文献3.54万余篇；各科所购置、接受其他单位捐赠图书396册，完成14种报纸的预订工作；日常整理上架各类报纸21种，上架期刊83种904期，图书及过刊整理编目入库1195册；扫描制作期刊封面目录图片并上传OA平台图书模块1957张，扫描图书8册；累计接待中心读者查询及借阅图书报刊89刊次；完成图书管理软件的采购；整理导入馆藏书刊数据3751种15026册。

6. 开展其他工作。牵头承办第四届中国－东盟疾病防控合作论坛，管理论坛筹备办公室；在四川大学组织举办2022年度广西疾控系统技术骨干能力提升专题培训班共2期，中心和广西各市、县（市、区）疾病预防控制中心负责人及技术骨干200余人参加培训；牵头组织中心医师资格实践技能考试基地，并通过国家医学考试中心复评审，中心成为国家医师资格考试实践技能考试基地（公共卫生类别），广西1000余名考生完成2022年广西公共卫生医师资格实践技能考试。

党委办公室

共有工作人员5人，其中硕士研究生3人，本科2人；高级职称1人，中级职称4人。中心设有23个党支部（其中在职人员党支部22个，离退休人员党支部1个），党员共有361人，其中在职党员215人，离退休党员146人。

一、工作职责

根据中心党委的布置和要求，贯彻党的路线、建设方针、政策和上级党组织的指示，落实中心党委的各项工作部署，认真开展对党风廉政建设和反腐败工作情况的监督检查，切实加强党的领导，保证政令畅通；起草中心党委工作报告、计划、总结和党委领导的讲话等，拟定并组织落实中心党委中心组学习计划；深入开展调查研究，及时了解各党支部的工作情况，掌握党员和干部职工的思想动态，开展思想政治工作，为领导提供信息和决策建议；办理党委日常事务，包括上级来文的处理、党委文件的草拟和印发工作等；做好党委会议的议题安排、会议通知、会议记录和纪要等工作；指导检查各党支部定期召开组织生活会和开展民主评议党员工作；做好党员、干部以及入党积极分子理论教育和培训工作，以及党费收缴、管理使用、接转组织关系等工作；负责党内各种报表统计上报；负责中心宣传工作，制定并组织实施政治学习、宣传教育计划，订阅党报党刊资料，定期出版宣传板报、文化专刊和开设学习网站；负责中心精神文明建设工作，组织开展群众性精神文明创建活动；指导、支持中心群团组织开展活动，发挥党支部、科所、工会、共青团和妇女委的作用；完成上级部门交办的其他工作。

二、工作进展与成效

1. 组织理论学习，加强政治建设。按照中心党委的工作部署，把学习宣传贯彻党的二十大精神作为首要政治任务，协助中心党委组织开展理论中心组、专题讲座、集中培训、青年谈感悟等多种形式的学习；通过抽查党建智慧平台，督促各党支部严格落实“三会一课”、主题党日活动；学习宣传贯彻党的二十大精神，推动党史学习教育常态化长效化、清廉疾控建设和纠治医疗卫生领域腐败问题专项行动；坚持经常性开展党员教育培训，抓严抓实党性教育；邀请专家深入解读党的二十大精神和《习近平谈治国理政》（第四卷）等，发放《党的二十大报告学习辅导百问》《红色传奇》等学习辅导用书250余本；组织党支部书记、青年党员、党务工作者参加各级各类党务干部培训班，累计培训160余人次。

2. 协助中心党委举办相关会议、活动，组织、督促各党支部落实上级部署。组织举办民主生活会、理论学习中心组学习（及扩大会议）4次，党委会22次，党的建设或党风廉政建设会议4次；起草中心党委总结和党委领导的讲话等，拟定中心党委中心组学习计划；以中心党委名义发文88份，形成22个、共150项议题的会议纪要；做好春节、七一、中秋、国庆等节日的党员慰问活动；组织迎接上级检查8次，组织、督促中心各党支部落实好上级党委及中心党委的各项工作部署；组织征文、视频征集、案例征集、清廉机关书画比赛等活动5次；组织、督促中心各党支部开展年度民主生活会及年度党员民主评议，督促落实“五基三化”；不定时抽检督促党建智慧平台的维护更新和学习强国、应知应会等平台学习情况。

3. 协助中心党委开展“专项行动”、清廉疾控建设。作为深入开展纠治医疗卫生领域腐败和作风问题专项行动以及“以案促改”工作专班、清廉疾控建设工作专班办公室的牵头科室，牵头制定实施方案、问题清单、整改落实清单等，准确把握阶段工作任务；组织启动、推进会议，开展专项行动排查工作、集中整改工作，组织“六个一”活动；深入开展廉政教育和“三谈一访”，建立健全制度机制12个，包括起草、印发《“一把手”和领导班子成员权力清单、负面清单和监督机制》；加强廉洁教育，以道德讲堂、读书交流会、清廉机关书画比赛等活动形式，将“木棉春风”活动打造成疾控文化品牌；集中组织观看《红色记忆》《我的父亲焦裕禄》等10余部传承红色基因、廉政文化教育影片，征集清廉座右铭30余条，设置清廉屏保，传递近在咫尺的廉洁“叮嘱”和视觉“警示”。

4. 开展“五基三化”攻坚年行动，组织开展星级党支部创建评定工作。按照自治区卫生健康委的工作安排，组织落实“五基三化”攻坚年行动；发挥青年优势，组建信息系统青年突击队、健康促进与宣传教育青年工作队等，在推进中心重点攻坚任务中发挥主力军作用，开展常态化志愿服务、“双报到”等，确保基层党组织的政治活力和战斗力的效果；通过星级党支部评定和推进“党建+”数字化融合，促进基层党建“线上线下”双轨运行，不断提高党支部标准化、规范化、信息化水平，评出9个五星级党支部，7个四星级党支部；推进“行动学习进支部”，引导创先争优，激发基层堡垒的战斗力；继续建设智慧党建信息平台，促进各党支部比学赶超，从“填平补齐”很快发展到“齐头并进”的局面，丰富自动评分、智能提醒、智慧评价的功能，并初见成效。

5. 组织开展疾控文化建设和党建业务融合发展。牵头组织、开展、落实中心党委党建引领疾控文化建设强化工程，共50项措施或活动。尤其是龙胜脱贫地区健康促进村的创建，成效显著。此外，组织创办“木棉春风”读书会学习品牌；牵头举办“心”疾控摄影书画比赛、“妙手书清廉”书画活动等；结合满足中心干部职工的精神文化需求，树立严谨的工作作风，培育优良的疾控精神，建设具有丰富内涵和鲜明特色的疾控文化，并通过制度设计和绩效考核，将此转化为疾控事业高质量发展效能，为推动疾控事业科学发展提供强大的思想政治保证和精神文化动力。

6. 加强意识形态建设。协助中心党委每半年研究一次意识形态工作情况，加强指导督促检查各党支部落实意识形态工作；用好固定宣传栏、智慧党建信息平台、党员微信群等阵地进行意识形态、爱国主义和民族团结教育，组织23个党建园地的内容更新，审阅中心微信公众号、网站发布的相关党建信息稿件，牢牢把握舆论导向；在公众媒体如新华社、健康报等刊发稿件，刊发于《健康报》的作品入围“健康中国”新闻作品奖；加强出国、出境人员的意识形态教育，落实赴巴基斯坦援助抗洪救灾专家的临行前谈话制度；协助国家安全系统进行信息网络、生物安全及国家安全建设等。

7. 坚持党建带团建。以所属社区、对口帮扶村等作为志愿服务点，开展植树、义诊、健康宣传教育等活动；中心联合广西药用植物园开展“党团共建聚合力，携手共进促发展”主题党日暨主题团日活动；组织开展“五四”青年座谈会、庆祝建团100周年疾控青年手势舞等活动；开展青年团员讲微团课等，引导青年在崭新的百年征程上激发奋斗热情，践行“请党放心，强国有我”的青春誓言；争创青年文明号、党员先锋岗、青年突击队等先进集体，比奉献、比实干、比业绩。

8. 牵头组织开展乡村振兴活动，促进民族团结进步。组织相关党支部到龙胜马堤乡马堤村开展健康示范区（村）创建工作5次，督促各党支部完成监测对象的建档资料簿和监测台账工作；牵头组织中心重点攻坚工程脱贫地区健康示范区建设，组织8批次100人次赴马堤村开展健康帮扶活动，服务群众500人次，满足群众对高质量医疗服务的需求。

9. 协助党委开展抗疫一线人员关心关爱工作。组织运送慰问物资到一线给抗疫人员，做好近20批次迎接抗疫人员仪式等，落实抗疫人员的服务保障和关心关爱措施；响应中心下沉一线的抗疫要求，2人主动报名参加百色市、崇左市等地的抗疫工作。

10. 加强党员发展管理工作。严格发展党员程序，做好发展党员的工作，注重在疫情防控中考验入党积极分子，3 名表现出众的入党积极分子获接收为预备党员，7 名优秀人员获确定为入党积极分子；按时做好党员党费收缴工作，并按要求向自治区卫生健康委机关党委上缴党员党费。

工会

共有工作人员 3 人，其中高级职称 2 人，中级职称 1 人。中心工会设 32 个工会小组，共有工会会员 469 人，设专职工会干部 3 人。

一、工作职责

在中心党政班子和上级工会的领导下开展工作，维护中心和谐与稳定，保障和保护职工的权益，履行工会职责，维护职工的合法权益。

二、工作进展及成效

1. 落实上级工会精神，做好年度工作计划。根据自治区企事业工会印发《自治区机关工会（自治区直属企事业工会）2022 年工作要点》的通知要求，工会结合中心实际情况，制定工会 2022 年工作计划，并按照工作计划实施。

2. 履行民主管理职能，组织召开职代会。组织召开全体职工代表大会 1 次，审议中心金象三区地块处置有关事宜。

3. 抓好经费管理，完成上级工会目标考核任务。落实工会经费上缴工作，工会财务做到专人负责、专账核算，兼职经审干部对 2021 年工会经费收支和决算进行审查和审计；完成 2021 年工会经费收支决算和 2022 年工会经费收支预算工作，并通过上级工会的审核确认；完成年度“职工之家”建设考核工作，并获“2021 年度三星职工之家”。

4. 组织工会干部参加学习培训。中心工会主席参加区直属企事业工会在桂林举办的培训班；工会财务、经审人员、干事参加区直属企事业工会举办的工会财务、经审、组织建设等业务工作培训班。

5. 开展推优活动。组织开展中心“广西最美家庭”推荐活动。

6. 关爱抗疫一线工作人员。协助中心关心关爱小组，做好一线抗疫人员的慰问和服务工作；在三八妇女节为抗疫一线女职工发放慰问品 20 份。

7. 助力乡村振兴，爱心助残。开展消费帮扶活动，组织开展“消费帮扶新春行动”，采购扶贫产品促进消费；与对口帮扶点联系，采购龙胜马堤乡马堤村的猕猴桃和百香果等扶贫产品；做好职工福利，向中心行政部门申请经费，助力疫情防控与经济社会发展。2022 年，中心采购的扶贫产品占全年福利采购的 66.1%，进一步巩固脱贫攻坚成果，为广西乡村振兴贡献一份爱心和力量。发起献爱心助残捐款活动，中心职工共 377 人踊跃捐款。

8. 落实职工福利，关心职工生活。发放会员生日蛋糕券 467 张，发放春节、五一劳动节、端午节、中秋节、国庆节、元旦等节日慰问品，发放电影票 469 张；举办职工子女暑假托管班，解决中心干部职工子女暑假无人照看的问题，中心支付 40% 的托管费；组织开展 2 次中心食堂满意度问卷调查及抽查检查工作，并将结果通知食堂管理部门后勤保障科；全额支付 458 名在职会员 2023 年职工医疗互助保险金；购置一批健身器材设备放置在活动场所，让职工参加体育锻炼，做到劳逸结合；慰问职工及其家属 36 人次。

9. 组织开展多种形式的文体活动。组织职工参加“喜迎二十大　奋进新征程”第十届全区基层群众文艺会演活动；代表自治区卫生健康委组队参加区直机关第九届职工运动会比赛；组织中心职工组队参加区直企事业第十八届气排球比赛；开展在职工会会员秋游活动；组织开展三八妇女节女职工疫情知识问答活动。

10. 参与新冠疫情防控工作。派员参与新冠疫情的现场处置、督导督查、会议保障等工作。

团委

共有 1 人专职团委工作。设职能团支部、业务团支部、自治区卫生健康统计信息中心团支部 3 个。设团委委员 7 人，共有团员 35 人。

一、工作职责

发挥好党的助手作用，协助中心党委完成各项工作任务；贯彻落实中心党委及上级团组织各项工作任务；加强团组织建设，提升团组织组织青年、引导青年、服务青年作用；加强团员政治理论学习，发挥团组织先锋模范作用；做好建团 100 周年各项工作。

二、工作进展与成效

1. 以习近平新时代中国特色社会主义思想为指导，认真贯彻落实习近平总书记关于青年工作的重要论述。在自治区卫生健康委团委和中心党委的正确领导下，以迎接和学习宣传贯彻党的二十大为主线，结合庆祝建团 100 周年，聚焦引领凝聚青年、组织动员青年、联系服务青年的基本职责，着力提升组织力、引领力、服务力。

2. 扎实推进全面从严治团。坚持思想从严、组织从严、作风从严，落实“三会两制一课”等团内规章制度，不断加强团员青年思想政治教育、组织管理及作风建设，认真贯彻落实党委《关于深入开展纠治医疗卫生领域腐败和作风问题暨“以案促改”专项行动实施方案》等文件要求，推动全面从严治团向纵深发展，更好履行共青团作为党的助手和后备军的职责使命。

3. 牢牢把握青年工作的正确方向。通过主题宣讲、集中培训、“三会一课”、新媒体等方式，强化对标对表，全面学习党的二十大赋予群团组织和青年的新使命新要求；学习贯彻习近平总书记在庆祝中国共产主义青年团成立 100 周年大会上的重要讲话精神，结合“青年大学习”、学习强国、中心应知应会等平台，开展疾控系统青年思想状况调查，进一步掌握疾控系统青年的思想状况和需求；定期安排党课、团课，不断深化团员青年思想政治引领，以实际行动把学习成果转化为推动疾控事业高质量发展的强大动力。

4. 抓实阵地建强队伍，推动基层团组织建设全面提升。扩大共青团工作有效覆盖，先后扩大健康促进与宣传教育青年工作队，成立信息化建设青年突击队等青年工作队，发挥青年技术骨干的生力军和突击队作用；加强团干部队伍建设，深入贯彻落实《壮美广西青春建功行动纲要（2021—2025）》，以制度机制建设为重点，狠抓团内“关键少数”；开展团干部培训，参加区直机关共青团干部培训班、团组织书记学习党的二十大精神专题示范培训班等，举办健康促进科普宣传及新媒体采编技术培训班，发挥青年业务骨干在推进健康科普宣传、疾控文化建设及健康广西建设过程中的重要作用。

5. 以主题实践为抓手，着力提升团组织服务力。组织中心全体团员青年集中观看庆祝中国共产主义青年团成立 100 周年大会直播；召开五四青年座谈会，搭建中心党委与团员青年沟通和交流的平台，交流分享学习体会；组织党史团史学习网上微课堂，收看党的百年奋斗重大成就和历史经验学习教育等专题云团课直播，协助开展各区直医疗机构团委书记微团课录制工作；协助开展党史团史知识竞赛，不断加深对党的认识和理解；组织团员青年参观共青团广西历史主题展览，沉浸式体验革命先烈创业精神，激励青年创业奋斗。

6. 开展“我为青年办实事”系列活动。开展贫困地区健康促进行动，组织各青年文明号、青年工作队参与龙胜马堤乡马堤村健康示范村建设，通过党建带团建，创新健康促进新模式；开展“健康服务进社区”行动，组织团员青年到社区开展义诊和志愿者服务，针对各类传染病、慢性病等重点人群提供便捷服务；开展青年交友联谊活动，组织团员青年参与跨单位、跨行业的青年交友联谊活动，促进青年之间的沟通交流；开展 2022 年青年文明号开放周活动，组织中心青年文明号代表开展实地观摩、文化倡导、政策宣传、公益服务等主题实践活动；举行自治区级青年文明号授牌仪式；开展自治区卫生健康委直属卫生健康系统“两红两优”表彰，中心团委获 2021 年度直属医疗卫生系统“五四红旗团委”；开展铸牢中华民族共同体意识示范创建活动，组织开展青年文明号进乡村活动，到忻城县新圩乡龙岑村和龙胜各族自治县马堤乡马堤村开展“喜迎党的二十大　为民服务送健康”新时代文明实践志愿行活动。

7. 开展健康宣讲活动。根据《健康广西行动（2019—2030 年）》要求，开展常规性、季节性疾病预防健康宣讲行动、乡村振兴健康促进宣讲行动、广西边境县（市）健康宣讲行动等，着力打造群众喜闻乐见的健康科普品牌，建设自治区级健康促进与宣传平台，广泛普及健康知识。

8. 开展各类主题实践活动。开展“青春志愿行　环保我先行”学雷锋志愿服务暨新时代文明实践活动；开展“党团共建聚合力，携手共进促发展”主题党日暨主题团日活动，并结合植树节开展义务植树活动；开展“喜迎二十大　永远跟党走　奋进新征程”主题团日活动，激发团队荣誉感，增强青年队伍凝聚力、向心力和战斗力；开展“赓续红色血脉　凝聚青年力量”主题团日示范活动以及“喜迎

党的二十大 向青年英模学习”主题团日示范活动。

9. 参与新冠疫情防控工作。中心青年技术先锋岗、青年文明号、健康促进与宣传教育青年工作队、信息化建设青年突击队和疫情防控网络信息运维保障突击队勇挑重担，赴东兴市、百色市等地，开展疫情防控阻击战、歼灭战。

人事科

共有工作人员 8 人，其中正式人员 7 人，临时聘用人员 1 人；高级职称 1 人，中级职称 5 人，初级职称 2 人。

一、工作职责

主要负责干部管理、机构编制管理、岗位设置管理、工资福利管理、人才引进与培养培训管理、职称评聘管理、对外合作与出国（境）管理、职工出勤与休假管理、人事档案管理、社会保险缴纳管理，协助中心开展新冠疫情防控保障等工作。

二、工作进展与成效

1. 解决中心专业技术岗位评聘矛盾突出问题。向上级部门申请增加 19 个专业技术高级岗位，同时调整 7 个工勤岗位用于专业技术岗位使用，重新调整中心专业技术岗位设置比例，使专业技术岗位设置整体结构更加合理，有效缓解评聘矛盾。

2. 开展专业技术职务聘用工作。召开会议 8 次，咨询上级部门和有关医疗卫生单位相关政策，并出台《自治区疾病预防控制中心关于印发卫生专业技术职务聘用管理办法（试行）的通知》（桂疾控〔2022〕131 号），共聘任 9 批次 178 人专业技术职务，有效解决职称考试、评审阻滞问题。

3. 制定卫生防疫津贴方案，发放卫生防疫津贴。制定《自治区疾病预防控制中心关于卫生防疫津贴方案》，获自治区卫生健康委批复、自治区人力资源社会保障厅审批通过，共完成 253 人 2021 年卫生防疫津贴发放工作；按月发放 2022 年符合条件的专职人员的卫生防疫津贴。

4. 开展党建引领业务工作。落实中心“三重一大”集体决策制度，涉及中心人才制度、重要工作制度、人事部门预算、年度工作总结、工作计划、职工福利待遇、各类表彰以及中层干部任免、考核、招聘相关事宜等重大事项，经科室会议集体讨论，党支部会议讨论，提交中心党委会议审定。

5. 制定完善中心有关制度。落实巡视整改“回头看”“以案促改”等专项行动，切实做好整改相关工作，制定干部职工轮岗交流管理办法、中心党委委员联系博士工作制度、卫生专业技术职务聘用管理办法（试行）、修订特聘专家管理办法等文件，进一步建立健全有关制度。

6. 开展空置岗位竞聘工作。完成 2021 年度专业技术、管理岗位空置岗位竞聘工作，办理 110 名专业技术人员、4 名管理人员岗位聘用手续；启动 2022 年度专业技术空置岗位竞聘工作，办理 7 名同志由特设专业技术三级岗位转为常设专业技术三级岗位的手续。

7. 协助新冠疫情防控保障工作。抽调人员到广西边境、自治区疫情防控指挥部、自治区级会议保障，协助各科所之间的人员调配工作；完成 2021 年度、2022 年 1—6 月参与新冠疫情防控人员的临时性补助汇总统计工作，共整理汇总数据涉及中心 16 个科所 333 人次；协调各科所会议 5 场，完成参与一线医务人员 1082 人临时性工作的补助统计，完成联防联控医务人员 216 人的补助统计，并上报自治区卫生健康委和自治区疫情防控指挥部。

8. 开展干部档案专项审核工作。按照自治区党委组织部有关要求，开展 2022 年干部档案专项审核工作。收集材料 7000 多份，开具外单位干部认定材料 59 份；完成干部任免审批表 299 份，干部人事档案专项审核认定表 249 份，完成干部档案整理 249 份，初步完成干部档案专项审核工作。

9. 完成公开招聘工作。完成 2021 年度公开招聘实名编制工作人员工作，办理 11 人实名编制手续、岗位聘用手续；完成 2022 年度编外人员公开招聘工作，共招聘编外工作人员 8 人，提供劳务服务 1 人转编外聘用；招聘项目劳务派遣人员 4 批次 9 人次；开展新进人员培训，共培训新进人员 18 人。

10. 完成 2021 年度评优评先表彰工作。按照自治区有关文件精神，完成 2021 年中心定期考核奖励工作，中心职工记功 6 名、嘉奖 84 名；表彰 2021 年度 20 个先进集体和 137 名先进工作者。

11. 完成中层干部考核。完成 2022 年中层干部试用期满考核 2 批次 18 人次，并正式聘用；规范中心中层干部选拔、聘任、管理工作。

12. 开展中心各类专家管理、推荐工作。完成

2020—2021 年度中心特聘专家考核工作，完成各类推先推优以及推荐各类专家库成员共涉及 18 批次 96 人次。

13. 开展职称评审和职称考试工作。组织参加执业医师报名考试、卫生专业技术资格报名考试、高级专业技术资格能力报名考试共 45 人；按时组织答辩，推荐卫生系列正高职称、副高职称、中级职称共 39 人，外系列正高职称、中级职称共 5 人。

14. 协助国家医师资格考试基地复评审和公共卫生医师实践技能考试工作。协助完成 2022 年国家医师资格考试实践技能考试（公共卫生类别）基地通过国家医学考试中心评估；协助完成 2022 年广西公共卫生医师资格考试实践技能考试，完成采购考试用品、协调抽调考官、开展考官及考务人员培训、考务工作经费结算等工作。

15. 完成日常人事管理工作。完成中心在编人员 323 人、编外人员 95 人薪级调整工作；每月审核发放奖励性绩效，完成在职在编人员增量绩效工资发放等；办理各类人员的社会保险变动 70 人次；开展职工出勤与休假管理工作，每月按时完成职工考勤登记核查工作共 12 批次，年抽检 2 次职工考勤情况；开展 2022 年自治区本级机关事业单位工作人员健康体检工作，组织中心 597 名在编及退休职工参加体检；办理因公出国 1 批次 5 人，赴巴基斯坦开展抗击洪涝灾害医疗卫生援助工作；开展有关证件年审和各类报表统计上报工作，完成机构编制证、事业单位法人证书的年审工作；完成 2022 年度事业单位人员、工资统计报表；配合完成其他省、市疾病预防控制中心各类调查工作；开展人事档案日常管理工作，调入中心在编人员档案、调出档案 18 份，查阅在职、退休人员干部档案资料 62 人次，开具证明 32 次；配合中心其他科所查阅档案 528 份；撰写退休人员通知以及发放退休证 15 人次；以人事科名义起草各类文件 102 份；开展学法用法考试工作，中心 317 名工作人员完成考试。

财务科

共有工作人员 17 人，其中正式人员 13 人（含门诊收费员 1 人），科室聘用收费员 4 人；中级职称 7 人，主任科员 2 人，初级职称 4 人。

一、工作职责

负责中心财务管理工作。负责与其他相关部门共同研究、制定单位财务和内控管理的规章制度、业务规范和实施方案，严格审核并合理安排各项资金的筹措、分配和使用，提高资金使用效益，防范资金使用风险；负责协调、组织单位各部门编制年度预算和财务年度收支计划，对预算执行情况进行预测、控制、核算、监督、分析、考核、汇报，敦促中心有关部门符合规范、节约费用、提高效益；负责及时撰写财务分析报告和编制决算等各项报表，如实反映中心经济活动状况并做好预测，为领导决策提供参考依据；负责日常会计核算业务，包括货币资金、债权债务、财务票据等资金相关事项的记录和管理，保障单位资金使用科学规范；对中心各项经济活动进行监督管理，参与单位重大经济事项及经济合同的制定并对合同执行情况进行财务监督，协助有关部门或机构完成审计工作，参与并协助相关部门加强对单位固定资产、耗材及办公用品等各类物资、无形资产的采购、登记、审核等资产管理工作，保证单位实物资产安全与完整；负责建立财务人员岗位责任制，做好内部控制和内部牵制，做好对财务人员的培训和考核；负责做好会计档案的装订和归档，及时移交档案管理部门；完成上级部门和中心领导交办的其他工作。

二、工作进展与成效

1. 强化预算管理，优化预算执行。做好预算执行工作，发布《广西壮族自治区疾病预防控制中心推进财政预算执行进度工作方案》等文件，加强保障措施，落实财政考核和目标管理要求；提前谋划落实分配科室经费，协助采购管理科完成进口设备论证，部署次年预算重大投资评审项目准备工作；配合后勤服务保障科开展采购可行性论证会议 15 场；完成 9 次预算执行率进度表公示和 3 次通报；收集或调整预算 4 次；督促各预算责任部门以及采购管理科、后勤服务保障科及时安排预算工作。协助采购部门完成广西新冠疫苗采购等多个重大项目的采购审核、支付和验收，共审核采购事项 444 项、审核合同 895 份。科学编制 2023 年部门预算、2021 年部门决算、内部控制报表和政府财务报告、功能法统计报表、科技报表、统计月报、工会报表等各项财务、统计类报表，并形成 10 万多字的报告。

2. 加强日常经费收支管理，提高服务质量。认真办理各项收支流水，录入、审核收支单据6000多份；管理横向、纵向和其他项目460余项；发放职工工资薪酬、福利、社保3.4万人次；沟通申请各项经费零余额用款计划，整理装订会计凭证1000多本、报表近50本；移交档案1000多本，购买、管理、核销各类票据7万多份；开具各类发票1088份。

3. 配合专项审计，落实问题整改。配合完成各类审计和检查10余次，翻阅、查找和复印档案资料超万页，并出具自查报告、报表等10多份；协助自治区卫生健康委完成预防接种储运费测算和调研工作；协助完成2022年度资产清查和物资盘点工作；完成医疗卫生领域腐败和作风问题暨“以案促改”专项行动、物资采购和工程建设等专项监督检查、重大疫情防控救治体系资金检查、2021年度预算执行审计等；完成内部控制报告编制“回头看”、巡视整改“回头看”、2017—2021年审计整改“回头看”等工作；完成2021年度自治区本级预算执行和决算草案审计整改工作、应急大楼和食品安全风险实验室财务竣工决算审计、2016年未批复债权债务清理专项审计、2021年绩效工资检查、中央和本级专项转移支付资金自查自纠等；完成2021年度自治区预算绩效评价；完成2022年关税降费政策自查自纠；协助综合办公室、监察室、审计科、人事科等部门完成多项内部检查和审计调查；协助完成中英慢性病合作项目（KSCDC）等专项审计共74项次的课题结题审计。

4. 健全管理制度，明确岗位责任。参与修订中心制度、合同、文件等，修订发布《公务卡管理制度》，参与修订《捐赠管理办法》《采购管理办法》《科研项目经费管理办法》等，进一步规范财务行为，完善中心内部控制制度；根据人员变动情况，修订《财务科廉政风险防控管理工作手册》等，发布《2021年度内控分析报告》，强化岗位责任和要求；细化财务岗位责任制，实行一人一岗、一岗一责、岗位职责交叉牵制制度。

5. 做好重大项目服务工作。做好危旧房改造项目资金日常管理和售房、车位签约、收款核对、开具发票等工作；做好应急卫生技术大楼建设项目的预算管理、招投标管理、合同签订等前期准备和施工初期付款的财务支持工作；做好新冠疫情防控的有关预算申请、物资采购、费用统计、补助发放、审计整改等工作；做好中心预算执行重点攻坚预算管理工作，力保项目顺利开展；协助采购管理科完成中心各项采购任务，保障中心预算执行和重大项目落实到位；牵头推进与建设银行合作的财务HRPG系统和门诊HIS系统的信息一体化建设项目，其中门诊HIS已在埌西门诊试运行，同时上线电子发票系统；办理职工工资卡免费短信提醒、抗疫一线人员免费保险等业务。

6. 依法依规公开信息。按要求公开房改项目收支情况、2021年度公务接待情况、2021年度决算、2022年度预算及绩效目标等财务信息；按月公布每月预算完成情况，及时与各部门沟通协调，确保预算执行到位。

7. 抓好人才建设，提高业务能力。贯彻落实党的二十大精神，学习领会2022年广西卫生健康财务工作会议精神，用党的思想指导财务工作，牢固树立廉政思维和红线意识；定期召开科务会和专题讨论会，传达新文件、新制度的要求，交流工作经验，统一规范报账要求。

监察室

共有工作人员2人。2022年8月23日，中心撤销监察审计科，并分为监察室和审计科。

一、工作职责

检查监察对象贯彻执行国家法律、法规、政策以及中心决议、决定和规章制度的情况；做好举报问题和案件线索的登记整理、存档保管，对反映的问题进行了解和初步调查；受理对监察对象违反行政纪律行为的控告、检举，调查处理监察对象违反行政纪律的行为；在纠正部门和行业不正之风中发挥监察职能作用；受理监察对象不服政纪处分决定的申诉；协助中心纪委对监察对象开展廉政教育，对其依法履职、秉公用权、廉洁从政从业以及道德操守情况进行监督检查。

二、工作进展与成效

1. 开展“以案为鉴、以案促治”工作，抓整改，抓制度建设。以中心发生的3起严重违纪违法案件为契机，根据上级纪检监察建议要求，结合中心实际工作，开展“以案促改、以案促治”工作；建立和完善内控及监督管理机制，制定并印发《广西壮族自治区疾病预防控制中心工作人员收受“红包”、回扣处理规定（试行）》等制度，确保内控制度的全面落实，构筑严密的监督制约体系。

2. 开展警示教育，筑牢干部职工思想防线。转发学习《广西多名干部违反防疫纪律被处理》等典型案例17次，通报中心典型案例3起；完成集体提醒谈话328人次，专题约谈57人次；组织召开警示教育大会专题活动3场次，组织召开试剂耗材供应商集体约谈提醒工作会专题活动1场次，组织干部职工及其家属参观广西民族博物馆清廉家风教育基地、南宁市廉政教育基地专题活动4场次，组织观看主题电影专题活动1场次，累计受教育人数1300余人次；组织干部职工489名及供应商、招标代理机构32家签订廉洁承诺书。

3. 落实监督职责，狠抓监督检查。开展“自查自纠问题征集”专项行动，共收到22个支部反馈的问题88项。

4. 对新冠疫情防控等工作开展监督检查专项行动。对中心疫情防控工作的重点部门、重点岗位、重点环节、重要卡点开展新冠疫情防控工作监督检查；协助中心纪委开展疫苗下拨资金使用管理情况专项监督检查，分批、分次对疫苗临床研究所2020年以来的31个疫苗临床研究项目下拨资金使用情况进行监督检查。

5. 科学规范处置问题线索，以纪律为尺抓早抓小。制定并印发《广西壮族自治区疾病预防控制中心纪检监察信访举报问题线索处置办法（试行）》，明确问题线索的管理工作流程、责任分工、研判机制，让落实问题线索管理处置工作有章可循；制定并印发中心廉洁风险防控手册和中心重点（关键）岗位权力清单，制定岗位风险点及风险防控措施，划分岗位风险等级；查找潜在风险点160个，制定防控措施140多条。

6. 打造疾控特色清廉文化，擦亮疾控廉政品牌。对中心廉政教育室进行升级改造，更名为“广西疾控中心廉政文化教育室”，以满足各支部、各部门开展廉政微党课专题学习和主题党日活动，进一步扩大中心清廉文化建设的覆盖面，确保实现常态化清廉教育。

7. 强化协作配合，做好日常监督工作。参与中心公开招聘、干部考核、医师资格实践技能考试、培训班举办、印刷品印制、试剂耗材定点采购、招标代理机构开标、招标代理机构抽选、设备采购技术参数论证等事项的监督共116人次；配合上级部门、中心纪委完成案件资料的调取、复印、装订、移交，撰写案件警示剖析相关材料，并协助查办案件；在元旦、春节、五一劳动节、国庆节等重要节日开展监督检查；出具党员、干部职工提拔、评优评先、因公出国等党风廉政鉴定意见363人次；畅通信访渠道，公布举报信箱、举报电子邮箱和举报电话，定期查看举报信箱和电子邮箱情况，做好查看记录，并按照有关规定调查处理。

8. 加强学习培训，提高业务水平。参加驻自治区卫生健康委纪检监察组与委直属机关纪委联合举办的广西卫生健康系统暨综合监督单位纪检监察干部培训班等，提高政治素质、业务水平和解决问题的能力。

审计科

共有工作人员3名，其中高级职称2人，中级职称1人。2022年8月23日，中心撤销监察审计科，并分为审计科和监察室。

一、工作职责

主要承担中心内部审计工作。依照国家法律、法规、政策和中心的规章制度等，负责对中心及各部门进行内部审计监督；负责对中心和各部门的财务收支、经济效益进行审计，审计凭证、账表、预算和决算，检查资产和财产；对中心和各部门的建设项目、修缮工程的预（概）算、结算和决算、物资采购等项目开展事前、事中、事后的内部审计；参加有关经济事项的会议，对审计所涉及的有关事项进行调查，协助中心主要负责人督促落实审计发现问题的整改工作；帮助被审计部门加强财务管理、增收节支、提高经济效益；完成上级部门及中心领导交办的其他工作任务。

二、工作进展与成效

1. 加强基本建设投资、修缮工程项目审计。审计零星工程、修缮项目22项和设备维修项目8项。

2. 利用外部力量，强化内部监督。加强与外部中介审计单位沟通与合作，借助外部中介审计力量对中心技术难度大或金额大的基建项目开展审计，确保审计质量。

3. 加强经济合同文本等的审计。完成经济合同文本审计 895 份，并提出修改意见和建议。

4. 加强内部控制，加大监督力度。加强对重点经济业务一类疫苗、试剂耗材、招标合同执行等转汇款业务审核，确保资金安全；加强对大型设备的验收环节监控，共参与单价 50 万元及以上设备验收监督 8 次；监督印刷品、试剂耗材定点采购招标开标 45 次，监督社会招标代理机构开标 24 次，监督抽选采购项目委托社会招标代理机构 58 次，参与设备采购技术参数认证会 40 次；对中心举办的预算金额超过 10 万元的培训班进行现场监督；参与医师资格实践技能考试现场监督。

5. 推动中心危旧房改住房改造项目。参与唐城路危旧房改住房改造项目招标文件参数的编制、合同的审计、各项方案的市场调研、参建各方的协调等工作，并为项目建言献策。

6. 加大审计整改力度，狠抓落实。按照有关要求，安排专人对审计对象逐项落实整改措施，提出需整改事项。截至 2022 年 12 月 31 日，完成整改事项 33 个，整改率 100%，整改完成率 92.31%。

7. 开展对下拨项目资金的管理，保障资金安全、完整。牵头组织审计检查小组，对柳州市两个现场点的疫苗临床试验项目资金使用情况进行检查，并对发现的问题提出意见和建议。

8. 发挥内部审计职能作用，配合“以案促改”专项行动。根据《自治区疾病预防控制中心党委关于印发深入开展纠治医疗卫生领域腐败和作风问题暨“以案促改”专项行动实施方案的通知》的有关要求，对 2015—2021 年以来中心的物资采购、工程建设等情况开展专项监督检查，加强物资采购、工程建设等的监督管理，杜绝违法违规行为。

信息管理科

共有工作人员 13 人，其中硕士研究生 5 人，本科 8 人；高级职称 5 人，中级职称 4 人，初级职称 4 人。

一、工作职责

负责广西传染病和突发公共卫生事件报告信息的数据管理、技术指导、质量控制和数据分析；负责中心信息化与网络信息安全建设与管理、广西“中国疾病预防控制信息系统”维护与管理，指导下级疾控机构开展信息化建设。

二、工作进展与成效

1. 参与新冠疫情防控工作。指导广西各级疾病预防控制中心和医疗卫生机构做好新冠疫情信息报告工作，每天 24 小时动态监测、审核和报送新冠阳性感染者信息、初筛阳性个案；每日凌晨 3 时前完成截至当日 24 时新冠密切接触者、次密切接触者及境外集中隔离人员数据的审核和报送；承担国家大数据新冠病毒感染“三同人员”信息的接收、转发和保密工作。

2. 推进传染病数据交换工作。在广西分级分步推广传染病疫情报告信息数据自动交换技术应用，促进二级及以上医疗机构积极开展传染病数据交换工作，截至 2022 年 12 月底，广西有 50 家医疗机构提交测试申请，且已有 9 家医疗机构与国家大疫情系统完成正式交换传染病数据，累计完成数据交换 6424 条，交换成功率、报告率、及时率、准确率均为 100%。

3. 以信息化助力业务发展，提升中心管理效率。开发建设广西疫苗冷链存储温度动态监控信息平台，实现由过去分级、分散、不完整、不可控的监测模式跃升为统一的信息化动态监测监管，全面提升预防接种服务能力和疫苗接种的安全性、有效性；完成中心信息化管理（OA）系统扩建升级，通过采用开源的 O2OA 综合集成平台技术升级中心信息化管理系统集成平台的技术框架，新搭建一个集成应用基础大平台，解决 OA 系统信息安全问题，提高中心信息化建设水平；完善物资管理系统，调整采购意向申请功能以及科所审批流程；新增合同管理和合同执行计划模块，加强对采购源头、计划管理、合同管理等方面控制；新增科所采购单信息查询、采购进度查询、一级库扫码出入库等功能，并对系统原有的功能进行优化调整；推进党建系统建设，新增党建品牌模块；新增 2022 重点攻坚项目执行模块；新增移动端通知公告模块，推进移动智慧党建的建设。

4. 信息化助力中心规范化管理和业务发展。自主开发建设中心新 OA 平台，新搭建一个集成应用基础大平台，完成邮箱系统、收文管理系统和移动端应用的开发建设，实现更高效、快捷、简易的邮件收发管理及工作流程管理；推进中心物资管理系统、智慧党建平台、考勤系统、会议签到功能等开发建设工作，新增更多功能，优化用户体验，辅助中心各项管理工作规范化、信息化。

5. 完善应急指挥中心、应急视频会商中心、疾控业务培训中心的设备升级改造项目。完成应急视频会商指挥系统运维保障，2022 年收视和转播各级各类视频会议 22 次，开展会议保障工作累计超 100 小时。协助免疫规划所、结核病防制所等科室完成多个业务管理信息系统的设计、配置、开发等，促进中心相关业务的信息化发展；协助免疫规划相关信息系统完成与国家对接、从深圳机房迁移回广西等多项业务；完成广西“中国疾病预防控制信息系统”运维和用户安全管理工作，保障系统正常运转；完成广西虚拟专网（VPN）运维管理，指导和帮助广西各医疗卫生机构处理线路和客户端问题和故障；完成广西所有系统用户的基础信息维护与管理等；完成数字证书的信息收集、整理、上报、证书配发等用户数字证书管理工作，保障广西传染病网络直报系统信息安全。

6. 动态监测和分析法定传染病报告信息。每日开展动态网络监测不少于 4 次，及时接收、核实、报送突发公共卫生事件和异常病例信息，共完成网络监测 1570 余次，上报突发公共卫生事件 344 起；完成 2021 年度疫情年分析 1 期、2022 年度月分析 12 期、周分析 52 期，完成公共卫生舆情监测简报 43 期；完成自治区新冠疫情防控指挥部后方专家组 282 期、广西本土新冠疫情报表和自治区教育厅 312 期、广西本土新冠疫情学生疫情报表；不定期为上级部门、中心领导及业务科所提供疫情分析资料 168 次。每日、每月开展传染病报告质量分析并进行通报，广西法定传染病报告质量综合率达到 99.98%。

7. 加强传染病报告管理的现场检查。完成覆盖广西 6 个设区市、12 个县（市、区）的法定传染病报告质量和管理现状交叉检查工作，共计调查 60 家单位，调查法定传染病病例数 646 例，法定传染病报告率为 99.54%；指导、组织广西各县（市、区）按季度开展传染病自查工作，累计调查病例数 20123 例；派出专业技术人员赴百色市、河池市和柳州市开展传染病报告管理专题调研工作，了解医疗机构在执行传染病报告要求中存在的问题，对近 5 年广西法定传染病报告质量和管理现状交叉检查未覆盖的县（市、区）及医疗机构进行技术指导。

8. 完成数据核查、信息填报和用户管理等工作。完成广西 2022 年法定传染病数据核查、订正和查重等工作，累计核查病例数近 38.9 万例；完成地区和机构编码维护工作，共维护地区 1540 余个，医疗卫生机构 2600 余家；完成广西人口和地图数据的核查工作；完成疾病预防控制综合管理系统信息填报工作；完成广西“中国疾病预防控制信息系统”用户备案和权限管理工作。

9. 完成广西疾控中心网站的维护管理工作。2022 年累计发布新闻稿件 396 篇，发表预防医学杂志 6 期，制作新专题专栏 8 个，更新新冠专栏内容和中国 – 东盟疾病防控合作论坛相关信息。

10. 加强网络信息安全管理工作。开展广西疾控网、OA 系统的网络安全等保测评工作并通过测评，广西疾控中心网站、OA 系统的等级保护重新备案定级为 2 级；配合自治区公安厅网络安全保卫总队到中心开展疫情网络数据安全、“扫雷”专项现场检查等工作，迎接自治区党委网信办开展网络安全检查，配合完成国家疾病预防控制局疾控行业数据安全自查和信息系统摸底工作；对中心信息化系统硬件及应用系统进行资源整理、网络规划，每月开展系统安全检测、漏洞扫描，中心 2022 年无网络信息安全事件发生；完成自治区网络安全攻防实战演习；完成第 19 届中国 – 东盟博览会和中国 – 东盟商务与投资峰会期间以及党的二十大会议期间、重大节假日期间中心的网络安全保障工作；加强电子信息设备维保管理，监督管理维保公司人员按时按质完成中心各类电子信息设备的维护与故障处置，确保中心机房设备、网络基础设施以及各类电子信息设备的正常运转。

11. 开展培训工作。举办广西传染病疫情报告管理工作培训班 1 期，召开中心网络信息安全工作会议 3 次，培训与宣传网络信息安全知识，开展 1 次网络安全应急演练。

质量管理科

共有工作人员 7 人，其中硕士研究生 4 人，本科 2 人，大专 1 人；高级职称 5 人，中级职称 1 人，初级职称 1 人。科员以检验专业为主。

一、工作职责

建立、维护和运行实验室质量管理体系及生物安全管理体系，组织体系文件的修订；负责实验室认证 / 认可等各种资质资料的文审及申报工作，准备评审资料，协助评审组做好现场评审，组织不符合项的整改；负责制定中心质量管理工作方案；组织中心相关科所参加外部能力验证和实验室比对活动及辖区内疾控机构实验室比对活动；协助中心主任和质量负责人开展内审和管理评审；负责实验室质量管理体系运行的监督检查；负责跟踪实验室检测标准、法规等，及时更新标准信息；负责授权范围内检测报告审核签发和检验报告质量核查；负责绩效考核实验室检验相关指标的收集、汇总；负责中心监督员、内审员的培训，组织辖区内疾控机构检验人员等上岗培训；参与中心生物安全监督管理工作；受理和参与调查和处理各种质量投诉；完成上级安排的其他临时性工作。

二、工作进展与成效

1. 开展检验检测机构资质认定文件评审。依照国家认证认可监督管理委员会（CNAS）批准的认可检测能力范围，填报复查换证文件评审所需的评审资料，及时处理漏项和缺项，梳理和更新资质认定能力表中的新标准方法并提供所需的补充材料，并顺利通过文件评审，获批准实验室检验检测项目 14 大类 22 个分类共 909 项参数和 58 个产品检验能力。

2. 更换新版体系文件。经过 5 轮的意见征求和修订工作，2022 版质量管理体系文件获批准颁布，并举办讲座进行新版体系文件宣传贯彻。同时，中心各科所 2022 年标准变更 248 项，新增作业指导书 80 份。

3. 开展内部审核与管理评审。跟踪落实 2021 年度管理评审决议，开展 2022 年度中心质量体系内部审核，对中心质量体系在 21 个科所的运行情况进行检查，共开出 10 个不符合项和基本符合项，汇总并抄送至各科所整改，并对整改情况进行跟踪验证。

4. 开展质量管理培训。举办广西疾控机构卫生检验检测质量管理培训班等，培训各级疾控机构质量管理和实验室检测人员以及其他专业技术人员约 400 人；派员参加国家高等级病原微生物实验室生物安全培训、民用航空危险品运输培训等；组织完成对中心新增 14 名新冠病毒核酸检测队员生物安全相关知识的培训。

5. 成功申报自治区病原微生物实验室生物安全培训基地。根据自治区卫生健康委的统一部署，承担理论培训部分内容病原微生物菌（毒）种与样本的使用和保藏管理、感染性物质的运输、消毒灭菌与废弃物处置、实验室生物安全管理体系、实验室生物安保教学课件的制作和授课任务，组织完成第一期 29 名学员为期 30 天（线上理论 15 天 + 线下实践操作 15 天）的培训任务。

6. 组织参加外部能力验证和实验室间比对活动。组织中心相关实验室参加中国疾病预防控制中心地方病控制中心、中国疾病预防控制中心职业卫生与中毒控制所、国家碘缺乏病参照实验室等 10 家单位组织开展的考核，共考核 26 批 47 份样本 34 个参数 98 个数据，考核结果均为“满意 / 合格”。

7. 贯彻落实人员监督、样品受理、检验报告管理和中心质量管理目标。每月定期对各业务科所的人员监督记录进行检查；对检测报告进行质量核查、盖章核发，检验检测报告原始记录存档资料录入、统计、整理、归档和管理。2022 年，中心共受理样品 346 份，发出检验报告（不包括艾滋病及预防医学门诊）3338 份，检验报告合格率为 99.2%，检验报告及时率为 100%，客户对中心服务态度和服务质量满意度为 100%。

8. 开展生物安全日常管理工作。完成公共检测实验室及 5 部移动检测车病原微生物实验室及活动备案，完成 7 个病原微生物实验室备案信息的更新；组织完成《菌（毒）种保藏机构管理办法》《人间传染的病原微生物目录（征求意见稿）》修订意见的征集及提交；监督检查生物安全防护相关物资的储备，按要求督促中心在有效期内使用，并开展医疗废弃物处置；完成中心实验室生物安全专家委员会调整工作，组织召开生物安全专家委员会会议 1 次，组织生物安全专家委员会技术专家委员审核 BSL–3 实验室新型冠状病毒生物风险评估相关材料 2 次；完善生物安全管理体系相关文件，组织相关科所完成病原微生物实验活动风险评估表的编制；完成消防演练 1 次，完善生物安全应急处置方案；举办生物安全月活动，制作宣传横幅、活动板报，营造生物安全专项宣传氛围。

9. 开展生物安全自查及专项检查工作。组织开展生物安全自查 1 次、全面检查 3 次、安全生产联合检查 1 次、专项检查 5 次及化学品专项安全检查 1 次，覆盖全部要素、所有病原微生物实验室及相关管理部门，共发现问题 40 项，督促相关责任部门进行整改；协助做好生物安全关键设备的检定和维护，指导实验室对生物安全柜、压力蒸汽灭菌器定期开展检定和维护，对不合格项提出整改措施；督促做好中心医疗污水排放及紫外灯辐照强度监测，共采样检测 12 次，其中结核分枝杆菌、全部理化及放射指标采样检测 4 次，除 3 次总余氯指标高于排放标准外，其余检测结果均为合格；加强菌（毒）种和生物样本管理，出台《菌（毒）种及生物样本资源外部使用管理规定》，审批涉及人类遗传资源样本采集事项 34 项次、科研项目 11 项次、菌（毒）种及生物样本送上级业务部门 2 项次；派出生物安全专家委员会技术专家委员完成自治区卫生健康委组织的对驻邕开展新冠病毒核酸检测的区直医疗卫生机构及第三方医学检验实验室专项督查；组织协调中心 BSL–3 实验室鉴定并销毁南宁市国安局委托的标注为霍乱非 O1 群 VBO、炭疽芽孢杆菌 CVCC40202 标准菌株冻干粉及其包装物，共计 2 株（份）。

10. 开展公共卫生标准化工作。推进并完成疾病预防控制机构卫生应急队伍建设规范和应急物资储备规范两项地方标准的评审并发布；组织完成中心地方标准《预防接种门诊建设规范》的复审报告，提出修订复审建议；开展公共卫生标准、公共卫生领域卫生健康标准化前期研究项目和试点项目的申报组织工作；做好“世界标准日”卫生健康标准宣传工作，在中心微信公众号发布推文，并下发宣传海报，报送宣传工作总结至中国疾病预防控制中心标准化处。

11. 指导广西各级疾控中心能力提升工作。规范广西疾控实验室质量控制考核，组织广西疾控系统 102 家新冠病毒核酸检测实验室参加 12 批次的室间比对；组织广西 92 家市、县疾病预防控制中心参加食品安全风险监测能力验证考核，首次针对初测考核结果不满意 / 可疑的项目，给予 16 家机构共 45 次测量审核机会；组织理化检验所、微生物检验所等科所生化检测方面技术专家 4 人指导钦州市疾病预防控制中心验收新建实验室；组织中心技术专家前往百色市、巴马瑶族自治县等市、县疾病预防控制中心开展质量管理、资质认定和生物安全工作指导。

12. 开展其他工作。完成国家市场监督管理总局部署的检验检测机构综合监管服务平台检验检测机构数据统计直报及年度报告工作，录入 2022 年度检验检测报告相关数据信息；筹划 Lims 系统建设相关事宜；协调管理公共检测实验室事务。

离退休人员服务管理科

共有工作人员 3 人。2022 年，中心共有离退休人员 274 人，其中离休 4 人（含镇南关人员 1 人），退休 269 人；离退休党员 134 人。离退休人员 90 岁以上 10 人，80 ～ 89 岁 55 人，70 ～ 79 岁 64 人，60 ～ 69 岁 128 人，60 岁以下 17 人。

一、工作职责

认真贯彻执行党和国家对离退休干部工作的方针、政策和中心的规定，落实好各项政治、生活待遇；做好离退休人员的思想政治工作，加强离退休党支部建设，引导离退休党员在社会主义精神文明建设中继续发挥作用；加强工作人员自身建设，提高整体素质、管理服务能力和水平；组织开展有益身心健康的各种老年文体活动；做好生病住院、长期生病在家、生活困难的离退休人员的走访、探视及重大节日慰问工作；做好春节慰问送温暖活动和重阳节敬老月活动；做好其他日常服务管理工作；完成上级部门和中心交办的其他工作。

二、工作进展与成效

1. 加强离退休人员思想政治和离退休党支部党建工作。组织开展政治理论学习，贯彻落实党的二十大精神；不定期召开离退休人员座谈会，通报上级部门和中心的各项规定和精神，以及中心的发展近况和工作安排，解读离退休人员比较关心的热点问题，确保离退休人员思想与时俱进，确保党和国家的有关政策得到贯彻落实和中心的事业得到离退休人员的理解支持；开展党建活动，组织退休老党员参加中心党委“送温暖防返贫”及民族团结进步活动，组织离退休党支部开展党日活动，组织领导班子成员带队分组走访慰问中心党龄达 50 年及以上的老党员，并参加中心庆祝建党 101 周年表彰大会；组织开展爱国主义教育主题集体观影活动。

2. 建立健全工作机制。落实学习任务，为离退休人员征订《人民日报》《求是》《老年文摘》等报刊，保证学有资料；组织离退休人员参与中心党委开展的全民阅读活动，并发放党史学习书籍；落实“三必访”，对有思想包袱的老同志进行回访，帮其更新观念，解开思想疙瘩；对身体状况差、行动不便的老同志进行走访，与其交心谈心；对身体较好的老同志采取不定期察访，督促其积极参加政治学习，交流思想情况，确保思想稳定；关注离退休人员的身体情况，安排离退休人员阶段性接种新冠疫苗加强针 150 人次，其中组织安排车辆接送离退休人员接种新冠疫苗加强针约 70 人次；联合社区动员劝解由高风险区返邕退休人员家属进行集中隔离。

3. 落实离退休人员待遇。为离退休人员安排定期体检，切实做到有病早治，无病早防；为离退休人员发放药品 122 人次，理疗 56 人次，测量血压 79 人次；落实国家及自治区级保障机制，确保离休费、护理费和退休养老金等有效运行；做好节前慰问工作，按时足额发放重大节日慰问金；落实信访接待工作，上传下达焦点、难点、疑点问题，及时化解疑虑与纠纷，接听、接待离退休人员来电、来访和处理各类事务约 500 人次；完成年度生存验证工作；做好病故离退休人员的善后事宜。

4. 开展特色文化活动。以三八妇女节、五一劳动节、中秋节、国庆节等重大节日为契机，因地制宜，结合实际，开展适合老年人特点的答题健步走等活动，并为老同志准备精美丰富的纪念品；在重阳节，采取个别走访的形式，送去组织的关怀和温暖。

5. 加强自身能力建设，提高服务管理水平。参加中心举办的各类学术活动和培训班，提高工作人员的业务水平、职业道德修养、爱岗敬业精神；参加上级部门举办的老干工作研讨会、离退休干部统计业务培训班等，提高服务管理水平。

科研与培训科

共有工作人员 8 人，其中正式人员 6 人，项目聘用人员 2 人；硕士研究生 1 人，本科 5 人，大专 2 人；高级职称 2 人，中级职称 2 人，初级职称 2 人，副主任科员 1 人，其他 1 人。

一、工作职责

指导科研课题的立项、评审和申报工作；指导开展科研成果的审查、鉴定和申报工作；对科研课题进行跟踪管理；负责中心科研合作（协作）项目的备案管理；开展论文管理，收集发表论文资料，核实省级以上刊物当年发表论文数，组织专家进行评审；制定年度继续教育计划，及时申报继续教育项目，并按要求执行；负责中心在职人员业务培训管理，收集中心专业技术人员参加培训所获的学分证书及整理评估效果；负责医学院校实习生、进修生、见习生的教学管理，及时落实安排实习、进修和见习的相关工作；负责人才小高地建设管理工作；负责博士后科研工作站的日常事务管理工作；负责中心重点（建设）学科相关事务的管理工作；负责学会的日常事务管理工作，定期组织安排学术讲座活动；承担中心学委会的日常管理工作。

二、工作进展与成效

1. 开展科研项目（课题）管理工作。组织科研人员参加中国疾病预防控制中心举办的国家自然科学基金申报启动暨经验分享交流会，增长国家自然科学基金项目申报经验，提高中标率。2022 年，中心组织科研人员申报科研课题 30 项，其中申报国家自然科学基金 14 项、广西各类课题 16 项；获科研课题立项 11 项，其中获国家自然科学基金课题 2 项，广西医疗卫生适宜技术研究与开发项目 2 项，自治区卫生健康委自筹经费计划课题 7 项。建立中心科研档案 9 份；完成自治区科学技术厅 2022 年度科技统计调查工作；督促中心各课题负责人对在研和到期课题进行进展和结题管理，共接收进展报告 21 份，办理结题报告及延期申请 16 份。

2. 开展非政府指令性工作项目。2022 年，中心非政府项目立项 10 项，其中上级部门业务委托项目 7 项，科研机构、院校、企业委托或资助项目 2 项，国际合作项目 1 项。

3. 组织申报科研成果奖及科研论文发表。组织申报广西科学技术进步奖 4 项；中心论文发表 82 篇，其中 SCI 19 篇，中文核心 23 篇，科技核心 19 篇，其他论文 21 篇。

4. 申请专利 / 计算机软件著作权。中心申请各种类型的专利 3 项，其中实用新型专利 2 项，发明专利 1 项；申请软件著作权 3 项；获得软件著作权授权 2 项，获得专利授权 4 项，均为外观设计专利。

5. 开展继续医学教育培训项目管理工作。中心举办各类专业技术培训班 63 期，培训专业技术人员 6900 余人次；培训内容涉及传染病监测及防控技术、慢性病监测及防控技术、实验室检测技术等；培训对象主要为广西各市、县（市、区）疾病预防控制中心专业技术人员；培训学员总体满意度为 80%。中心获批准举办的继续医学教育项目 33 项，其中 31 项按计划举办；申请学分证 5628 本，经审核实际发放学分证 5130 本。培训学员均填写培训评估意见表，由中心科研与培训科汇总。

6. 开展继续医学教育培训资料登记管理。完成 2022 年度中心卫生专业技术人员继续医学教育管理平台学分审核和统计工作。2022 年，中心参加培训 1532 人次、9216 人天，学分达标率为 85.69%；中心累计派出专业技术人员参加继续医学教育项目活动 587 人次，其中参加省级继续医学教育项目培训 464 人次，国家级继续教育项目 123 人次。

7. 开展学术交流与合作。组织多场学术活动，促进学术交流与合作；组织完成学术讲座 5 场，听众 300 人次；中心首次举办伦理审查专题培训班 2 期。

8. 开展实习、见习和进修生管理。广西医科大学公共卫生学院与中心续约实习教学基地合作协议，有效期 5 年；中心接收来自广西医科大学、右江民族医学院、桂林医学院、广西中医药大学、广西民族大学、杭州医学院的实习生 115 人，接收来自 14 个设区市疾病预防控制中心及 48 个县（市、区）疾病预防控制中心、相关医疗卫生机构专业技术人员 25 人进修学习。

9. 开展硕士研究生教育管理。硕士研究生教育管理中心是广西医科大学公共卫生学院研究生联合培养单位和公共卫生硕士（MPH）现场流行病学联合培养基地，目前中心有 MPH 现场流行病学导师近 20 名，在各高校兼职硕士研究生导师 7 名。

10. 人才小高地建设。由于资助政策调整，2022 年中心未获得自治区财政人才小高地专项补助；中心利用人才小高地平台大力培养技术骨干，使用历年结余经费开展人员激励工作。

11. 博士后工作站建设。2022 年中心未招收新博士后研究人员，在站博士 1 名；中心办公会审议通过提高博士后待遇的议案，更新中心网站的招生简章，继续招纳优秀人才入站。

12. 开展 CFETP 管理。中心 5 名专家被聘为 CFETP 广西基地学员指导教师。组织申报广西 2023 年中国疾病预防控制中心现场流行病学培训项目和中级现场流行病学培训项目招生工作。

13. 开展 GXFETP 管理。2022 年 GXFETP 完成第四期班招生，持续开展第二、第三、第四期班各阶段的核心理论培训暨现场实践，学员赴百色市、防城港市等地现场开展新冠疫情防控工作，提升疫情处置能力；第二期班 14 名学员于 5 月份通过毕业答辩，顺利毕业；第三期班 20 名学员于 8 月初通过毕业答辩顺利毕业；第四期班 24 名学员在 11 月下旬完成毕业答辩顺利毕业。截至 2022 年底，GXFETP 四期学员全部毕业。

14. 开展中心伦理审查委员会工作。组织中心伦理审查委员召开会议 15 次，审查各类课题立项等 115 项次，签发各类审查意见 700 余份；接受国家药监部门对中心伦理审查委员会所审批 8 个项目开展的现场检查，针对检查组发现的问题及意见、建议提出整改措施，并对标准作业程序（SOP）等资料进行相应的修正；派出 9 人次到各研究现场督导检查，保护受试者的权利及利益；派出 15 人次参加由自治区卫生健康委科教处组织的与伦理审查相关的培训，提升人员业务水平，未出现任何违法、违规操作的事件；做好伦理委员会新进委员的伦理审查指导和相关药物临床试验质量管理规范（GCP）知识的培训。

15. 开展学术委员会管理工作。中心学术委员会组织召开专题评议会 2 次，评议项目合作、人才评选等多个项目。

16. 开展重点实验室和重点学科管理工作。广西重大传染病防控与生物安全应急响应重点实验室、广西病毒性肝炎重点实验室被自治区科学技术厅认定为自治区重点实验室；广西结核病防控重点实验室和广西艾滋病防控与成果转化研究重点实验室被认定为自治区卫生健康委重点实验室；开展广西医疗卫生重点学科结核病防制学科和艾滋病防制学科日常管理工作。

17. 开展大型科研仪器管理工作。完成国家网络管理平台及广西大型科研仪器共享网络管理及服务平台补充报送科研仪器开放信息工作；中心在

2021 年度广西大型科研仪器开放共享绩效考核中被评为优秀等级。

18. 开展其他工作。完成制定中心博士后工作站管理办法和科研项目经费管理办法；组织两期伦理审查专题培训；派员参加重大活动及会议的疫情防控工作，借调 1 人长期在自治区疫情防控指挥部工作，派出 3 人参与一线疫情防控工作。

后勤服务保障科

共有工作人员 37 人，其中硕士研究生 1 人，本科 18 人，大专 14 人，高中及以下 4 人；高级职称 3 人，中级职称 8 人，初级职称 4 人，高级工及以下 22 人。

一、工作职责

负责中心基础设施建设项目、小型基建和办公大院各类维修维护、固定资产管理、物资耗材管理、职工食堂管理、房屋水电管理、安全保卫和车辆管理、物业管理（含办公区和宿舍区）等后勤服务保障工作。

二、工作进展与成效

1. 加强思想建设。学习贯彻党的二十大精神、习近平总书记系列重要讲话精神；提高反腐倡廉工作重要性的思想认识，针对后勤工作特点开展岗位廉洁教育，打造清廉的后勤队伍。

2. 参与健康扶贫工作。参与支部组织的脱贫攻坚调研和走访慰问活动，与贫困户加强沟通，做好跟踪管理，进一步巩固脱贫成效。

3. 开展业务培训工作。各小组根据岗位工作需要，根据年度培训计划，开展学习培训，并组织中心职工开展消防应急演练。

4. 完成各项基建项目建设任务。完成广西公共卫生应急技术中心大楼项目施工总承包（EPC）的采购及合同签订；完成支护桩、工程桩、格构柱桩等的安装；完成基坑支护工作，开展基坑开挖。

5. 推进汇春路危旧房改造项目。完成汇春路地下室主体工程验收和整改工作；完成与代建单位合同纠纷案件的调解工作；完成第二批 108 个地下车位分配及相关合同的签订；完成公共部分楼层防护网、公摊水电分表、公共卫生间冲水水箱及电车停车车位硬化等工程项目施工；完成高空抛物摄像头上控价的编制及施工合同的签订；完成地下室消防排烟风管包裹施工及消防查验合同的签订；完成临时基建变的处置及配电房拆除工作；完成人防工程报备补办手续；对接项目施工单位处理项目质量保修质保问题，协调处理问题 60 余项次；组织职工开展剩余房源申报工作。

6. 推进唐城路北侧危旧房改造项目。完成红线外市政路灯、园林景观树、强弱电井等公共设施的迁移；完成公用围墙拆除和第 2 个施工大门的开设；完成工程桩、支护桩、立柱桩、高压旋喷止水帷幕桩以及冠梁的施工；完成项目基坑周边建筑物现状缺陷调查并出具工作报告；完成代建合同新的补充协议（初稿）的编制工作；完成购房户准购证申办材料的收集和初审工作。

7. 提高资产使用效率。完成 2021 年度行政事业单位资产分析报告的数据核查、分析总结及材料上报工作；2022 年新增设备、家具、无形资产共 1239 台（件），并完成资产登记；完成 2021 年固定资产报废财务记账工作；完成 4 批次报废资产的实物回收清运工作；完成沿海开发区金象三区 3486 号土地估价工作，并与国土资源部门、良庆区教育部门就该地块处置事宜进行沟通。

8. 推进物资管理信息化。完成试剂耗材、办公用品、电脑耗材等各类物资验收及出入库 840 余次、服务及印刷验收 102 次；参与物资管理信息系统的建设、补充完善工作，推动系统顺利运行；聘请会计师对中心库存物资进行盘点；配合信息管理科开展物资条码化管理系统开发工作，采购扫码枪及标签打印机。

9. 完善基础设施条件。开展基建维修改造工程和相关科所的修缮工程项目 40 余项；完成办公区日常突发的、不可预见的维修项目；开展日常办公维护报修业务、日常装饰装修及维修安装、办公区地砖修补、疏通管道及房屋补漏、修锁及换锁、门禁系统维修、制作门牌及其他标识等工作；开展小型基建草图图纸设计、协助预算编制、防雷检测、办公室和其他杂物搬迁等工作。

10. 做好食堂管理工作。每月按时收集、核对各科所职工需充值饭卡人数及金额；做好临时用餐安排、临时加班食品补给及抗疫慰问品发放工作；发放节日慰问品；为广西公共卫生医师资格考试实践技能考试工作人员提供餐食，统计及发放加班人员伙食补助；开展食堂满意度调查，及时反馈职工意见和建议，督促食堂运营商及时整改；联合工会对食堂开展食品卫生及安全生产等检查，督促食堂运营商做好食品安全工作；开展多种形式反对食品浪费的宣传、自评、总结、上报等工作；完成 2023 年度职工食堂运营服务商方案征集及合同签订工作。

11. 做好安全生产工作。落实上级文件要求，完善机制；制定中心安全生产和消防安全工作领导小组成员名单及工作职责，制定各项安全生产工作方案并撰写工作总结；开展安全生产大检查活动、安全生产月活动、安全生产专项整治三年行动计划、安全生产大检查“回头看”等；督促物业每日巡查、科所每季度及重大节假日排查、科所每月自查、每月抽查、消防维保公司每月巡检等，全面排查安全隐患，形成安全隐患清单，边查边改，立查立改；组织干部职工参加火灾灭火及逃生演练和消控室人员专项技能培训；利用展板、海报、LED 屏等多种形式开展安全生产宣传。

12. 加强人防、技防、物防建设。完善规章制度，加强人员培训和器材配备，完善中心微型消防站的建设；加强对消防控制系统及其他消防设施设备的巡查、检修和更新，维修消防和视频监控系统设施；加强日常危化品管理，完成危化品存储仓库搬迁工作。

13. 配合公安部门、辖区派出所及社区开展扫黑除恶等各项工作。与南宁市青秀区金洲社区居民委员会、南宁市青秀区津头街道办事处签订治安综治、防范和处理邪教问题工作目标管理、安全生产及消防安全目标管理等责任状，落实各项要求，预防各种犯罪现象的发生，办公区、宿舍区 2022 年无重大治安事件发生。

14. 开展平安单位建设工作。参与首府南宁创建全国文明城市和国家卫生城市工作，推进办公区和宿舍区的车辆停放、卫生管理、垃圾分类等各项工作。

15. 做好中心内部新冠疫情防控工作。对中心职工进行登记，按政策统计相关人员的去向及健康信息；加强门岗管理，落实测温扫码通行制度；指派专人管理防疫物资，接收、整理、清点自治区级大型会议落幕后转交的各类防疫物资，建立进出库台账；规范防疫物品领取，实行物资领取审批制度；管理人员定期盘点物资情况，精准掌握相关数据；中心车队安排人员实行 24 小时值守制，确保接到疫情防控任务时能立即调度司机和车辆出发；保障疫情防控人员供餐和饮食补给。

16. 做好办公用房管理工作。组织急性传染病防制所、营养与学校卫生所、理化检验所开展办公室及实验室、库房等的搬迁工作；协调组织公共卫生检测实验室物资库房搬迁工作；清理荣誉室陈旧展板，组织相关科所整理、搬迁暂存在荣誉室的试剂耗材及设备。

17. 推进节约型单位建设。制定节约型单位工作计划，做好总量控制；强化中心用水用电检查和节能改造，共安全供电 600 余万千瓦时，供水 16 余万吨，维修更换灯具及用电用水设施 1700 套（次）、中央空调及分体空调等 100 余次。

18. 做好公务用车管理工作。中心共有公务用车 42 辆，保障中心重要公务、调研活动及科研、督导、应急演练等用车需求；2022 年车队共计安全行车 360 余天，出车 1600 多趟，安全行驶 30 多万千米。

19. 改善工作环境。保洁工作实行 10 小时不间断清扫，及时、彻底拖运生活及医疗垃圾，完成中心日保洁 8000 多平方米的清洁任务；推进垃圾分类工作，清理转运生活垃圾，及时规范处理医疗废物；做好苗木清洁、浇灌、施肥、修剪、病虫害防治等日常养护工作。

20. 配合社区居委会开展爱国卫生运动。开展大型除“四害”活动 5 次，多次组织集中灭鼠活动，对易出现老鼠的地点采用放置粘鼠板或投放毒饵盒的捕鼠措施，有效控制“四害”的密度和滋生。

21. 开展会务管理工作。做好中心各类会议、重大活动的筹备、布置、服务等工作，指导会议服务人员做好会前准备、音响调试、卫生保洁、人员引导等工作。

22. 做好年度例行性设备维护工作。配合有关部门和人员对电梯、高压设备等关键部位进行年度检验；对水泵、配电房、污水站做好维保监督等工作；做好水、电、物业、卫视收视费及清洁费统计收缴工作。

23. 推进常态化物业工作。监督物业开展服务保障工作，明确物业托管事项范围、服务标准及工作要求，定期组织座谈会，指导物业加大日常工作检查力度，监督物业将每项工作落到实处。

采购管理科

共有工作人员6人，其中硕士研究生2人，本科4人；高级职称2人，中级职称2人，初级职称2人。

一、工作职责

按照国家政府采购与招投标的方针政策、法律法规和规章制度，制定中心采购与招标的相关规章制度和具体实施办法；协助采购（招标）代理机构编制各类工程、货物和服务项目的招标采购文件并审定；负责编制并审定各类工程、货物和服务项目中心内部采购的招标采购文件，发布采购（招标）信息；负责接受潜在投标人报名，组织资格审核，答复疑问，接受投标，按规定程序组织实施采购与招标活动；受理采购申请，审核采购项目的相关资料，确定采购组织形式和采购方式；协助相关职能部门开展大型设备和项目的论证；负责组织项目采购（招标）评审工作，制定项目采购（招标）评审过程中相关表格及资料，抽取评标专家组建评审委员会，协调组织监督人员和评审专家参加评审活动；负责发布采购（招标）结果公示及颁发中标通知书；协助相关职能部门及项目部门做好合同执行及验收工作；负责采购（招标）资料和档案的整理、归集；负责受理和答复投标商的疑问或质疑，协助投诉的调查，协助项目部门完成项目前期考察；完成中心领导临时交办的其他工作。

二、工作进展与成效

1. 加强思想政治理论学习。组织学习贯彻习近平新时代中国特色社会主义思想和党的二十大精神，做到学习工作两不误、两促进。

2. 开展采购工作廉政风险防范工作。开展廉政风险分析研判，梳理采购管理A级风险点6个，完善工作规程和风险点防控措施；参加反腐倡廉警示教育基地和家庭家教家风主题展活动；通过召开供应商廉洁约谈会、案例通报、观看警示教育片、签订廉洁承诺书等系列活动，筑牢思想堤坝。

3. 开展健康扶贫工作。到对口帮扶点龙胜马堤乡马堤村走访慰问，并开展健康送温暖等系列帮扶活动，与结对帮扶对象互动，做到定点帮扶“帮”到点上、“扶”出实效。

4. 优化采购工作流程。按中心“三重一大”事项酝酿、决策、实施等关键环节的规定，形成采购建议45项，提交党委会和主任办公会审议议题22次；坚持论证“步线行针”，以细致、精致、极致的标准对待采购项目前期的每一项工作，把好需求论证、进口论证、单一来源论证、参数论证的每一道关口，组织内外部专家论证会41次；落实整改全面聚集巡视、审计监督、清廉医院督查涉及的政府采购领域的整改意见，并完成整改任务。

5. 加大采购信息公开力度。2022年，共办理采购项目444项。多层面公开采购信息，提高政府采购透明度，在广西政府采购网发布采购意向公告142条，中心网站发布采购公告、采购结果公告等信息31条；推进中心重大工程项目，优先保障采购金额大、社会关注度高、政治意义重大的新大楼建设工程项目，与各单位对招标代理、全过程咨询、跟踪审计等加强沟通协调，完成工程总承包、输变电工程改造等采购任务。

6. 强化防疫物资保障。完成3辆移动核酸检测车和1台高通量基因测序系统的采购；做好防护服、隔离服、口罩、手套、洗手液等防控物资的购置增补工作，确保关键时刻抗疫物资找得到、调得快、供得上。

7. 把好货物质量关。配合信息管理科等科所，加快信息化建设步伐，完善物资信息系统管理平台采购流程；与监察室、审计科等科所联动开展采购工作，严格管控和预防采购全流程风险，确保采购工作的透明化。

8. 提升服务实力。邀请专家对采购需求、评审标准等进行论证，力求招标文件依法合规、公平合理，各类服务类项目在执行过程中实现了效率和效益的统一。

9. 助推营商环境。对中小企业采取一视同仁的普惠政策，降低中标企业履约保证金缴纳比例或免收履约保证金，除不可替代的专利技术等不适宜由中小企业完成的采购项目外，其余货物、服务、工程等采购项目均已应留尽留，促进公平竞争。

10. 强化内控合规管理。做好采购合同管理及履约监督工作，共办理采购合同800余份，参与完成项目验收工作1200余项次；通过监控、预警、督办等手段，助推中心各类采购项目质量得以换挡提速，确保中心财政资金合规、有效使用。

免疫规划所

共有工作人员 21 人，其中硕士研究生 14 人，本科 7 人；高级职称 12 人，中级职称 9 人。14 人负责现场预防接种工作管理和免疫规划疫苗针对传染病流行病学监测及防控等工作，7 人负责实验室检测工作。

一、工作职责

协助自治区卫生健康委制定广西免疫规划实施方案、预防接种方案和相关经费预算；制定广西免疫规划和预防接种相关技术方案，开展免疫规划实施和预防接种服务督导、考核和评价工作；拟定广西免疫规划疫苗使用计划，负责免疫规划疫苗的采购、组织分发和使用管理；协助自治区卫生健康委制订冷链设备装备、补充和更新计划，指导广西开展冷链设备管理和温度监测；负责国家免疫规划疫苗常规免疫接种率监测；开展预防接种异常反应监测和补偿；开展免疫规划疫苗针对传染病的监测、调查和疫情控制；负责广西免疫规划信息管理系统维护和使用管理，收集、汇总、分析、上报免疫规划相关基础信息；组织开展预防接种健康教育和人员培训工作；开展预防接种相关业务的调查研究；完成上级部门及中心领导交办的其他工作任务。

二、工作进展与成效

1. 强化思想政治理论学习，落实党风廉政建设。组织学习党的十九届六中全会、党的二十大等重要会议精神，严格执行中心“三重一大”等规章制度，履行“一岗双责”，落实党风廉政建设目标责任。

2. 做好健康扶贫工作。派员参加龙胜马堤乡马堤村健康扶贫工作，调查研究、访贫问苦，切实解决贫困户的实际困难，宣传党和国家相关帮扶政策，并送上日常生活用品。

3. 做好新冠病毒疫苗接种工作。将新冠病毒疫苗接种工作作为重大政治任务来抓，抽调 6 名业务骨干到自治区疫情防控指挥部疫苗接种专班协助新冠病毒疫苗接种；协助制定出台新冠病毒疫苗接种相关政策技术文件，开展疫苗采购、分配、运输等工作，收集、汇总、分析及报送接种信息，定期总结疫苗接种情况。截至 2022 年 12 月 31 日，广西累计接种新冠病毒疫苗 1.21 亿剂次，疫苗接种覆盖 4608.48 万人，全人群接种率 91.94%；完成全程接种 4482.87 万人，全程接种率 89.43%；完成加强免疫接种 2539.78 万人，符合加强免疫接种人群接种率 81.06%，构筑了坚实的人群免疫屏障。

4. 规范疫苗管理，维持高接种率水平。完成免疫规划疫苗和注射器的采购以及配送工作；做好广西免疫规划疫苗的补种工作，广西累计报告接种免疫规划疫苗 1228.63 万剂次，各种免疫规划疫苗报告接种率均≥ 90%，麻腮风疫苗第 1、2 剂报告接种率≥ 95%，麻腮风疫苗第 1 剂及时接种率≥ 90%，均达到国家要求。

5. 维持免疫规划疫苗针对传染病低发水平。连续 30 年无脊髓灰质炎野生病毒病例报告；连续 20 年无白喉病例报告；2022 年麻疹维持低发，广西累计报告麻疹病例 18 例，报告发病率 0.036/10 万；低年龄人群乙肝防控成效显著，15 岁以下人群乙肝报告病例仅占总病例数的 0.45%，较 2021 年下降 21.45%；乙脑、流脑报告病例数均维持在个位数水平；风疹发病再创历史新低，报告发病率 0.018/10 万；甲肝、流腮发病较 2021 年明显下降。

6. 妥善处置疑似预防接种异常反应（AEFI）病例。2022 年，广西共报告 AEFI 病例 2164 例，报告发生率 4.63/10 万，AEFI 各项监测指标均达国家要求；所有报告的严重 AEFI 病例和不良事件均得到及时妥善有效处置，且无重大接种事故、无群体性 AEFI 事件发生。

7. 完善信息化建设。筹措经费补助基层接种单位推进数字化预防接种门诊建设。2022 年，广西累计完成 699 家规范化数字化预防接种门诊建设，181 家正在建设，尚未竣工，数字化预防接种门诊建成数量较 2021 年约翻一番；建成疫苗冷链存储温度动态监控信息平台，将疫苗冷链存储温度监测由过去分级、分散、不完整、不可控的落后监测模式，跃升成为广西统一的信息化动态实时监测管理模式；升级完善疫苗接种预约服务平台，精确预约安排接种人数和接种时间，减轻接种门诊的工作负担。

8. 宣传免疫规划知识。组织开展“4・25 全国儿童预防接种日”“7・28 世界肝炎日”主题宣传活动；印刷、发放老年人接种新冠病毒疫苗宣传海报 4.06 万张，覆盖街道、社区、小区、乡镇、村屯等老年人群的主要活动场所，以提高老年人接种新冠病毒疫苗的意识。

9. 筑牢预防接种防火墙。广西入托、入学儿童预防接种证查验（简称“接种证查验”）完全实现接种方、受种方双方信息化，接种方（或单位）可通过“接种证查验信息系统”开展儿童疫苗接种完成情况评估、开具接种证查验证明和报表统计分析等工作；受种方可通过“广西疾控”微信公众号或官方网站进行自主查验。2022年，共查验托幼机构16266所、小学11914所；查验托幼儿童957814人，补种疫苗120176剂次；查验小学儿童866788人，补种疫苗253040剂次。

10. 加强技能培训。累计举办5期免疫规划业务相关培训班，共培训516人次；累计派出191人天到基层开展免疫规划业务指导、培训、疫情处置以及开展数字化预防接种门诊建设专题督导检查等；派员参加中国疾病预防控制中心等机构的培训学习。

11. 规范实验监测。以满分成绩通过世界卫生组织（WHO）开展的2022年度脊髓灰质炎病毒分离职能考核和脊髓灰质炎实验室环境监测质量控制测试；以满分成绩通过2021年度WHO麻疹、风疹血清盲样考核和2021年度中国疾病预防控制中心麻疹、风疹、流行性腮腺炎病原学核酸盲样考核；以优异成绩通过2022年度中国疾病预防控制中心乙脑实验室职能考核。开展常规免疫规划监测相关疾病样本，如脊髓灰质炎类样本、发热出疹类样本、流行性腮腺炎类样本、流行性脑膜炎类样本、乙脑样本等检测，共检测602份。分担本地新冠核酸检测任务，检测27007份。

12. 参加新冠疫情防控工作。派出521人天赴德保、北海等地开展新冠疫情流调溯源、调查指导、核酸检测等工作，派出95人天赴海南、新疆等地开展流调溯源、核酸检测等工作；在中心开展19轮次新冠病毒核酸采样；开展重点人群和德保、灵山等地区大规模或隔离酒店新冠病毒核酸检测41轮次；派出66人天参与自治区第十三届人民代表大会第五次会议等重要会议和重要活动的新冠疫情防控工作保障。

艾滋病防制所

共有工作人员34人，其中正式人员30人，项目聘用人员4人；博士研究生3人，博士研究生在读2人，硕士研究生16人，本科及其他学历13人；高级职称19人，中级职称7人，初级及以下职称8人。

内部机构分为综合组、疫情与随访管理组、流行病学与宣传干预组和实验室检测组4个小组。

一、工作职责

负责指导广西艾滋病/丙型肝炎监测检测、健康教育、行为干预、科研教学等业务和技术指导工作，完成上级部门和中心交办的各项艾滋病防治工作任务。

二、工作进展与成效

1. 制作和统一规范广西艾滋病宣传素材，开展“五进”活动。制定面向不同年龄段在校学生的宣传策略，首次制作面向初中、高中、大学3类学生人群的防艾知识标准化课件和教材；针对青年学生、流动人口、干部职工、农村人口设计印制4套防艾宣传海报；在广西82所中职高职院校、31所高校食堂、菜鸟驿站、超市等场所组织开展“12·1艾滋病日”宣传活动，青年学生、农村居民和城镇居民艾滋病知晓率维持在90%以上。

2. 探索和推广暴露前后预防用药和重点检测，降低艾滋病高危人群新发感染。探索HIV药物预防模式，探索并形成有效的医疗机构、疾控机构和社会组织参与的“三位一体”高风险人群综合干预模式，制定下发《广西壮族自治区艾滋病病毒暴露后预防工作实施方案（试行）》，推广实施HIV暴露后预防（PEP）试点工作，对接受服药人员进行随访HIV检测；正式启动双线HIV暴露前预防（PrEP）试点项目应用模式，2022年，项目宣传教育累计覆盖18万余人次；探索低档暗娼动员中老年嫖客HIV抗体检测和转介治疗新模式，提高检测治疗率。在柳州市、平南县、贵港市开展创新提高暗娼人群预防感染艾滋病防护意识的低档暗娼及中老年嫖客促进HIV抗体尿液检测试点研究项目，促进重点人群早检测早治疗。

3. 聚焦艾滋病综合示范区和基本公共卫生老年人体检，艾滋检测有突破。2022年，广西累计完成1479万人的HIV抗体检测，在第四轮艾滋病综合示范区和基本公共卫生老年人体检中取得大突破；第四轮示范区南宁市、柳州市、钦州市、东兴市和平南县通过医疗机构、新报告病例溯源调查、中老年人专项调查、重点人群筛查、互联网预约检测等多种路径，扩大检测覆盖面，HIV 检测数较 2021 年环比上升 46.5%，检测数达当地常住人口 36.8%；在北流市、横州市探索开展 60 岁及以上人群艾滋病扩大检测及流行病学调查试点工作，共完成现场调查、血样采集 4348 人。

4. 排查广西失访病例，传染源管理强联合。协助自治区防艾办制定《关于开展广西艾滋病失访感染者和病人排查及扩大治疗专项行动工作的通知》，联合党委政法委、公安、民政、司法行政等部门开展广西艾滋病失访感染者和病人查访及扩大治疗专项行动，现场指导或远程指导各市排查及随访信息填报，完成《广西艾滋病失访感染者和病人排查及扩大治疗专项行动工作报告》，失访病例明显减少。

5. 规范试剂管理。规范试剂耗材的计划、审批、采购、供应、使用及库存的管理和监督，协助自治区卫生健康委制定下发《广西壮族自治区艾滋病免费检测相关试剂耗材管理办法（试行）》（桂卫艾防发〔2022〕4 号）。

6. 开展丙肝检测治疗促进试点工作。在南宁市武鸣区和梧州市藤县开展既往报告丙肝病例随访关联试点项目工作，完成疫情系统报告丙肝病例核查和病例入户摸底工作，为广西推广丙肝防控工作提供借鉴和经验参考。

7. 开展技术指导与培训工作。对广西艾滋病防控现场技术指导 210 人天，举办各类业务技术培训班 13 期，共培训技术人员 687 人；完成 GXFETP 培训项目现场带教和学业指导 16 人，带教高校实习生 22 人，跟班培训实验室检测技术人员 14 人，带教研究生 3 名，带教在站博士后 1 人。

8. 开展防艾宣传教育工作。多种形式推进防艾宣传“五进”工作，开展警示性宣传教育讲座 13 场，制作防艾标准化课件；在高校食堂、菜鸟驿站、超市等场所开展宣传活动；投放校园安全套和自检试剂发放设备；举办中职高职院校在校学生防艾宣传系列活动，覆盖广西青年学生防艾宣传；开展群众文艺表演、防艾义诊、知识展板、防艾宣传视频等“进社区”宣传活动；组织志愿者入门入户“进家庭”，向居民宣传艾滋病防治知识；设计印制 4 套防艾宣传海报；在动车站、汽车站等车站内 LED 屏、刷屏机上发布移动防艾宣传视频，宣传覆盖广西 14 个设区市 33 个站点；在广西 IPTV、广西试听等媒体开设“艾滋病空中课堂”“广西高校防艾短视频优秀作品展播”等防艾宣传专题，并在新华社 App 广西频道开设《预防艾滋病　健康你我她》专栏。

9. 开展疫情监测与分析、质量管理和病例随访工作。编写上报《广西艾滋病疫情简报》12 期、《广西学校艾滋病疫情分析》4 期、《广西艾滋病疫情及防治工作信息简报》4 期、《2022 年广西艾滋病疫情研判分析报告》、《广西艾滋病死亡病例分析报告》等；为上级部门或相关人员下基层技术指导和举办会议等提供参考材料 90 多份；完成“艾滋病防治基本信息系统”省级业务管理员备案工作，对广西艾滋病病例报告信息进行实时监控、定时查重，对重卡、逻辑错误、不当报卡等进行处理和订正；组织开展 2022 年广西艾滋病防治数据质量考评及考评结果分析、上报工作；开展失访病例核查专项行动，更新下发随访管理指标计算程序，督促、指导各地完成疫情库与治疗库信息关联。

10. 开展哨点监测与疫情估计工作。制定印发《关于开展 2022 年艾滋病哨点监测工作的通知》，督促、指导各地开展艾滋病哨点监测工作；运行 251 个艾滋病哨点，完成样本收集及问卷录入工作约 12 万人次；组织开展新发感染监测，完成哨点新发感染样本的监测及上报工作；收集基础数据开展 2022 年度疫情估计工作，制定印发《关于开展 2022 年艾滋病疫情评估工作的通知》，组织和指导 14 个设区市开展疫情估计工作；根据中国疾病预防控制中心艾防中心部署，完成广西 spectrum 模型估计疫情工作。

11. 开展重点高危人群干预工作。暗娼、男同、吸毒人群干预覆盖率分别为 94.7%、95.8%、87.6%，美沙酮维持治疗年保持率 91.4%；广西提供检测前咨询 147414 人次，并提供 HIV 抗体检测和梅毒检测。

12. 开展第四轮示范区工作。组织 5 个第四轮综合防治示范区制定 2022 年度工作计划及经费预算，并及时跟进技术指导与督导；推动艾滋病扩大检测率先落地实施，示范区所有医疗机构的妇产科、皮肤性病科、肛肠科、泌尿外科、计划生育门诊等重点科室按照“知情不拒绝”原则为就诊者提供艾滋病和性病检测咨询服务；开展创新模式探索 14 个，有 10 个模式通过全国典型模式初步评审；开展第四轮示范区终期评估，形成终期评估报告上报国家。

13. 开展实验室检测与能力认证、物资管理。

超额完成2022年度制定的艾滋病相关检测任务；完成八桂学者课题、广西重大传染病防控与生物安全应急响应重点实验室、广西艾滋病防控与成果转化研究重点实验室等多个项目样本采集及相关指标检测工作；组织广西相关实验室参加中国疾病预防控制中心艾防中心血清学、免疫学、病毒载量以及基因型耐药检测等项目的能力验证工作；组织完成2022年度广西艾滋病确证实验室、艾滋病筛查实验室、1847个艾滋病检测点以及59个CD4检测实验室的检测质量考核，完成HIV血清学、CD4以及病毒载量检测等内部质量控制任务；规范管理并定期送检压力蒸汽灭菌器、生物安全柜、酶标工作站等仪器设备146件，结果均合格；规范试剂管理，完成经费使用。

14. 指导社会组织参与艾滋病防治技术支持工作。指导广西61个社会组织参与防艾基金项目并按照实施方案执行，动员和指导广西申报2023—2024年社会组织参与防艾基金项目，广西申报75个项目，74个项目通过国家基金办初审。

15. 组织开展流行病学专题调查。完成2021年广西新发现青年学生流行病学调查数据的整理和2020—2021年20例青年学生访谈病例资料的整理上报；完成2022年10例青年学生病例访谈资料整理上报；督促指导北流市、横州市两地开展60岁及以上人群艾滋病流行病学调查。

16. 开展丙肝疫情报告及哨点监测。完成业务管理员备案、功能包分配，并举办视频培训会议，启动全区丙肝信息系统；定期监测丙肝疫情报告质量，完成《广西丙型肝炎病例报告质量分析》4期；组织开展广西丙肝病例报告数据质量核查，完成核查结果统计分析及报告；组织开展丙肝哨点监测工作，并撰写《丙型肝炎哨点常见咨询问题》，指导各地开展丙肝哨点监测工作，2022年共完成5类人群9个哨点监测，完成5752份样本收集、检测及数据上报工作；推动广西14个设区市启动丙肝医院哨点工作，已有10个市运行，共有7类人群209个监测哨点完成样本收集及HCV抗体筛查；撰写及上报《2021年广西丙肝知识知晓率调查报告》和《2022年1—4月广西丙肝防治重点工作报告》；推进并指导南宁市武鸣区和梧州市藤县开展既往报告丙肝病例随访检测及治疗试点工作。

17. 开展艾滋病防控课题研究工作。申报国家自然科学基金项目4项和国家重点专项1项，获得国家重点专项立项1项；发表学术论文25篇，其中SCI论文13篇，出版专著1本；完成国家自然科学基金项目艾滋病相关歧视与临床指标的关联及影响机制研究结题并进行成果登记；开展国家自然科学基金、八桂学者、广西重大传染病防控与生物安全应急响应重点实验室、广西艾滋病防控与成果转化研究重点实验室、广西医疗卫生艾滋病防制重点学科及其他课题等研究工作。

18. 参与新冠疫情防控工作。派出17人次参与区内、外疫情防控工作，抽调2人参与重大保障工作；参与中心新冠检测任务，参与德保县和灵山县新冠病毒核酸检测工作，支援东兴市、宁明县等地开展新冠病毒核酸检测工作。

19. 开展党风廉政和精神文明建设。坚持每月开展主题党日活动，严格抓好“三会一课”，共召开支委会议12次、党员大会12次、主题党课4次、主题党日活动4次；做好党费收缴工作；支部发展2名群众为入党积极分子；支部积极与帮扶对象联系，助力乡村振兴事业，巩固脱贫攻坚成果。

20. 完成上级部门交给的其他工作任务。协助完成自治区遏制艾滋病传播实施方案终期评估自评报告、第三轮攻坚工程的实施方案；协助举办广西预防医学会艾滋病专业委员会广西第五次艾滋病学术交流会议。

食品安全风险监测与评价所

共有工作人员10人，其中硕士研究生6人，本科4人；高级职称5人，中级职称2人，初级职称3人。

一、工作职责

负责食品中化学污染物及有害因素监测、微生物及致病因子监测、食源性疾病监测和数据管理审核与上报工作，定期分析广西食品安全风险监测结果，开展基层业务培训和督导工作；负责开展食品安全专题调查、组织实施、培训指导工作；负责开展食源性疾病和食品健康危害因素的预防与控制；开展食品污染事故和食物中毒等突发公共卫生事件的应急处置工作；负责开展食品安全健康知识科普宣传和教育培训；组织开展食品安全风险评估；负责开展广西冷链食品新冠病毒应急专项风险监测工作和相关方案的制定；完成上级部门及中心领导交办的其他工作。

二、工作进展与成效

1. 组织实施食品污染物风险监测工作。完成粮食、蔬菜、肉类等 24 大类 13253 份食品样品的监测，覆盖从农田到餐桌的全过程，新增监测项目 3-硝基丙酸（3-NPA）、二氧化钛、红曲红、宏基因组等 33 项，任务完成率 100.42%；完成化学污染物监测，共监测谷物、蔬菜、水果、肉类等 18 大类 6170 份食品样品，进行元素、农药残留、兽药残留等 155 个项目的检测，问题样品检出率为 10.94%；完成生物性因素监测，共采集食品样品 17 大类 7083 份，开展致病菌、病毒、寄生虫等 25 个项目的检测，总阳性率 19.75%，样品合格率 80.25%。

2. 加强食源性疾病监测与防控。广西 1841 家监测医院累计上报病例个案信息 44268 例；48 家主动监测医院实际收集和检测生物标本 6853 份，阳性标本总体检出率 9.88%；20 家主动监测医院采集 2437 份生物标本检测诺如病毒，阳性检出率 10.09%；广西食源性疾病暴发事件监测系统共报告 140 起，达到突发公共卫生事件共 7 起，事件及时处置率为 100%，各地食源性疾病暴发识别、调查、溯源能力明显提升，不明原因食物中毒事件发生率较 2021 年下降 5.0%。

3. 强化冷链食品监测，做好新冠疫情防控工作。完成冷链食品相关样品检测 336738 份，检测内容包括冷链食品及外包装样品、环境样品、从业人员样品，检出阳性样品 75 份，阳性检出率 0.22‰。

4. 开展食品安全知识宣传工作。编制《广西常见毒蘑菇中毒防治手册》，拍摄《断肠草中毒防治措施》健康科普微视频等，在微信、微博、网站、电视等平台宣传食品安全知识；发布 24 篇科普宣传稿，其中 2 篇微信稿获得广西网络科普作品创作大赛奖项。

5. 加强基层业务指导能力。举办技术培训班 3 期，培训人数 500 余人，培训内容包括食品安全风险监测工作方案与手册解读、食源性疾病管理与监测工作要求等。

6. 开展食品安全风险监测技术机构质量现场调查工作。首次组织广西 14 个设区市 28 个县 84 个监测机构开展现场质量调查和评分，综合分析广西食品安全风险监测工作存在的困难和问题，形成工作总结并上报上级部门；参与全国食品安全监测机构质量评价，组织各食品安全相关科室汇总并提交评价材料。

7. 开展科研培训工作。在研课题项目 2 项，申报 4 项；发表论文 5 篇；赴泰国宋卡王子大学攻读博士学位 1 人，参加国家级培训项目 CFSTP 学员 1 人，并顺利结业；参加国家级及省级培训班累计 108 人次；赴现场指导基层食品安全工作 97 人天。

8. 参与新冠疫情防控工作。派出 379 人天赴德保县、东兴市、北海市等地参与确诊病例的流调、密接的排查和质量控制工作；参与中心新冠病毒核酸采样工作；派出 1 人驻点凭祥边境口岸疫情防控工作；派出 1 人支援海南省疫情防控工作；开展冷链食品新冠专项风险监测工作，上报风险总结报告 24 份，提交简报和专报各 24 期；参与重大活动保障工作。

9. 加强思想政治理论学习，坚持党建引领。开展“身边案例教育身边人”、以案促改推动纪律教育与警示教育常态化；围绕创建“食品安全让生活更美好”的支部品牌，开展健康科普宣传；开展支部联建共建活动，共谋疾控事业发展。

10. 开展食品安全风险评估工作。对监测数据进行整理、分析和预判，提出“蜂蜜中检出禁用药物”“生鲜蔬菜中检出农药残留”等 8 个隐患问题，为监管部门开展监督提供参考依据；首次组织开展重点食品中 3- 硝基丙酸（3-NPA）风险评估项目，涉及重点食品主要为甘蔗、红糖、白糖等；对玉林市、龙胜各族自治县和昭平县开展居民食物消费状况现场调查工作，主要包含食药物质调查、蛋与蛋制品调查，完成食药物质调查 861 人，蛋与蛋制品调查 320 人；首次开展禽肉产品的“养殖—屠宰加工—流通—餐饮”主要致病微生物的全链条监测，共采集肉鸡、环境和工人样品共 256 份，总阳性检出率为 12.50%。

11. 开展重点攻坚项目。对广西地方特色食品进行风险监测，具体食品为生干米粉、生湿米粉、植物蛋白饮料、竹笋、木薯、狗肉、甘蔗等；选取广西 12 个市 46 个县（市、区），每个县（市、区）抽取 30 名居民针对 74 种食药物质开展面对面问卷调查，为后续制定地方食药物资管理规定并科学评估食品安全风险提供有效的参考依据。

营养与学校卫生所

共有工作人员 7 人，其中硕士研究生 4 人，本科 3 人；高级职称 6 人，中级职称 1 人。

一、工作职责

负责执行上级营养和学校卫生指令性工作任务；开展营养和学校卫生健康教育、基层培训等工作；承担全国营养监测项目广西地区现场工作；针对人群营养问题开展营养指导，提高人群营养水平；负责学校常规卫生监测、学校突发公共卫生事件及学生常见病的预防和控制工作。

二、工作进展与成效

1. 参与新冠疫情防控工作。抽调 2 人驻守自治区疫情防控指挥部专班工作；派出 16 人次参与百色市、北海市等地新冠疫情应急处置；负责组建中心采样组 8 组，派出 14 人次参加中国 – 东盟博览会等重大活动保障、核酸采样等；协助自治区招生考试院等单位做好自治区招生考试院印刷厂、高考考场等疫情综合防控指导。

2. 开展中国食物成分监测工作。制定广西食物成分监测技术方案，派出 28 人次到南宁市、柳州市等地采集 35 种水产品，收集图片信息，并完成样品制备和送检工作；完成广西 40 种地理标志产品和地方特色食品的采集和营养成分送检分析工作，进一步完善广西食物成分数据库。

3. 开展中国居民营养与健康监测工作。组织 7 个监测点开展新一轮的中国居民营养与健康状况监测工作，组织制定广西实施方案，并指导各监测点开展监测器械物资采购、实验室委托检验等前期准备工作；完成项目培训，共计培训调查员 130 人；受疫情影响，截至 12 月 31 日，监测工作推进比计划要缓慢，7 个监测点仅蒙山县 1 个完成现场监测并上报数据，3 个监测点正在开展，3 个监测点尚未启动。

4. 开展营养健康知识知晓率调查。调查与中国居民营养与健康状况监测同时开展，调查工作进展同营养监测一致。

5. 开展特定健康问题哨点监测工作。2022 年广西首次开展针对肥胖、贫血等特定健康问题的哨点监测工作，3 个监测点分别是鱼峰区、灵川县和忻城县，监测对象涉及全人群。根据国家监测方案要求，组织制定广西实施方案，并举办 3 期培训班，对 3 个监测县调查人员进行现场培训。截至 12 月 31 日，3 个监测点均完成现场调查和数据上报任务，共计完成调查人数 5040 人。

6. 推进国民营养计划和合理膳食行动。协助自治区卫生健康委推进国民营养计划和合理膳食行动工作，组织开展全民营养周、学生营养日和食品安全周等现场宣传活动，派出专家参与健康素养促进专题宣传拍摄、专家访谈等活动；开展社区、学校营养健康讲座；在中心公众微信号上，每个月按时推送 2 期营养与学校卫生科普信息；派出 2 名专家参与营养健康网络直播活动；协助自治区卫生健康委做好营养指导员培训、营养健康食堂示范创建等工作。

7. 加强营养交流与合作。推动中国东南亚系统营养干预项目在防城港实施，协助英国布里斯托大学、广西医科大学公共卫生学院在防城港举办 3 场研讨会，收集有关阶层和人员关于营养方面的知识、态度等信息；参加第二届中国 – 东盟食品安全与营养健康合作论坛中国东南亚系统营养干预项目线上研讨会；与广西医科大学公共卫生学院合作开展儿童青少年心理健康调查。

8. 开展学生常见病和健康影响因素监测与干预工作。监测县（市、区）从 31 个扩大到 111 个，实现广西监测全覆盖，监测学校达到 900 所，监测学生人数 23 万人；推进学生健康信息化管理建设进程，部署使用广西学生健康监测信息管理系统，解决基层学生健康信息录入、统计和分析问题；开展影响学生健康的近视、脊柱侧弯、龋齿等问题的监测和干预工作，受疫情影响，截至 12 月 31 日，45 个监测点完成监测任务，45 个完成部分监测任务，21 个尚未启动监测任务。

9. 开展农村学生营养改善计划、学生营养健康状况监测与评估工作。举办一期学生营养监测培训班，42 个农村学生营养监测县及所在的市级单位业务骨干参加培训；加强现场指导，指导各地开展学生营养监测现场调查、数据整理分析和科普宣传工作。

10. 开展学校卫生和学生健康促进工作。制作一批学校卫生和学生健康宣传材料发放到有关单位开展宣传活动，宣传材料包括健康工具包、膳食宝塔冰箱贴、学生常见病宣传折页及海报等；开展“进校园”科普活动，派出 2 名专家到南宁市滨湖路小学进行学生健康科普讲座；支持和指导隆安县开展“营养校园”建设工作，检查试点学校工作落实情况，包括对学生、家长、老师及食堂工作人员的营养健康知识调查、相关培训情况以及校园营养宣传教育活动的开展等；协助广西医科大学附属口腔医院开展 2022 年度农村义务教育阶段学校小学生口腔健康行动促进计划项目，开展口腔健康宣传教育活动，做好口腔健康监测和小学生免费局部涂氟工作。

急性传染病防制所

共有工作人员 26 人，其中硕士研究生 19 人，本科 4 人，其他学历 3 人；高级职称 17 人，中级职称 5 人，初级职称 4 人。流行病人员 12 人，实验室人员 14 人。

一、工作职责

拟定广西急性传染病预防控制及应急规划、计划；组织并指导基层疾病预防控制中心开展流感、人感染禽流感、手足口病、狂犬病、登革热、鼠疫、霍乱、伤寒副伤寒等重大急性传染病的监测、检测工作，对重大传染病流行趋势进行预测、预警；掌握广西流行状况与趋势，制定防制对策，对防制措施质量和效果进行考核评估；组织、协调并参与各类突发公共卫生事件调查处置的指导及现场调查处置，提出防制对策与措施；关注国内外新发急性传染病，适时开展监测和专题调查，了解其分布和流行因素；开展对外交流合作，引进和推广急性传染病预防控制、检测新技术、新方法；承担对基层疾控机构急性传染病预防控制及检验技术、卫生应急能力的培训；开展传染病疫情及突发事件公共卫生风险月度及专题评估；开展相关疾病的健康教育；复核鉴定基层上送标本和菌株；完成上级部门及中心领导交办的其他工作任务。

二、工作进展与成效

1. 及时、科学、规范处置各类突发急性传染病疫情。处置突发乙类、丙类和其他类传染病疫情 332 起，及时、科学、规范处置率达 100%；处置新冠疫情 121 起、水痘 110 起、流感 71 起、其他感染性腹泻 19 起、人感染 H5N6 禽流感 6 起、手足口病 3 起以及钩体病、人感染 H5N1 禽流感各 1 起。

2. 开展新冠疫情处置和监测预警工作。成功处置由境外和外省输入引起的本地疫情，完成广西新冠疫情流行高峰预测分析报告和模型建立，制定《广西人群新冠病毒变异株监测工作方案》《广西社区人群新冠肺炎哨点监测方案》等，并开展相关监测工作。

3. 开展疫情分析研判工作。撰写上报每日疫情分析 157 期、越南新冠疫情周报 26 期；完成专题分析、疫情分析研判报告、方案文件起草、约稿、协助审核修改各类征求意见稿 100 余份。

4. 开展流行病学调查、核酸检测及全基因组测序指导。派出 63 人次 808 天赴现场指导 42 起疫情，完成相关流行病学调查和实验室检测工作；派出 6 人次 41 天赴防城港市、北海市等地进行新冠病毒全基因组测序培训和指导工作；根据国务院联防联控机制综合组的要求，派遣 3 人次 78 天驰援海南、新疆新冠疫情防控；通过电话、微信、邮件和视频等多种方式对广西 103 个市、县（市、区）疾病预防控制中心新冠病毒实验室进行核酸和抗原抗体检测及疫情防控技术指导。

5. 开展新冠疫情相关知识健康宣传教育活动。指导群众做好防护，及时回应社会关切，共撰写、发布新冠疫情防控健康提示和科普宣传稿 46 篇，接受媒体采访 2 次。

6. 开展实验室检测工作。独立完成阳性标本新冠核酸检测复核约 6600 人次，多次参与广西新冠核酸筛查及支援各地新冠病毒检测；建立广西新冠病毒标本保存库，保存标本 7879 份；建立广西新冠病毒基因组序列数据库，获得 1800 条全基因组序列，包括 Beta、Delta、Omicron 等进化分支及亚分支。

7. 组织开展重点急性传染病监测和防控工作。加强鼠疫、霍乱、伤寒副伤寒、细菌性痢疾、人间布病、流感 / 禽流感、狂犬病、手足口病、登革热等中央补助及自治区财政补助重点传染病的监测和防控，完成病例报告、标本采集、检测和个案调查等工作指标，并加强督查指导各地项目的实施；全年无鼠疫、霍乱、SARS、寨卡等重大传染病疫情报告。

8. 持续巩固狂犬病防控成效。强化动物传染源源头管控和狂犬病暴露规范化处置，重点宣传《中华人民共和国动物防疫法》，着力提升公众狂犬病防控意识；开展多期医务人员狂犬病防治技术培训，确保从事犬伤救治处置的医务人员狂犬病防治知识知晓率达到 100%；与农业部门联合开展狂犬病疫情处置，狂犬病发病数维持在历史最低水平。

9. 强化手足口病、流感、其他感染性腹泻的防控和处置。做好疫情风险评估，完成流感周报 52 期、月报 12 期，手足口病周报 52 期、月报 12 期，其他感染性腹泻周报 52 期；通过电视、微信、网站、折页、海报大力开展公众宣传。

10. 开展猴痘防控工作。关注全球猴痘疫情进展，压实各级医疗机构猴痘疫情主动监测工作，未发现有猴痘样症状者或可疑病例；做好猴痘疫情应急处置人才和物资储备，举办 2 期猴痘监测培训班，要求自治区、14 个设区市及 8 个边境县（市、区）疾控机构分别配备不少于 100 人份的猴痘核酸检测试剂，确保猴痘疫情监测工作顺利开展。

11. 提高边境地区疫情防控能力水平。开展边境地区疾控机构传染病防控能力问卷调查；派专家到百色市开展鼠疫宿主、媒介种类鉴别培训，协助开展能力培训；提高沿海（边）地区病毒基因组测序能力，协助防城港市、百色市、北海市、崇左市建立测序能力，共培训测序专业技术骨干 17 人次；支援边境 3 市 8 县（市、区）新冠疫情防控，固定实验室和 3 台移动方舱车的总体检测能力达到 5.0 万管 / 日；加强培训和实战能力，开展 8 次培训，涵盖实验室使用、仪器设备操作、数据分析和理论等，检测人员参与本地和外派支援核酸检测工作。

12. 促进实验室能力建设，加强质量控制。完成各类急性传染病监测、检测，完成各级疾病预防控制中心、监测点以及本级承担课题、临床及协作项目送检各类标本检测；鼠疫血清监测检测 350 份均为阴性；布病发病数增多，监测力度加大；广西病毒性腹泻监测网络初步建立；流感防控成绩佳，共检测 1103 份哨点监测流感样病例标本，阳性率为 10.34%；完成 100 份标本抗原检测；对 22 份流感阳性样本进行 MDCK 细胞分离，获得 19 株流感毒株；对 30 份流感阳性样本开展鸡胚分离，共分离获得 10 株鸡胚阳性毒株；对 40 株流感毒株进行耐药性检测，均对扎那米韦、奥司他韦药物敏感，选取 36 株开展测序工作；复核人感染高致病性禽流感病例 5 例；手足口病完成 89 份临床标本的 VP1 序列测定；完成登革热健康人群血清 100 份标本监测检测；致病菌识别网项目基本实现广西全覆盖；肠道细菌性病原体共分离、培养、鉴定肠道标本及复核菌株 500 余份（株）；对分离、复合的沙门氏菌进行血清分型，显示鼠伤寒沙门氏菌为优势株；从 73 株霍乱弧菌中未检出毒力基因；猪链球菌以 2 型为主；根据国家检测方案对 80 株沙门氏菌、18 株霍乱弧菌进行 17 种药物最低抑菌浓度药敏试验（MIC）；开展呼吸道军团菌监测项目空调水、冷却塔水军团菌检测 53 份；完成委托动物实验 9 个批次，检测 14 个项目；负责广西 103 家新冠和 15 家流感、病毒性腹泻、手足口病国家级网络实验室和 11 家国家致病菌识别共五大网实验室的建设、质量管理和技术培训指导；组织广西盲样考核 2 次，本实验室参加外部考核 19 次，考核结果均为满意；组织广西感染性物质航空运输，共上送中国疾病预防控制中心标本 1528 份。

13. 开展基层技术指导和科研培训工作。举办现场培训班 3 期，协助各地举办培训班 2 次，共培训技术骨干 710 余人；派出 20 批 92 人次参加由国家卫生健康委、中国疾病预防控制中心等组织的国家级会议和培训；累计指导基层 92 人次、1026 天，多次赴基层实验室进行现场理论讲解、示教，完成 1 市 1 人的长期跟班学习和广西医科大学、桂林医学院、右江民族医学院等医学高校流病、检验专业实习生的带教、考核工作；发表论文 11 篇。

慢性非传染性疾病防制所

共有工作人员 12 人，其中博士研究生 1 人，硕士研究生 8 人，本科 3 人；高级职称 8 人，中级职称 2 人，初级职称 1 人，其他 1 人。

一、工作职责

承担广西慢性病防控有关技术规范、实施方案、防治指南、工作标准的制定及适宜技术的推广应用，开展慢性病防控相关科学研究，加强学术交流与国际合作；负责广西全人群死因监测数据收集、质量控制、统计分析、业务指导、人员培训等；制定广西的执行计划，定期将数据分析结果和当年工作报告上报上级主管部门；定期组织开展国家下达的各种慢性病监测调查工作，负责培训、现场启动、指导、考核、评估等工作；在相关监测点开展高血压、脑卒中等心脑血管疾病发病的监测与报告工作；负责组织开展国家级、自治区级慢性病综合防控示范区创建指导工作，定期开展各级示范区的考核、评审和复审，并及时总结、推广成功的模式和经验；组织开展全民健康生活方式行动，负责城乡居民“三减三健”等健康行动倡导与推动；指导健康支持性环境的创建工作，并开展考核、评估以及经验交流；负责培训和指导项目点开展哨点医院伤害监测报告，定期开展项目督导、考核及评估，定期对监测信息数据进行整理、分析、上报等；负责广西基本公共卫生慢性病管理技术指导和培训督导工作；完成上级部门相关的指令性工作任务。

二、工作进展与成效

1. 开展死因监测登记工作。截至 12 月 31 日，广西人口死亡信息登记管理系统 2022 年报告粗死亡率为 6.08‰，其中 21 个国家监测点报告粗死亡率为 6.02‰，95 个省级点报告粗死亡率为 6.10‰，广西死因登记监测粗死亡报告率达到国家任务标准。

2. 推进慢性阻塞性肺疾病高危人群早期筛查与综合干预项目。南宁市武鸣区、上林县等 5 个监测点均启动线上筛查工作和现场调查工作，截至 12 月 31 日，完成线上筛查 33031 人，完成肺功能检查 2628 人。

3. 开展“三减三健”专项行动。开展全民健康生活方式行动工作技术培训，对健康支持性环境和“三减三健”专项行动进行技术指导；开展全民健康生活方式月及全国高血压日宣传活动，设计、印刷及发放宣传册、折页等相关宣传品，促进居民健康生活方式和健康行为的形成。

4. 协助做好健康示范社区建设重点攻坚项目。协助中心党办、健康教育与传媒科做好健康示范社区建设重点攻坚项目，与龙胜马堤乡马堤村、南宁市万力社区建立党建联建单位，共同开展健康示范社区建设；制定高血压、高血糖、高血脂人群的自我管理实施方案、效果评估方案，并到健康示范社区进行自我管理培训，对高血压、高血糖、高血脂人群开展自我管理小组活动，开展自我管理效果评估。

5. 开展广西老年人健康素养监测工作。制定项目实施方案，开展业务培训、现场督导及考核、数据录入管理、审核质控等工作，于 2022 年 11 月按国家要求完成广西老年人健康素养监测工作任务；4 个调查项目点共完成 800 人现场问卷调查工作。

6. 开展伤害监测工作。完成 2021 年广西伤害监测工作，对广西伤害监测数据进行分析，编制 2021 年度伤害监测工作年度数据报告；指导桂林市、全州县、南宁市武鸣区疾病预防控制中心及 9 家哨点医院开展 2022 年度伤害监测工作，完成对数据的审核、上报工作。

7. 开展中国广西儿童青少年脊柱侧弯流行病学调查项目。制定《自治区疾病预防控制中心关于做好 2022 年广西儿童青少年脊柱侧弯流行病学调查工作的通知》；参加中国疾病预防控制中心慢性病中心举办的调查项目线上培训；与中国疾病预防控制中心慢性病中心、南宁市西乡塘区、百色市右江区、柳州市鹿寨县和来宾市忻城县签订工作任务委托协议，完成广西 4 个项目点被调查对象的抽样工作，线上指导鹿寨县启动儿童青少年脊柱侧弯流行病学调查工作，前往南宁市西乡塘区、百色市右江区指导项目现场调查工作。

8. 开展慢性病综合防控示范区建设。已建设慢性病综合防控示范区 18 个，覆盖率为 15.52%；开展 5 个慢性病示范区的培育工作；广西 14 个设区市已全面开展慢性病综合防控示范区建设，每个市至少建设有 1 个慢性病综合防控示范区；完成“十三五”规划目标。

9. 参与新冠疫情防控工作。派员支援德保县、靖西市等地的疫情防控、核酸采样工作；完成自治区 2022 年高考考前综合检查、中国－东盟“两会”疫情防控专班、重大会议和活动保障等工作。

结核病防制所

共有工作人员 17 人，其中正式人员 16 人，项目聘用人员 1 人；博士研究生 1 人，硕士研究生 7 人，本科及其他学历 9 人；高级职称 9 人，中级职称 4 人，初级职称 4 人。

一、工作职责

根据国家结核病防治规划，结合广西实际情况，为各级政府及其卫生健康行政主管部门制定广西结核病防治规划、工作计划和经费预算等提供技术支持，并协助组织实施；对广西肺结核患者发现、治疗和管理工作进行技术指导和评价；开展广西结核病监控与评价；实施和推广国家结核病实验室诊断标准和操作规程，对广西结核病实验室工作进行技术指导、评价；制定培训计划，开展相关培训工作；组织开展结核病防治健康促进工作；制定广西实验室设备和耗材的需求计划，协助完成设备和耗材的招标与采购；利用重点实验室科研平台开展结核病相关研究。

二、工作进展与成效

1. 加强党风廉政建设。落实“三重一大”工作制度，明确科所人员工作职责；遵守中心和科所各项规定，并按照要求落实。

2. 做好经费分配及落实要求。协助自治区卫生健康委统筹编制中央和广西结核病防治专项经费使用分配计划，推进预算执行进度；指导基层制定符合当地的经费使用方案。

3. 做好疫情监测，完成各项指标。在传染病报告信息管理系统按发病日期实时查询肺结核报告病例，报告发病率64/10万，各项关键指标达到国家和自治区的要求。

4. 加强结核病报告质量控制，提升基层统计监测能力。指导各级疾病预防控制中心结核防控人员使用和上报信息，确保各级监测工作顺利进行；开展结核病监控与评价，维护广西结核病专报系统正常运行；开展实时监测，及时发现疫情；开展广西结核病疫情汇总分析；举办结核病疫情分析视频会议和统计监测培训班，加强各级结核病统计监测工作能力建设。

5. 开展高疫情地区主动筛查工作。开展广西20个结核病高发县（市、区）肺结核主动筛查工作，共筛查449710人，检出活动性肺结核患者1512人。

6. 开展学校结核病防控工作。协助自治区卫生健康委向自治区教育厅每个季度定时通报学校结核病疫情情况；指导各级结防机构开展学校结核病监测和预警，及时、规范做好校内结核病疫情处置；广西学校结核病疫情得到有效控制，2022年广西共报告学校相关病例1535例，与2021年同期相比下降24.724%；共报告7起学校结核病聚集性疫情，比2021年同期下降70.83%。

7. 推进耐药结核病的发现、治疗及管理工作。开展病原学阳性患者筛查26674例，筛查率为87.36%，共发现利福平耐药患者446例，纳入治疗率为97.17%；在广西9个市成立耐多药肺结核病定点医院，完善耐多药诊疗服务，开展二线抗结核药物减免试点工作。

8. 加强TB/HIV双重感染防治工作。广西登记结核病患者中，接受HIV抗体检测比例为94.75%；开展艾滋病病毒感染者和艾滋病患者结核病检测，实际检测率为85.20%。

9. 加强实验室能力建设和质量控制。常规开展结核分枝杆菌培养、涂片、传统药敏试验、分子药敏试验和菌种鉴定，开展全血r-干扰素检测等工作。指导广西14个设区市开展相关检测工作，按国家要求指导来宾市和平果市开展全国结核病耐药监测，指导各级实验室建立健全结核病实验室质量管理体系。对广西14个设区市结核病实验室开展两轮结核病实验室痰涂片室间质量评估工作，第一轮合格率83.33%，盲法复检合格率72.22%；第二轮合格率100%，盲法复检合格率83.33%；指导各市级结防机构对所辖县（市、区）进行盲法复检。组织广西19家单位参加中国疾病预防控制中心开展的全国第十三轮抗结核药物敏感性试验熟练度测试，一线药物测试合格率95.45%，优秀率95.45%；二线药物测试合格率95.45%，优秀率90.91%，参与新药测试的2个实验室，合格率及优秀率均为100%。组织各级结核病实验室参加由中国疾病预防控制中心组织的2022年全国第八轮结核病分子生物学检测能力验证。广西重大传染病防控与生物安全应急响应重点实验室自2021年成立以来，申报省级及以上科研课题4项，其中国家级3项，发表论文共8篇。

10. 自主开发广西结核病信息管理系统。广西结核病信息管理系统自9月1日起在20个重点县（市、区）正式启用，并完成14万筛查人群信息录入；完成系统的三级等报评估；预留接口以便与医院信息管理系统对接实现数据交换等功能；在上林县开展信息系统对接工作试点，实现各级疾控机构、医疗卫生机构之间的信息同步和工作协同。

11. 开展健康教育促进工作。组织开展“为终结结核病点亮城市的红”亮灯活动，在南宁市、柳州市4个地标建筑播放结核病防治宣传标语、大幅灯光秀，在“广西疾控”微信公众号发布结核病防治推文13篇，在闹市、动车站LED屏发布主题宣传口号；在宜州区、三江侗族自治县、环江毛南族自治县组织拍摄不同语种的 3 部结核病防治山歌宣传视频，并在武宣县东乡镇开展一场针对老年人群体的小型现场宣传活动；指导广西各地开展结核病防治健康教育宣传活动。

12. 加强技术培训、指导及督导工作。举办或承办培训班 5 期，共计 1500 人次参加培训；技术专家 13 人次到基层结防机构进行授课；派出专业技术人员对广西各市、县（市、区）进行督导、疫情处置等工作 26 次。

13. 规范结核病医防合作。指导广西各地医防合作工作，推进完善新型结核病防治体系。截至 12 月 31 日，广西共有 91 个县（市、区）开展新型结核病服务体系工作。

14. 开展实习生、进修生带教工作。带教 4 批实验室跟班进修生 8 名、实习生 411 名、FETP 学生 4 名、带教研究生 5 名。

15. 开展科研及调查工作。开展课题研究 6 项，发表学术论文 8 篇，出版著作 1 部。

16. 完成其他任务。根据国家《遏制结核病行动计划（2019—2022 年）》终期评估方案要求，开展广西的现场终期评估和专项调查工作；组织人员完成 2021 年年鉴结核病防治工作内容撰写；按要求完成上级部门各类材料撰写。

17. 参与新冠疫情防控工作。派出 27 人次赴海南省、北海市等地开展疫情防控援助工作；完成中心新冠核酸检测任务 24 次；1 人赴巴基斯坦开展洪灾后新冠等重点传染病防控技术援助；1 人抽调至自治区新冠疫情防控指挥部参与疫情报告工作。

寄生虫病防制所

共有工作人员 16 人，其中正式人员 15 人，临时聘用人员 1 人；硕士研究生 12 人，本科 1 人，其他学历 3 人；高级职称 7 人，中级职称 6 人。

一、工作职责

负责拟订广西寄生虫病防治规划、计划、控制策略和技术方案，根据情况变化及时修订方案，并组织实施；组织开展广西寄生虫病监测、专题调查，定期对广西寄生虫病防治工作进行考核，评估防治工作实施质量和效果；负责寄生虫病信息的收集、统计分析、综合评价和疫情报告；承担对基层疾病预防控制机构的业务技术指导、培训与考核；开展寄生虫病重大突发事件的调查处理；开展寄生虫病防治有关的科学研究和项目工作，对寄生虫病防治工作的技术问题进行理论和实践研究，引进新技术、新方法，指导实施防治措施；开展实验动物寄生虫病检测；负责寄生虫病防治知识咨询、宣传，开展寄生虫病健康教育及健康促进；完成上级部门交办的其他工作任务。

二、工作进展与成效

1. 参与新冠疫情防控工作。派出专业技术人员参加东兴市、德保县、海南省等地流调采样、核酸检测等，参与重要活动联防联控。

2. 开展血吸虫病防控工作。广西血防疫情稳定，连续 34 年保持无血吸虫病本地病例、病畜和感染性钉螺的血防成果。2022 年，广西查螺面积 1564.79 万平方米，实有钉螺面积为 3.74 万平方米，主要分布在靖西市、横州市、宜州区原螺区；无新发现钉螺、感染性钉螺；残存螺点累计药物灭螺面积约 22.43 万平方米；查病询检 6863 人，血检 4183 人，结果均为阴性。

3. 巩固消除疟疾成果。无死亡疟疾病例和输入继发病例。广西共报告 31 例，均为境外输入病例，较去年增加 14.81%，病例 24 小时报告及时率为 100%，病例报告后 3 日内完成流行病学个案调查及时率为 96.77%，7 日内疫点调查与处置数 31 个，实验室检测率为 100%，确诊率为 100%。所有患者均得到及时诊治，未发生本地扩散。

4. 完成传疟媒介监测工作。广西疟疾媒介省级监测点 26 个，实际开展 30 个县（市、区），共捕获按蚊 4 种 40906 只，其中中华按蚊 40828 只；其余 3 种按蚊在百色市凌云县捕获，其中微小按蚊 72 只、嗜斑按蚊 3 只、大型按蚊亚东亚种 3 只。

5. 开展肠道寄生虫病监测工作。在宾阳县、灵山县等 5 地开展肝吸虫病固定监测，共调查 5212 人；在南宁市兴宁区、来宾市金秀瑶族自治县等 11 地开展肝吸虫病和土源性线虫病流动监测，共调查 11370 人，按要求完成人、动物宿主等各类样品的实验室检测和复核。

6. 设立肝吸虫、土源性线虫病防治试点。在土源性线虫感染率较高的乐业县和肝吸虫感染率较高的龙胜各族自治县、扶绥县分别设立土源性线虫、肝吸虫病综合防治试点，试点采取“以健康教育为先导、以传染源控制为主”的综合防治策略；紧抓重点人群进行健康宣传教育工作，开展街头宣传教育、健康宣讲或入户宣传教育，群众健康教育覆盖率在 90% 以上；通过村民查治、医疗卫生机构接诊等不同途径开展患者查治，在龙胜各族自治县和扶绥县共治疗肝吸虫病患者 2268 人。

7. 参加土食源性寄生虫病诊断参比实验室国家评审。中国疾病预防控制中心专家组通过座谈、资料核查、现场查看及实操等方式，对中心土食源性寄生虫病诊断参比实验室进行现场评审，批准为省级土食源性寄生虫病诊断参比实验室，并建议授牌。

8. 开展党建促业务工作。发挥党员模范作用，开展健康宣传教育工作，提高群众的防病意识；推进支部精神文明建设，联合开展“疟疾日”系列健康宣传教育活动，提高居民健康素养。

9. 开展科研项目工作。完成国家重点研发计划项目热带病相关媒介及其携带病原的分布调查主体工作，其他项目研究都按计划有序进行；加强肝吸虫、输入性疾病和媒介包括疟疾、锥蝽、福寿螺等的研究和监测；“广西人体重点寄生虫病监测体系建立及应用”项目获 2021 年度广西科学技术进步奖二等奖。

10. 开展学术交流。与泰国孔敬大学等国外研究机构联合开展湄公河肝吸虫病防控项目，与美国爱荷华大学合作研究肝吸虫致癌机制。

环境卫生与地方病防制所

共有工作人员 17 人，其中正式人员 16 人，临时聘用人员 1 人；硕士研究生 12 人，本科及其他学历 5 人；正高级职称 3 人，副高级职称 8 人，中级职称 4 人，初级职称 2 人。

一、工作职责

收集、整理环境卫生相关公共卫生信息；负责或参与环境卫生相关卫生标准或技术规范的修订和制定；负责开展环境污染物对健康影响的风险评估，制定环境污染物对人群健康效应评价技术方案并组织实施，承担辖区环境污染物对人群健康效应评价工作的业务指导和培训任务；负责广西城乡生活饮用水卫生监测和健康风险评估工作的组织实施，制（修）订项目监测方案，收集、整理、审核相关材料，完成总结报告，采取必要的措施，对水质监测工作进行质量控制；开展国家人体生物监测；开展公共场所、室内环境等健康危害因素的监测与评价；开展空气污染对人群健康影响监测与评价；对新、改、扩建的公共场所（包括集中空调通风系统）、集中式供水及其他可能对人群健康产生影响的大型建设项目进行卫生学监测、评价和技术指导；参与环境突发应急事件的调查处理；开展环境相关疾病防治工作，定期对基层进行现场指导；配合自治区发改、水利等部门制定广西农村饮水安全工程建设规划、草拟农村改水与卫生防病的相关政策；对农村改水、改厕技术进行指导；开展环境与健康相关研究与应用；负责广西碘缺乏病和地方性氟中毒防治监测项目工作，制定项目监测方案并组织实施，收集、整理、审核并上报项目数据材料，完成总结报告；负责广西碘缺乏病病情监测和人群碘营养状况评价工作，建立广西食盐加碘干预碘缺乏病防治措施评价体系；负责饮水型地方性氟中毒病情监测和燃煤污染型地方性氟中毒改炉改灶项目后期管理工作，掌握病情动态变化，巩固防治成果；负责广西重点地方病实验室外质控考核工作，评价和仲裁广西各市、县的实验室检测结果；加强地方病健康教育工作，做好防治碘缺乏病日宣传活动的计划、实施和总结工作；负责广西重点地方病专业技术骨干的培训；负责开展地方病监测与防控技术的研究和应用工作；协助相关岗位开展工作，完成上级部门交办的其他工作。

二、工作进展与成效

1. 参加援外和新冠疫情防控工作。派出 1 人支援巴基斯坦抗击洪涝灾害后的救灾防疫工作，派出多人到海南省、百色市等地开展新冠流调、核酸采样等疫情防控工作；参加中国－东盟博览会、中国－东盟疾病防控合作论坛等重要活动、重大会议疫情防控工作。

2. 完成中央补助饮用水卫生监测项目各项任务。对广西 146 个市政水厂、28 个城市自建设施供水单位和 264 个二次供水单位、1853 个农村集中式供水工程、73 所自建设施供水的学校、160 所饮用农村饮水安全工程供水的学校的水质进行监测，共设立水质监测点 5304 个，完成国家下达监测任务量的 130.58%，完成自治区下达监测任务量的

105.89%，饮用水水质总体上得到显著改善；对水质常规指标和氨氮指标进行监测，监测结果显示市政供水水质综合达标率为98.28%，城市自建设施供水水质综合达标率为80.80%，城市二次供水水质综合达标率为96.00%，农村集中式供水水质综合达标率为79.56%，饮用农村饮水安全工程供水的学校水质综合达标率为76.35%；广西各设区城市和县级城区均利用饮用水水质监测信息，按要求在每季度第一个月的20日前，在同级人民政府或卫生健康行政部门网站等载体上发布，向社会公开上一季度饮用水出厂水和用户水龙头（末梢水）水质状况；广西各地市级、县区级疾病预防控制中心平均检测能力分别为72项和37项，具备开展生活饮用水水质常规指标监测的能力。

3. 开展农村环境危害因素监测调查工作。继续对广西29个县（市、区）设立的580个监测点（行政村）开展农村环境危害因素监测调查工作，监测内容包括垃圾和污水的处理、厕所与粪便无害化状况、农村学校环境卫生、土壤重金属及寄生虫污染监测等；对2900户农户家庭开展环境卫生调查，采集农田土壤样品1160份，其中580份检测pH值及重金属铅、砷、镉、铬等指标，580份检测寄生虫蛔虫卵。

4. 完成人体生物监测项目相关工作。举办人体生物监测项目技术培训班，共培训4个设区市和5个项目县相关人员40余人，完成790人录入数据审核，完成相关试剂耗材的采购；在第二轮国家人体生物监测项目中，经中国疾病预防控制中心综合评估，广西疾病预防控制中心被确定为“优秀组织”单位，环地所2人获“优秀个人”称号。

5. 完成大新铅锌矿污染人群健康监测相关工作。制定并印发《关于印发2022年大新铅锌矿区环境重金属污染人群健康监测工作方案的通知》，对大新县五山乡三合村开展铅锌矿污染人群健康监测相关工作进行部署；收集三合村基本信息，采集180余份环境介质样品，包括大米、蔬菜、肉类、饮用水、土壤等，完成部分调查对象健康调查。

6. 完成空气污染对人群健康影响监测各项工作。完成1—12月份168份雾霾特征污染物（PM2.5）采样，并通过理化检验所对其质量浓度及32项重金属、阴阳离子和多环芳烃等成分进行检测分析，完成相关数据的上报；完成12家医院1—12月份门诊、急救中心接诊数据的收集和上报工作；完成两所学校共1397名小学生问卷调查；在南宁市青秀区、西乡塘区194所小学和50个社区开展环境健康防护宣传工作；完成2022年度南宁市9个国控监测点、2个省控监测点、1个市控监测点每日环保数据、气象数据、南宁市7区5县人口数据、死因数据审核和上报工作；完成2021年度监测技术报告和工作总结的撰写和上报。

7. 完成公共场所健康危害因素监测工作。组织南宁市、柳州市等疾病预防控制中心对宾馆、商场、理发店、候车室等8类公共场所开展健康危害因素监测，完成300家监测场所基本资料、从业人员健康调查资料和危害因素监测资料的收集和上报；完成2021年度公共场所健康危害因素监测技术报告、工作总结的撰写和上报。

8. 开展环境健康宣传系列活动。广西共有10个市参加环境健康宣传系列活动，其中在桂林市和贵港市首次开展气候变化与健康知识普及活动，开展专题宣讲22次，发放相关健康宣传折页5000余份；共收集各市筛选后的征文类宣传作品145篇、绘画类作品155幅、视频类作品11个、图文类作品8个，多人获“环境健康杯”奖项，报送给中国疾病预防控制中心的作品也获得相关奖项。

9. 完成环境健康相关技术服务工作。完成《南宁市轨道交通5号线工程17个车站竣工验收卫生学评价报告》并通过专家评审会评审；受自治区卫生监督所委托，对“两会一节”部分重点公共场所室内环境质量、公共用品的卫生指标进行检（监）测，共计408项次；向社会提供环境设施质量、室内空气质量检测服务，对2家实验动物室共计12个采样点进行采样检测，对6家公共场所集中空调通风系统42个监测点进行监测，对3家居室或办公场所的室内空气进行甲醛、苯及苯系物、总挥发性有机物（TVOC）等有毒有害指标进行采样检测，并对存在的问题提供卫生指导。

10. 组织开展地方病防治专项三年攻坚行动“回头看”调查工作。广西111个碘缺乏病县（市、区）、15个饮水型氟中毒病区县（市、区）191个病区村、2个燃煤污染型地方性氟中毒病区县（市、区）相关技术指标均达到地方病防治专项三年攻坚行动目标，达标率为100%。

11. 组织开展碘缺乏病监测工作。组织广西111

个县（市、区）开展碘缺乏病监测工作，共调查儿童22580名、孕妇11365名，监测结果显示，儿童甲状腺肿大率总体为0.3%，居民合格碘盐食用率为96.1%，儿童尿碘中位数为190 μg/L，孕妇尿碘中位数为158 μg/L，广西总体保持碘缺乏病消除状态。

12.组织开展燃煤污染型氟中毒病区监测工作。对广西2个县（市）的55个病区村开展监测，共对8～12周岁儿童10318名进行氟斑牙检查，氟斑牙患病率为1.68%，氟斑牙指数为0.026，流行强度为阴性流行，各病区村均达到病区消除标准，消除率100%。

13.组织开展饮水型氟中毒病区监测工作。在广西15个县（市、区）的193个病区村开展饮水型氟中毒监测工作，193个病区村改水率100%，正常使用率99.5%；193个病区村改水工程末梢水水氟值检出范围为0.10～0.71mg/L，均未超过国家标准；检查8～12周岁儿童6391名，氟斑牙检出率为3.43%，氟斑牙指数为0.06，流行强度为阴性流行；除2个新发病区村外，191个病区村均达到控制标准，控制率100%。

14.实施实验室外部质量控制工作。组织自治区和14个设区市的碘缺乏病实验室参加尿碘、盐碘和水碘的盲样考核，组织广西79个县（市、区）疾病预防控制中心的实验室参加尿碘和盐碘盲样考核，均通过考核并取得合格证书；组织自治区和8个市、13个水氟病区县的实验室参加水氟测定质量考核工作，组织自治区、2个市、2个县的实验室参加尿氟测定质量考核工作。除1个县级实验室水氟考核不合格外，其余均通过考核并取得质量合格证书。

放射卫生防护所

共有工作人员12人，其中硕士研究生4人，本科8人；高级职称6人，中级职称3人，初级职称及以下3人。

一、工作职责

开展国家指令性监测任务，包括食品安全风险监测、饮用水放射性风险监测、医疗机构医用辐射防护监测、职业性放射性疾病监测、非医疗机构放射危害因素监测、放射卫生检测技术能力比对考核及放射卫生技术服务机构质量监测；开展社会委托服务监测工作，包括外照射个人剂量监测、放射诊疗设备和工作场所防护检测、食品、饮用水等放射性委托检测工作；开展职业病诊断鉴定管理工作；开展放射卫生检测技术培训与业务指导工作；完成上级部门及领导交办的其他任务。

二、工作进展与成效

1.开展食品安全风险监测工作。监测食品样品35份，监测放射性核素包括天然放射性核素和人工放射性核素，其中在海虾、花蟹、沙丁鱼、大米、玉米等12份样品中检出人工放射性核素锶-90，1份茶叶样品检出铯-137。所有样品均检出天然放射性核素，检测结果均低于国家标准限值。样品的放射性核素监测结果均与历年（2012—2021年）的监测结果处于同一水平。

2.开展饮用水放射性风险监测工作。设39个监测点，涵盖5个城市25个自来水水厂及3口水井，其中防城港核电站30千米范围内监测点15个，30千米范围外对照监测点24个；在丰水期和枯水期各采样一次，共采集65份水样，检测水中的总α总β放射性，检测结果与历年（2014—2021年）的检测结果处于同一水平，表明防城港核电站运营后，未对周围居民饮用水产生明显影响，未对居民的饮水健康造成危害。

3.开展医疗机构医用辐射防护监测工作。完成1883家放射诊疗机构（不含牙科诊所）基本情况调查；对57家放射诊断机构的176台放射诊断设备、26家放射治疗机构的36台放射治疗设备和4家核医学机构的6台核医学设备开展放射防护监测，对80家放射诊疗机构的213个放射工作场所的1882个监测点进行放射防护监测，初检合格率为97.7%；选择10家医院完成6个年龄组共2205例CT受检者不同检查部位的剂量调查工作，完成6家医院11台DSA 896例患者的介入手术剂量调查，选取4家综合型医院完成6个年龄组1520例受检者不同检查部位的剂量调查，对3家医院2个年龄组120例受检者左/右乳体位开展剂量调查；对10家医院10台加速器的输出剂量进行核查，合格率为90.0%，并对不合格医院进行复核，复核结果合格。

4.开展职业性放射性疾病监测工作。广西放射诊疗机构开展个人剂量监测率为98.5%，未发现过量受照（≥20mSv）的职业人员，有14657名放射工作人员（含非医疗机构）进行职业健康检查，申请职业性放射性疾病诊断人数和诊断病例数均为 0；广西 52 家医院开展核医学诊疗业务，有 464 名核医学工作人员，其中 44 家开展 131I 治疗，24 家配有 131I 自动分装仪；广西有 8 个市共 31 个非铀非煤井下金属矿，矿工总人数为 8318 人，其中井下作业人员为 3928 人；监测医院 108 家共 4375（含进修生和实习生）名放射工作人员，个人剂量监测率为 98.9%，职业健康检查率为 96.9%，介入工作人员开展双剂量监测人数为 717 人。

5. 开展非医疗机构放射性危害因素监测工作。调查 8 大类 340 家放射工作单位，未发现有密封源测井和非密封放射性物质工作场所；对 75 家用人单位的放射工作场所开展辐射水平监测，合格率为 98.9%；广西非医疗单位有放射工作人员 5180 名，除豁免管理单位外，个人剂量监测率为 90.2%，放射卫生防护知识培训率为 81.2%，职业健康检查率为 83.8%；有 62 家放射工作单位配置辐射防护检测仪表，121 家配置个人防护用品和辅助防护设施，114 家配置个人剂量报警仪。

6. 开展放射卫生检测技术能力比对考核。组织广西 18 家机构参加放射卫生检测能力比对，其中省级公立机构 2 家，市级疾病预防控制中心 10 家，第三方机构 6 家；有 15 家机构参加个人剂量监测比对，其中优秀 4 家，合格 9 家，不合格 2 家；7 家机构参加总 α 总 β 放射性测量比对，其中优秀 1 家，合格 5 家，不合格 1 家。

7. 开展放射卫生技术服务机构质量监测工作。对 5 家技术服务机构进行全要素评估，综合各位专家的意见，结合医疗机构现场核查、技术服务机构评估检查等意见，形成放射卫生技术服务机构评估检查意见，并由中国疾病预防控制中心辐射安全所抽取确定 5 家机构的质量监测，其中 1 家优秀、4 家合格。

8. 开展职业病诊断鉴定管理工作。职业病诊断鉴定办公室共接受 102 人次电话来访，上门咨询 2 人次，收集鉴定材料 3 人份，组织召开职业病鉴定会 1 场，职业病鉴定 1 人。

9. 开展社会委托服务工作。完成放射诊疗单位委托的放射诊疗设备和放射工作场所防护检测，共出具检测报告 61 份；完成 605 家放射工作单位 28023 人次个人剂量监测，出具检测报告 2524 份；接受委托样品 11 份，开展水中总 α 放射性、总 β 放射性和镭 –226 检测，食品放射性核素铯 –137、铯 –134 检测，出具检测报告 11 份。

10. 开展放射卫生技术培训与基层业务指导工作。举办业务培训班 3 期，共培训放射卫生技术人员约 300 人；派出技术骨干 14 人天到百色、玉林和防城港市进行放射卫生监测项目现场指导；接收贵港市、玉林市和来宾市业务人员 8 人次跟班培训学习。

11. 参与新冠疫情防控工作。抽调 2 人到自治区疫情防控指挥部工作，派出 3 人到北海市、崇左市、海南省等地参加疫情防控，派出 2 人参加会议保障工作。

12. 开展科研工作。完成广西医药卫生科研课题 1 项，在核心期刊上发表论文 1 篇。

13. 开展质量控制管理工作。参加全国放射卫生技术机构检测能力 3 项考核，“总 α 总 β 放射性测量”结果优秀，“放射性核素 γ 能谱分析”结果优秀，“个人剂量监测”结果合格，并按计划完成内部质量控制各项工作，确保实验室检测数据准确可靠。

14. 开展职业卫生技术服务机构资质现场评审工作。顺利通过职业卫生技术服务资质（核技术工业应用）现场评审，首次获得职业卫生技术服务资质。

卫生毒理与功能检验所

共有工作人员 17 人，其中正式人员 12 人，临时聘用人员 5 人；博士研究生 1 人，硕士研究生 6 人，本科 5 人；高级职称 6 人，中级职称 5 人，初级职称 1 人。

一、工作职责

承担各类健康相关产品的安全性毒理学检验工作、保健食品的功能学检验与评价工作；承担卫生污染等人群健康危害事故调查中有关毒理学检验的工作；受自治区科学技术厅委托承担广西实验动物许可证年度质量检测工作，定期对广西实验动物生产和使用单位的实验动物、设施环境、专用饲料等进行检测；开展有关毒理学检验、功能学检验新技术、新方法的研究；开展检验用计量仪器检定、人员实验操作和外部能力验证等质量控制工作，加强实验室规章制度和实验动物的管理；指导和协助基层机构开展毒理检验工作；向社会提供毒理学检验、咨询服务；完成中心交办的其他工作。

二、工作进展与成效

1. 开展检验检测工作。受理社会服务委托检验的各类样品 24 份，开展各类检验检测试验项目 39 项，完成并发出各类检验报告 35 份。

2. 参与新冠疫情防控工作。派出 6 人支援海南省、北海市等地的新冠疫情防控工作，派员参加重大会议、活动等防控保障，参与应急防控任务 258 人天。

3. 提升检验能力，拓展检验项目。经中心领导批准，将原来由急性传染病防制所和预防医学门诊部等新冠疫情防控重点科所承担的实验动物病毒和支原体等检验项目转移由卫生毒理与功能检验所负责；通过学习和实操培训，多次开展模拟实验比对验证，完成 16 个新检验项目的能力确认，建立毒理实验室的操作 SOP 等质量管理文件。

4. 负责实验动物质量检测平台的运行管理。受自治区科学技术厅委托，完成 2021 年度广西实验动物许可证年检工作；完成 2022 年度年检计划和经费预算拟定及报审，协助自治区科学技术厅完成单一来源采购论证等各项手续，签订 2022 年度委托检验合同；从 11 月开始，组织相关科所开展 2022 年度的年检工作；完成 12 份实验动物质量检测报告。

5. 开展科研培训工作。完成 1 项广西卫生适宜科研项目，并按期申报结题验收；与广西农科院、广西药用植物园联合申报自治区卫生健康委食品安全地方标准项目立项 1 项，并通过评审获得立项；申报自治区科学技术厅科技开发重大专项 1 项，并立项审批；承担广西二级病原微生物实验室生物安全培训班动物实验部分的授课和实操培训。

6. 参加由中国合格评定 CNAS 等组织的 3 次病理学诊断外部能力验证和比对活动，全部通过并获得证书。完成 2 项实验室内部比对，结果满意；完成 12 项次实验室质量监督，在中心实验室内审中无不符合项，无整改项。

理化检验所

共有工作人员 23 人，其中正式人员 22 人，临时聘用人员 1 人；博士研究生 2 人，硕士研究生 9 人，本科 12 人；高级职称 13 人，中级职称 8 人，初级职称及以下 2 人。

一、工作职责

承担食品、营养、水、环境卫生等健康相关产品的指令性检测工作任务；接受社会和政府部门委托，为社会需求提供技术服务；承担突发公共卫生事件有害化学毒物污染应急检测工作；承担基层疾控机构理化检验人员培训和技术指导工作；开展理化检验新技术、新方法研究开发和科研合作工作；开展实验室质量控制工作，做好实验室样品管理、检测仪器设备管理、实验室内外质量控制和实验室安全管理等工作。

二、工作进展与成效

1. 开展各类委托检验工作。完成社会委托类检验样品 190 份 4286 项次，检验内容涉及食品、水及涉水产品、保健食品、消毒产品和监督抽检样品等 5 大类；提供相关数据，解决市民关心的热点问题，并为相关部门的科学决策提供依据。

2. 开展指令性计划样品检验工作。接收指令性计划样品 1317 份 18408 项次，其中食品安全风险监测样品 1114 份 11797 项次；空气雾霾监测样品 168 份 5712 项次；营养成分监测样品 35 份 959 项次。

3. 开展突发公共卫生事件应急检测工作。协助处置中毒应急事件 5 起，检测样品 14 份 114 项；参加中国 – 东盟博览会等大型活动场所的环境卫生检测和各大节假日的应急检测工作。

4. 参与新冠疫情防控工作。参与公共实验室核酸检测工作；参加自治区“两会”、中国 – 东盟博览会等大型活动的新冠疫情防控指导；参加自治区新冠疫情防控指挥部工作专班；支援东兴市、北海市等地进行应急核酸检测工作。

5. 参与地方特色食品标准的制定工作。联合相关科所制定广西地方标准《食用八角生产卫生经营规范》；完成新国标《GB5009.11 食品中无机砷的测定》方法验证工作。

6. 开展科研培训工作。举办一期理化检验技术培训班，广西 14 个设区市 78 个县疾病预防控制中心从事元素分析和有机物分析的技术人员共 109 人参加培训。

7. 开展党建工作。强化支部党员的先锋模范带头作用，派出党员 2 次到访龙胜马堤乡马堤村，对帮扶对象进行支持；创建“理化应急检测，急百姓之所急”等服务型党建品牌。

微生物检验所

共有工作人员 12 人，其中正式人员 11 人，临时聘用人员 1 人；硕士研究生 9 人，本科 2 人，其他学历 1 人；高级职称 6 人，中级职称 3 人，初级职称及以下 3 人。

一、工作职责

承担食品、化妆品、水质、公共场所、实验动物的微生物监测检验、食源性和水源性疾病突发事件处置以及对基层实验室检验技术的培训指导；承担食品安全风险监测、食源性疾病监测、生活饮用水水质监测等指令性任务；承担食源性病原菌检测新技术引进及研究。

二、工作进展与成效

1. 完成服务性检测指标。检测各类委托性样品 376 份 9887 项次，其中生活饮用水 37 份 3811 项次、空气 14 份 322 项次、实验动物 25 份 150 项次、食品样品 264 份 5280 项次、公共场所用品用具 36 份 324 项次。

2. 完成食品安全风险监测工作。鉴定复核广西 93 家疾病预防控制中心和 48 家哨点医院 1934 株食源性致病菌，经复核后 1623 株鉴定准确，鉴定准确率 92.3%；开展肉鸡生产流通过程监测项目孵化、养殖、屠宰、配送 4 个环节 303 份标本共 950 项次的检测，孵化和养殖环节未检出致病菌，屠宰环节沙门氏菌检出率 12.40%、弯曲菌检出率 14.68%，单增李斯特菌检出率 1.73%，配送环节沙门氏菌检出率 14.29%。

3. 首次开展宏基因组测序技术并应用于食品安全风险监测。完成 704 株食源性致病菌 PFGE 检测，其中沙门氏菌 634 株、致泻性大肠埃希菌 54 株、副溶血性弧菌 16 株，并完成信息整理及数据图谱的上报；完成 595 株沙门氏菌和 50 株致泻大肠杆菌对 8 类 15 种抗生素药敏试验；首次开展金黄色葡萄球菌 mecA 耐药基因、蜡样芽孢杆菌毒素基因、唐菖蒲霍尔德菌 bon 毒力基因检测，使食源性致病菌的致病因子更加明确；审核上报食源性疾病监测报告系统数据 6665 条。

4. 改进和完善实验室质量管理体系运行情况。实验室检验报告及时率和合格率均在 95% 以上，一般差错率低于 1%，无重大检测质量事故；完成 CNAS 组织的能力验证 3 次 6 个项目，涉及食品和化妆品，考核结果均为满意；强化检测工作中的人、机、料、法、环等关键环节的质量控制，按计划完成 41 台检测仪器检定和校准、实验室设施与环境监测；完成 5 项内部质控计划；跟踪、更新 3 项检测标准 6 项能力，并完成标准的变更和确认。

疫苗临床研究所

共有工作人员 12 人，其中正式人员 8 人，临时聘用人员 4 人；高级职称 5 人，中级职称 3 人，初级职称及以下 4 人。

一、工作职责

建立符合国际标准的规范化预防性疫苗临床研究基地；制定预防性疫苗相关临床研究计划和临床试验方案并组织实施；开展预防性疫苗临床试验的安全性、免疫原性和流行病学效果评价；负责开展与预防性疫苗临床研究相关的 GCP 等培训；开展预防性疫苗类应用性科学研究。

二、工作进展与成效

1. 开展疫苗临床研究工作。拓展项目渠道，内联外引，实施 37 项疫苗临床试验（新启动 11 项），包括新冠 mRNA 疫苗Ⅲa 期序贯临床试验、13 价肺炎球菌多糖结合疫苗Ⅲ期临床试验、9 价 HPV 疫苗男性Ⅲ期保护效力临床试验等。

2. 参与新冠防控工作。派出 1 人支援边境口岸地区新冠疫情防控工作，派出 1 人参加中国－东盟“两会”等重大会议、重大活动的疫情防控工作；派出 1 名专家多次参与新冠疫苗国家级策略制定、技术支持、效果验证和审评工作；开展国产新冠 mRNA 疫苗Ⅲ期、Ⅲb 期临床试验国内免疫原性部分及序贯临床试验的设计和现场实施工作。

3. 开展技术指导工作。举办默沙东公司 9 价 HPV 疫苗 V503-053 项目启动培训会等 6 个班次的培训班，共派出 50 余人次赴基层对共计 1000 多人次项目人员进行疫苗临床研究相关技术培训；开展质量控制工作，涉及在研项目 19 个，实施现场 17 个，共进行质量管理、质量控制、临床技术培训 43 场次，实施项目质量控制 20 余次，进行项目督导 20 余次，迎接疫苗临床试验监管检查 / 疫苗注册现场核查 15 次。

4. 开展培训工作。65 人次参加 11 个会议及培训班；派出 50 余人次对 1000 多名项目人员进行培训，以统一质量控制标准和方法，加强对现场研究者的管理。

5. 开展各类检查工作。中心现场接受 15 次外部检查，包括广西药监局疫苗临床试验现场检查、注册现场核查等。中心内部开展涉及质量管理、质量控制、临床技术等培训 43 场次，实施项目质量控制 20 余次，进行项目督导 20 余次，根据检查发现问题，指导研究现场改进问题，规范用好项目下拨经费，调整、修订或新增相关管理制度和SOP的内容。

6. 开展伦理审查工作。所有疫苗临床试验均获得中心伦理审查委员会的会议审查、跟踪审查同意，切实保障受试者的权益和安全。

7. 开展党建工作。开展疫苗临床研究团队的意识形态领域和思想道德建设；1 人成为发展对象；开展全民阅读活动分享会主题党日活动；组织学习贯彻党的二十大精神等；完成“三会一课”、支部书记讲党课等任务；坚持政治学习至少每月一次；联合柳州市等疾病预防控制中心开展疫苗临床试验项目下拨资金的监督检查暨党建与业务深度融合主题党日活动。

8. 开展日常管理工作。按照中心相关规定开展疫苗临床研究项目接洽、合同预算制定及签订、临床试验现场选择、物质耗材采购及管理等工作；严格执行“三重一大”制度，避免可能存在的风险；按照国家相关法规及科所疫苗临床试验质量管理体系、管理制度和 SOP 开展疫苗临床研究工作；修订完善疫苗临床试验质量保证体系、管理制度和 SOP；安排专人负责仪器、冰箱、标本和保密文件的保管工作，规范保管合同、设备、物资、文件档案等。

9. 开展科研工作。发表论文 2 篇，其中 SCI 期刊 1 篇；参与编写专著 1 部。

消杀与媒介防制所

共有工作人员 11 人，其中硕士研究生 6 人，本科 3 人，大专 2 人；高级职称 7 人，中级职称 3 人，初级职称 1 人。科室成员以预防医学、卫生检验和生物学专业为主。

拥有百级洁净消毒实验室 1 间，万级洁净消毒实验室 3 间；卫生杀虫剂室内药效实验室 1 间，模拟现场实验室 1 间，抗药性实验室 1 间、媒介鉴定实验室 1 间，昆虫饲养室 4 间（标准品系 2 间，室外品系 2 间），长期饲养有蚊、蝇、蜚蠊 3 种标准试虫；新建病原实验室 4 间，先后取得消毒产品鉴定资质、洁净室综合性能和生物安全柜检测能力资质。

一、工作职责

参与突发公共卫生事件应急处置与自治区重大活动、会议的防疫保障工作；负责指导广西医疗机构消毒质量监测与院内感染防控工作，指导院内感染暴发疫情的调查处置；指导广西病媒生物监测与防制；协助虫媒与自然疫源性相关疾病疫情处置；开展消毒与感染控制、病媒生物监测与防制工作；开展消毒产品、场所环境检测、生物安全柜防护性能检测及卫生杀虫剂药效和实验动物体外寄生虫检测工作；开展科研培训和基层业务技术指导工作。

二、工作进展与成效

1. 开展消毒及院感控制指导工作。完成全国医院消毒与感染控制监测 3 家哨点医院 1 轮次监测，采集检测样品 161 份；完成 10 家民营医院消毒效果监测与院感指导工作，检验样品 133 份，检测项目 1000 余项；对广西医科大学生物靶向诊治研究中心开展消毒效果监测，共监测 8 轮次，检验样品 265 份。

2. 开展消毒产品及卫生用品检测工作。完成监督抽检和社会委托检测的消毒产品及卫生用品 18 份。

3. 开展洁净室验收检测。完成社会委托的各类洁净室 7 家 43 间检测；完成 4 家医疗机构 4 份医疗污水检测。

4. 开展中心内部实验室环境与设施年度监测工作。完成中心 13 个科所共 31 台灭菌器、13 台生物安全柜和 555 支紫外线灯全面检测工作，通报检测结果，提出整改意见；完成 P3 实验室消毒及其环境设施检测工作。

5. 启动中央转移支付项目消毒监测与评价项目。完成项目经费预算和监测方案起草报送工作；完成 2022 年 29 个县（市、区）项目点培训指导和监测工作；完成 2023 年广西 5 个市级监测点的经费预算和监测方案报送工作。

6. 开展病媒监测与防制工作。完成中央重大传染病防控项目病媒生物监测工作。按国家相关文件要求，起草下发广西监测方案，完成 2021 年度监测总结和数据报送；指导南宁市、桂林市、北海市、防城港市、百色市 5 个国家监测点开展病媒生物生态学、抗药性、病原学监测，完成广西 2022 年监测数据审核上报工作。

7. 完成登革热伊蚊监测防制工作。制定下发登革热媒介伊蚊监测方案，指导广西从 4 月起开展登革热媒介伊蚊监测，并通过媒介监测网络直报系统按时向国家报送监测数据。

8. 完成 5 轮次大藤峡疾控项目媒介监测工作任务。完成 17 份卫生杀虫剂药效检测及 12 份 55 只实验动物体外寄生虫检测工作；完成北海伊蚊和南宁蚊、蝇、蟑螂的抗药性监测复核及数据报送。

9. 开展实验室质量管理工作。完成监督抽检和社会委托检验样品 2100 份，发出检验报告 184 份；校验仪器设备，落实新进人员培训和质量监督工作；消毒实验室和媒介实验室严格按照中心实验室质量管理的要求进行管理；完成中心实验室内审工作，按要求完成有关问题的整改。

10. 开展突发公共卫生事件应急处置。起草修订文件、方案，分别起草《广西新冠肺炎本土突发疫情现场指挥应急处置指南（试行）》《新冠肺炎大规模奥密克戎疫情应对处置疫源地和重点区域场所消毒工作方案》《“3・21”东航 MU5735 航空器飞行事故失事地及周边环境终末消毒工作方案》等 32 个文件方案；参与修订《加强口岸区域入境车辆和互市加工点进口货物消毒工作有关措施》等 53 个文件方案；完成各起新冠疫情处置有关消毒隔离防护培训授课 50 余次；对自治区重大活动、会议等进行防疫指导及消毒工作；派出 7 人次参加自治区党代会、中越第七次边境国防友好交流活动等 5 个重大会议、活动疫情防控专班及驻点工作。

11. 开展疫情处置防控指导工作。派出 36 人次、组织抽调市、县消杀专业人员 56 人次，先后前往东兴市、宁明县等地处置疫情，支援上海市、海南省等地疫情防控工作；派出 2 人次参与梧州市藤县“3・21”空难应急处置工作，并撰写修订符合当地实际的疫情防控消毒、个人防护等文件方案，组织开展线上线下培训和示范带教、重点场所督导检查工作；派出应急队员参加应急队伍演练培训和新冠疫情相关工作。

预防医学门诊部

共有工作人员 45 人，其中正式人员 27 人，临时聘用人员 18 人；高级职称 8 人，中级职称 18 人，初级职称 16 人，其他 3 人；临床医师 13 人，护士 14 人，检验 8 人，影像 3 人，药剂师 5 人，工人 2 人。预防医学门诊部由桃源、埌西两个门诊部及艾滋病治疗门诊部组成。

一、工作职责

承担社会团体或个人预防性健康体检、常见病诊疗、健康咨询、免疫接种和艾滋病治疗等职责；为公共服务行业、食品卫生行业及药品行业的从业人员提供免费健康检查，对合格者出具健康证明，对不合格者提出相关咨询和治疗指导；开展常见病知识咨询、疾病诊疗，如预防保健、内科、传染病科、寄生虫病、中医科、医学检验、医学影像、免疫预防接种及应急事件处理、艾滋病抗病毒治疗、患者的随访、网络直报等；完成上级部门及中心领导交办的其他工作任务。

二、工作进展与成效

1. 开展党建与门诊业务相融合。党员干部带头支援一线疫情防控工作，做好各类会议的疫情保障工作；组织关爱门诊医护人员结合门诊业务工作，以“关爱艾滋病儿童”为重点项目，利用项目资源为 200 名贫困患儿开展免费检测、发放营养物资，并开展互动游戏、培训教育等，让更多的人了解和关爱艾滋病弱势群体。

2. 参与新冠疫情防控工作。做好门诊日常分诊工作，协助新冠病毒核酸采样 18000 人份；派出 3 名医生、实验室工作人员支援东兴市、海南省等地新冠疫情防控工作；完成新冠疫苗加强针剂注射共 702 针次，其中为 204 人进行第二剂次加强免疫接种。

3. 开展从业人员健康检查工作。对公共服务行业、食品餐饮行业及药品行业从业人员进行健康检查 40972 人次。

4. 开展门诊诊疗。开展对门诊常见病、寄生虫病、预防性传染病、预防保健等诊疗，共计 56826 人次；送检肝吸虫液基标本 2109 人份，治疗确诊肝吸虫患者 684 例，治疗效果较好；处理狂犬病暴露者伤口 652 人次，接种狂犬病、乙肝等各类疫苗

30375 人次。

5. 开展实验室检测工作。完成桃源门诊、埌西门诊、艾滋病治疗门诊的实验检测 13 万余份标本，检测项目 105 万项次，主要检测项目有肝功能、肾功能、血脂等生化项目，以及 HAV-IgM、HEV-IgM、ALT 三项检测，梅毒、乙肝两对半等免疫学检测和沙门氏菌、志贺氏菌的分离培养等。

6. 开展艾滋病治疗。治疗及随访艾滋病患者；提供艾滋病知识咨询 10000 余人次，开展 HIV 快速检测 1500 多人次；开展艾滋病职业暴露后评估与处理及随访工作；与美国健康基金会组织同龄患儿利用“五一”假期、暑期及复诊时间开展服药依从性教育培训 5 次，青春期性教育培训 6 次，同伴教育分享会 4 次；组织开展“反歧视午餐日”及“国际女性健康日”活动，开展“国际女童日”和“世界艾滋病日”看望慰问艾滋病孤儿活动。

7. 开展基层指导工作。派专业人员到基层现场指导、检查工作 3 人次 6 天，取得良好效果。

健康教育与传媒科

共有工作人员 26 人，其中正式人员 16 人，项目聘用人员 10 人；硕士研究生 4 人，本科 17 人，其他学历 5 人；高级职称 5 人，中级职称及以下 21 人。包括预防医学、公共卫生学、流行病统计、汉语言文学、摄影摄像等专业人员。

一、工作职责

承担健康教育、健康传播以及卫生疾控新闻宣传的职能；配合国家做好中央补助地方健康素养项目，主要包括健康素养监测、中医药健康文化素养调查和健康促进区（县）创建等工作；协助自治区卫生健康委组织制定规划、计划和考核评估标准，并落实开展监督和评估；对市、县级健康教育机构人员进行业务培训和技术指导；运用健康促进的策略，动员全社会共同参与卫生防病工作，提高公众的健康意识和社会公德意识；制作和提供各种媒体传播资料，线上线下广泛开展科普宣传教育活动；建立广西健康教育与科普宣传工作网络，推广经验及成果；组织开展广西健康教育与健康促进、媒体宣传有关人员的业务培训；开展健康教育和健康促进应用和开发性科学研究，致力于解决健康教育和健康促进关键技术问题；承担广西 12320 卫生健康服务热线建设和管理工作，开展健康咨询服务、心理援助、热线戒烟、社会调查等。

二、工作进展与成效

1. 开展健康教育“三微三库三平台”工程建设。以微信、抖音、微视等主流新媒体为主要架构，结合新媒体有奖互动平台，搭建广西疾控健康知识普及平台，普及 3667.7 万人次；开辟健康微课堂，包含“疾控大讲堂”“健康小剧场”等健康科普专栏；组织开展线上“新冠疫情防控知识有奖问答”“健康答题周周乐”等活动，活动参与人次 132 万多；开通并运营“广西疾控”微视号，重点发布疫情信息、健康科普、工作动态等，共发布视频 222 个，总浏览量 857.75 万多。

2. 培养科普人才。举办新闻写作及新媒体采编技术培训班，成立健康促进与宣传教育青年工作队；启动科普专家 PPT 讲演微视频比赛，完成来自中心 15 个科所 30 期健康科普专家讲堂录制；开展“铸健康　享幸福”短视频大赛，完善广西新媒体健康科普专家人才库。

3. 共建共享健康教育宣传资源。完善广西健康教育材料资源库，更新健康传播材料 253 份，总下载次数为 72014 次，为广西提供集文、图、影、音、视为一体的健康传播材料，实现健康科普资源的共建共享。

4. 开展信息化管理工作。启动广西健康教育管理信息库建设工作，初步建成健康县区模块，健康县区建设的 13 个县（区、市）使用系统上报相关材料。

5. 开展 12320 健康服务热线管理工作。12320 健康服务热线接听电话 43 万余个，呼出电话约 2 万个，处理工单 4300 多件，及时签收率 100%，回访满意率 98.85%；招募自愿戒烟人员 17 名，完成全程“一对一”的热线戒烟干预服务；发送短信普及烟草危害知识，发送戒烟短信干预服务 45000 多人次。

6. 开展健康示范区建设工作。在南宁市西乡塘区万力社区、桂林市龙胜马堤乡马堤村开展健康示范区建设工作。与党委办公室、慢性非传染性疾病防制所联合到马堤村开展健康科普活动，活动参与 750 人次；开展 10 户“健康家庭”评选活动，按照评选标准选出 10 户“健康家庭”，并进行现场授牌；打造支持性环境，统筹马堤村、万力社区当地社区医生、第一书记、村干、志愿者等人力资源，利用微信公众号、微信群推送健康知识信息，统筹帮扶乡卫生院人员、社区党员，开展健康宣传、政策宣贯服务 7000 人次；打造宣传展板及标语展板，营造良好的健康支持性环境宣传氛围。

7. 开展健康素养、中医药健康文化素养监测工作。协助自治区卫生健康委撰写发布《广西居民健康素养监测工作方案（2022 年版）》，协助自治区中医药管理局撰写发布《2022 年广西公民中医药健康文化素养调查工作方案》；完成 2021 年、2022 年广西健康素养监测数据清理分析，撰写监测报告并上报；通过技术培训、QQ 群、电话等方式开展一对多或一对一的指导工作，参与部分市级培训；到南宁市青秀区、柳州市柳江区 10 个国家监测点开展现场入户陪访质控、复核工作，广西 116 个监测点（含 12 个国家监测点）全部完成居民健康素养监测及学生健康素养监测现场调查。其中 12 个国家监测点还完成了中医健康文化素养监测工作。

8. 开展健康县区建设指导工作。派出 40 余人次对桂林市灵川县、河池市大化县等 10 余个申请建设自治区级健康县区的县(市、区)进行现场指导，对基层人员进行集中培训，培训 500 余人。

9. 参与新冠疫情防控工作。参与疫情信息流转、消杀指导、现场流调、疫情摄影摄像等工作，驰援上海市、海南省、桂林市等地的疫情防控工作，参加各类论坛、会议、活动等的防控保障。

10. 开展其他工作。拍摄疫情防控、上级领导视察、各类评审、督导、业务培训等各类活动 60 余次，视频素材 15T 左右，照片素材 103G 以上；制作并采购包含健康素养、新冠疫情防控和控烟宣传物资 15 种，发放广西 70 多个市、县（市、区）及其他单位；结合爱国卫生月、“三月三”、世界无烟日等，到林景云故居等地开展健康科普活动 9 场；在客运交通枢纽开展“桂在有你”主题活动，覆盖南宁地铁 1、2、3、4 号线，覆盖广西 14 个设区市 45 个车站。

医学编辑部

共有工作人员 9 人，其中正式人员 8 人，临时聘用人员 1 人；博士研究生 2 人，硕士研究生 4 人，本科 2 人，其他学历 1 人；高级职称 3 人，中级职称 4 人，初级职称 2 人。由《应用预防医学》编辑部和《健康生活》编辑部组成，同时增挂“《健康报》广西记者站”牌子。

一、工作职责

负责刊物《应用预防医学》《健康生活》以及图书《广西壮族自治区疾病预防控制中心年鉴》的出版发行；严格按照出版质量管理规定，做好策划、选题、组稿、编辑、校对等工作；负责刊物的发行及广告刊登工作；完成上级部门及中心交办的其他工作任务。

二、工作进展与成效

1. 出版《应用预防医学》杂志。收到作者来稿 337 篇，其中广西区内来稿 84 篇，广西区外来稿 253 篇，覆盖全国 25 个省（自治区、直辖市）；出版发行 6 期，共发表稿件 159 篇，其中论著 28 篇、调查研究 55 篇、疾病与卫生监测 65 篇、综述与讲座 11 篇，基金论文 49 篇；每期均以电子版的形式发送至中国知网。2022 年在《中国学术期刊影响因子年报》中，《应用预防医学》综合影响因子为 0.762。

2. 出版《健康生活》杂志。出版发行 12 期，刊载文章 453 篇，约 100 万字，刊登照片 130 余张。其中，刊载社会纪实稿件 36 篇，疾病防控及保健养生 260 篇，科学饮食 37 篇，其他稿件 120 篇；配合中心各类卫生宣传主题活动，在第 1 ～ 12 期的封二、封三和封底刊登《献血，让世界继续跳动》《共抗艾滋，共享健康》等 30 多条公益广告；杂志以邮局发行为主、自办发行为辅，年发行量约为 8.64 万册，比 2021 年有所上升。

3. 出版《广西壮族自治区疾病预防控制中心年鉴（2022）》。完成部署、材料收集、组稿、分编、统稿、编辑加工及出版社审核工作。中心年鉴为正式出版物，设 14 个栏目，约 20 万字。年鉴全面、真实地记录 2021 年中心发展概况、重大事件、重要活动、承担或参与各类突发事件处置工作以及各个领域的新进展、新成果、新信息。图片专辑栏目根据中心工作情况进行适当调整。

4. 开展社会效益考核工作。开展社会效益考核自评、复评工作，提供期刊质量、期刊影响力等报告材料；开展期刊年度考核工作。

5. 加强意识形态阵地建设。制定和完善“三校三审”等相关制度，并严格执行；学习贯彻落实党的二十大精神，加强思想政治理论学习，把握正确的舆论导向，未出现政治性错误。

6. 参与新冠疫情防控工作。派相关专业技术人员到东兴市、北海市等地参加新冠疫情防控工作；派员参加中心和自治区新冠疫情防控指挥部协查工作；参与新闻舆论与健康宣传教育组工作，在中心网站和官方微信公众号等宣传平台上发布抗疫新闻稿；参与中心新冠疫情值班工作。

7. 开展健康扶贫工作。派出党员到龙胜马堤乡马堤村开展走访慰问工作；派员参加龙胜马堤乡马堤村健康科普知识宣传教育活动。

8. 组织编辑人员参加出版业务培训。参加自治区新闻出版局等单位举办的相关编辑业务培训班，提升编辑能力。

广西病毒性肝炎防治研究重点实验室

共有工作人员 5 人，其中博士研究生 1 人，硕士研究生 2 人，本科 2 人；高级职称 4 人，中级职称 1 人；流行病学专业人员 2 人，实验室检测人员 3 人。

一、工作职责

承担与广西病毒性肝炎和肝炎相关肝癌的科研工作；以乙型肝炎病毒分子流行病学特征及其致病机制和乙肝疫苗长期免疫效果及其影响因素为主要研究方向，开展高水平原创性基础研究和应用研究，为广西乃至国家修订肝炎、肝癌防治策略提供重要的科学依据；对广西病毒性肝炎防治工作存在的技术问题进行实践研究，引进国内外新技术、新方法，指导实施防治措施和推广先进适宜技术；负责广西病毒性肝炎防治研究重点实验室的建设工作及日常运行；加强学科国际交流与合作；完成上级部门及领导交办的其他工作任务。

二、工作进展与成效

1. 完成广西病毒性肝炎防治研究重点实验室学术委员会委员换届选举。举行重点实验室的学术委员会会议，对重点实验室的年度总结和研究方向等进行讨论。

2. 完成重点实验室建设任务目标和自治区科学技术厅对重点实验室的年度考核。承担 8 项各类科研课题，包括 2 项国家级课题、1 项广西重点研发项目、1 项广西自然科学基金项目和 4 项国家合作项目，各项研究工作均进展顺利。

3. 开展科研培训工作。派出 2 人次参加国内学术会议；举行学术讲座 1 次；发表学术论文共 12 篇，包括 SCI 收录论文 2 篇，中文 / 科技核心期刊论文 6 篇，其他论文 4 篇。

生物安全防护三级实验室

共有工作人员 2 人，其中硕士研究生 1 人，本科 1 人；高级职称 1 人，中级职称 1 人。

一、工作职责

负责生物安全防护三级实验室（BSL-3 实验室）、菌（毒）种库安全管理体系的策划并组织编制、受控、分发；负责制定 BSL-3 实验室、菌（毒）种库安全计划及安全检查计划并组织实施；负责 BSL-3 实验室人员安全培训、技术培训、健康监护、免疫接种等事宜的组织和管理；负责 BSL-3 实验室、菌（毒）种库的日常管理及设施、设备的日常管理与维护；负责组织对 BSL-3 实验室、菌（毒）种库的内部审核、管理评审、外部评审事宜，组织对不符合工作的整改；负责组织制定 BSL-3 实验室、菌（毒）种库应急预案，并组织应急演练等。

二、工作进展与成效

1. 改进和完善安全管理体系。依据国家最新的法律法规、新冠疫情防控方案和中心新版质量管理体系文件，先后 6 次对 D 版安全管理体系文件进行修订，对程序文件、标准操作规程和风险评估报告等进行更新和完善，确保体系文件具有良好的适宜性、充分性和有效性。

2. 安全开展二类高致病性病原微生物研究工作。遵照“安全第一，预防为主，科学评估，行为规范”管理方针，严格执行安全管理体系文件规定，规范实验室人员行为，保障实验室人员健康，保护环境不受污染，杜绝实验室安全事故的发生，生物安全管理目标全部实现；实验室依法接受卫生健康、环保、公安等部门的日常指导和监督，顺利通过 CNAS 的定期监督评审和变更申请，以及国家卫生健康委和自治区卫生健康委组织的高等级病原微生物实验室生物安全飞行检查，标志着实验室从初始运行至今，已具备规范、稳定的生物安全运行体系，能充分保障二类高等级病原微生物各项研究工作的安全开展。

3. 有序推进菌毒种与生物样本库建设项目。菌毒种与生物样本库已完成生物样本库管理软件、温度监控系统的安装部署和验收、个性化资源配置、功能调试等工作，并投入试运行，陆续对结核病防制所、艾滋病防制所等科所样本进行入库。

应急办公室

共有工作人员 5 人，其中正式人员 4 人，临时聘用人员 1 人；硕士研究生 4 人，本科 1 人；高级职称 3 人，中级职称 1 人，初级职称 1 人。

一、工作职责

组织制定和完善卫生应急相关制度、预案；组织、协调并参与各类突发公共卫生事件调查处置的指导及现场调查处置；组织开展国家（广西）突发急性传染病防控队人员、装备管理及队伍活动；组织开展传染病疫情及突发事件公共卫生风险月度及专题评估；组织开展广西疾控机构技术人员卫生应急能力培训；组织开展应急物资维护与管理；协助开展急性传染病防控工作；为自治区卫生健康委和中心提供卫生应急技术支持。

二、工作进展与成效

1. 有效处置各类突发公共卫生事件。组织相关业务科所及时、有效处置广西各类突发公共卫生事件 344 起，其中电话指导处置 220 起、现场调查处置 124 起，内容包括非新冠疫情现场处置、指导各地处置本地新冠疫情等。

2. 开展风险评估及疫情分析工作。组织开展月度传染病疫情会商和突发公共卫生事件风险评估 12 期；开展 2023 年新冠疫情风险评估 1 期；开展春节、“三月三”等节假日期间、重大活动、重大会议传染病疫情与突发公共卫生事件专题风险评估 11 期；组织相关科所参加中国疾病预防控制中心专题风险评估视频会 12 期；为自治区疫情防控指挥部疫情研判组提供国内外新冠疫情信息分析 300 余期，为自治区卫生健康委提供全国两会暨清明节期间广西社会安全稳定形势分析研判、新冠疫情分析与风险评估、儿童不明原因肝炎分析等专题报告；参与每日新冠疫情分析撰写，累计供稿 20 余篇。

3. 加强应急队伍的培训演练。组织队员学习最新新冠疫情防控知识，并通过队伍拉练、演练等方式持续提升队伍的作战能力；组织开展队伍拉练、培训及演练等集体活动 3 次，队员累计参加 120 人次 275 人天。

4. 组织和保障新冠疫情防控工作。先后组织队伍及应急车辆前往德保县、崇左市、上海市、海南省等地支援新冠疫情防控工作，累计派出队员 330 人次，车辆 28 台，负责流调溯源、疫情分析和研判、风险人群与区域划定、疫情信息报送、现场消杀、密切接触者排查等；安排应急值守 89 期次 536 人次。

5. 完善物资供应，提高后勤保障能力。先后开展应急防护物资采购 14 批次；为自治区疫情防控指挥部及中心派出处理紧急疫情处置、调查、采样及检测人员提供消杀与防护用品 90 批次；为各种会议及大型公共活动保障提供消杀与防护用品支持 13 批次；完成生活保障车及物资车车外照明系统检修 2 次，车载发电机检查维护 1 次，开展其他应急车辆检查、维护、维修 5 次；定期开展户外携行装备充电、检查、维护；完成应急仓库日常管理工作；为部分科所提供应急物资装备借用服务；向广西调拨消杀药品 23 批次 25.34 吨；完成自治区卫生健康委托管物资仓库日常管理工作。

6. 保障重大活动。组织队伍开展春节、国庆假期及中国 – 东盟博览会等节假日、重大活动期间应急值守工作以及新冠疫情防控常态化有关工作，及时处置各类突发公共卫生事件，为参会嘉宾、代表和工作人员进行采样；组织队伍参与重要活动新冠疫情防控工作，开展重点场所和疫点消毒；派出 1 人次为中越边境友好交流活动提供技术支持。

7. 开展其他工作。完成 2021 年应急办公室年鉴材料的编写工作，完成中心网站信息投稿 16 篇，中心微信投稿 16 篇，完成突发中毒平台信息填报 2 次；完成“广西疾控机构卫生应急技术标准的建设与应用”和“基于报告的突发公共卫生事件调查处置能力评价体系的构建与应用”课题研究及结题；完成《疾病预防控制机构卫生应急物资储备规范》《疾病预防控制机构卫生队伍建设规范》报批并正式发布；开展新冠密切接触者协查，累计完成密切接触者协查相关函件 159 份；推动自治区卫生健康委洪涝灾害卫生应急物资采购工作。

8. 开展科研培训工作。发表学术论文 1 篇；开展广西疾控机构卫生应急能力培训班 1 期，累计培训 120 余人。

重要活动

【驻东兴市疫情处置工作组临时党支部开展主题党日活动】 1月2日，中心主任、驻东兴市疫情处置工作组临时党支部书记林玫，中心副主任、驻东兴临时党支部副书记钟革与驻东兴临时党支部全体党员到东兴第一党支部纪念碑、中越人民革命烈士纪念碑开展主题党日活动。

2021年12月20日，在东兴市发生第一例本土新冠病例后，林玫、钟革带领专家组奔赴现场处置疫情。根据中心党委安排，驰援队伍在疫情发生地江平镇抗疫一线成立临时党支部，切实发挥党组织的战斗堡垒作用和党员的先锋模范作用。林玫、钟革始终坚持在一线统筹指挥，带领全体人员深入疫区，快速开展流调、重点人群排查、消杀、实验室检测和疫情分析研判等工作，为东兴疫情防控阻击战取得阶段性胜利作出突出贡献。

【自治区疾控中心党政领导班子走访慰问离退休老干部】 1月11—24日，中心党政领导班子及部分职能科所负责人春节前分组登门慰问离退休老干部，给他们送去节日的问候与祝福。

中心党委书记吕炜、主任林玫、党委副书记李广山、副主任黄兆勇、纪委书记李红，分别带队上门慰问99岁高龄老人王福菊、92岁离休干部尹玉静及其他80岁以上享受国务院政府特殊津贴的老干部。中心副主任钟革在抗疫一线开展防控工作，委托其他领导带去问候与祝福。在走访慰问中，中心领导与老人促膝谈心，询问他们的身体状况、生活情况和存在的困难，肯定他们为疾控事业作出的贡献，鼓励他们多参与户外活动，保持良好心态，叮嘱他们好好保重身体、安享晚年。

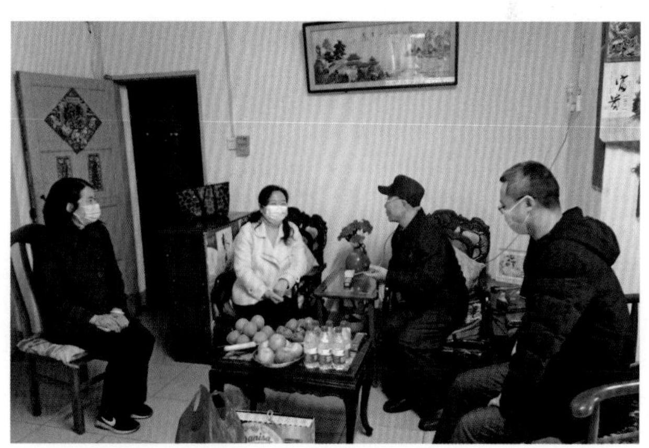

中心主任林玫（左二）带队慰问92岁离休干部尹玉静（右二）

【支援东兴疫情防控队凯旋】 1月12日，中心支援东兴市疫情防控队圆满完成支援任务，平安返回南宁。中心党委书记吕炜，中心党委副书记、主任林玫，中心党委副书记李广山以及武鸣区党委常委、统战部长、副区长黄任含等领导一同祝贺疫情防控队员们凯旋，并致以最崇高的敬意和送上诚挚的新年祝福。

2021年12月20日接到命令，中心主任林玫、副主任钟革率领队员组成支援东兴疫情防控工作组奔赴防城港东兴市。中心先后派出73名专业人员开展流调、重点人群排查、消杀、实验室检测和疫情分析研判等工作。驰援队伍累计开展现场调查6000多人次，撰写个案报告1000余份、风险评估和疫情分析20余份，核酸筛查4万余人次，消杀风险点近100个，为东兴疫情防控阻击战取得阶段性胜利作出了突出贡献。

【获评“广西青年文明号”荣誉称号】 1月12日，自治区疾控中心食品安全风险监测与评价所、健康促进与宣传教育青年工作队、国家突发急性传染病防控队（广西）专业技术人员组3个集体获自治区卫生健康系统2019—2020年度“广西青年文明号”集体称号。

中心3个集体分别在食品安全风险监测、健康科普宣传、应急事件处置等领域，发挥不畏艰难、甘于奉献的精神，创新工作方法，敬业履职，用实际行动践行青年文明号服务社会的宗旨。3个集体的青年立足平凡岗位，绽放青春光彩，用使命和担当为保护百姓健康筑起了一道“铜墙铁壁”，为广西人民健康保驾护航。

【开展“送温暖防返贫”及民族团结进步活动】 1月13—14日，中心党委副书记李广山、纪委书记李红带领中心各党支部支委，赴龙胜马堤村走访调研慰问23户结对帮扶户，同时开展民族团结进步及健康素养宣传活动，并送上新春祝福。

调研慰问组前往马堤村民合瑶寨参观，并分组入户宣讲政策，到结对帮扶户家中了解生产、生活、健康等情况，宣讲国家相关政策，帮助村民了解相关惠农政策，并发放慰问品及慰问金，同时进行健康素养宣传活动。调研慰问组还与村民开展民族团结进步活动，由中心退休老干部为村民写春联。

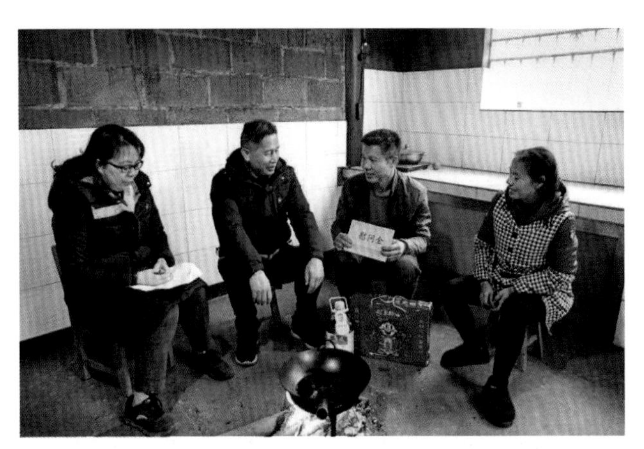

中心党委副书记李广山（左二）给结对帮扶户送上慰问品及慰问金

【自治区公安厅网安总队到自治区疾控中心检查指导网络安全工作】 1月21日，自治区公安厅网安总队副总队长蒋斌生、支队长覃恪一行8人到中心开展涉疫系统网络安全指导工作。自治区卫生健康委疾控处副处长蓝文展、中心党委书记吕炜、自治区卫生健康委信息中心副主任张杰等陪同检查。

自治区疾控中心信息管理科、免疫规划所分别对有关涉疫信息系统情况进行汇报。吕炜介绍了中心疫情防控网络安全相关系统的情况，表示会全面落实网络安全责任制，提高网络安全防范意识。蒋斌生指出目前疫情防控网络安全存在着网络安全意识不足、防护能力不强、应急处置能力弱三方面问题，希望中心各部门提升能力，严防事故，要求中心全面落实网络安全责任制，定期自查，强化突发事件应急处置，落实24小时值班制。蓝文展希望检查指导组多提宝贵意见、给予中心技术支持，共同做好广西涉疫信息系统的网络安全工作。会后，检查指导组现场对中心涉疫网络系统开展检查，指出存在的问题，并提出相关意见和建议。

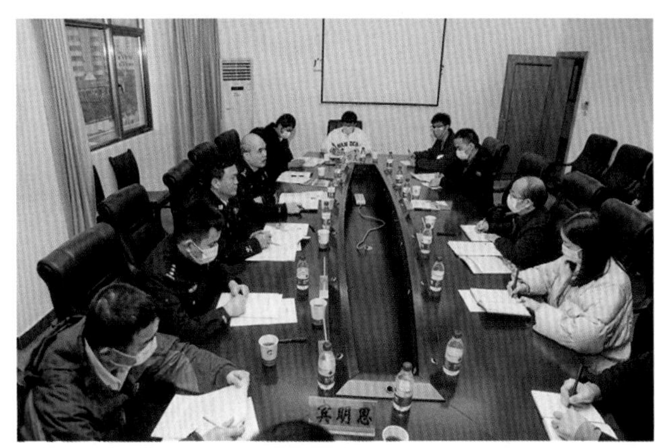

自治区公安厅网安总队到中心现场检查指导

【开展廉政家访活动】 1月25日，中心党委成立9个家访小组，分别前往中心领导班子成员、各科所负责人家中开展廉政家访活动。

家访小组与受访职工及其家属亲切交谈，了解其家庭生活情况和8小时外的思想动态，认真听取职工家属对中心工作的意见和建议。在家访过程中，家访小组宣读家庭助廉倡议书，给每户受访家庭送上《名门家训》《涵养好家风》等廉政书籍，并组织签订家庭助廉承诺书，引导职工家属当好家里的“廉内助”，做好家庭的“纪委书记”，常吹廉洁“耳边风”。

【迎接督查组深入纠治医疗卫生领域腐败和作风问题专项督查工作】 1月26日，驻自治区卫生健康委纪检监察组副组长全能等一行4人到中心开展深入纠治医疗卫生领域腐败和作风问题专项督查工作。中心党委书记吕炜，党委副书记、主任林玫及班子成员、中心相关科所负责人陪同检查。

座谈会上，全能传达自治区卫生健康委关于开展深入纠治医疗卫生领域腐败和作风问题专项行动的重要工作指示，强调本次督查的主要目的，要求中心领导班子高度重视，提高政治站位，严格落实广西深入纠治医疗卫生领域腐败和作风问题电视电话会议工作部署。督查组一行通过现场查阅资料、现场走访、个别约谈等方式，围绕会议传达、方案制定、责任落实、宣传工作、组织机构建设等5个方面的工作，逐项进行监督检查。督查组对中心动员部署阶段及深入排查两个阶段开展的相关工作表示肯定，并指出工作中的不足，要求加大专项行动宣传工作力度，营造更加浓厚的氛围，全力推进专项行动各项任务落到实处。

【自治区人力资源社会保障厅领导看望慰问自治区疾控中心国务院政府特殊津贴专家】 1月27日上午，自治区人力资源社会保障厅二级巡视员杨春华莅临中心，看望慰问中心主任、国务院政府特殊津贴专家林玫，向林玫致以美好的节日祝愿。

杨春华代表自治区党委人才工作领导小组向林玫主任送上鲜花和慰问金，感谢林玫及其团队为广西新冠疫情防控工作作出的贡献。杨春华表示，自治区党委、政府高度重视疾控工作，在新冠疫情的紧要关头，林玫与疾控同志们一起，奔赴一线，忘我工作，无私奉献，充分体现了疾控人的责任和担当，对她在疫情防控一线的辛勤付出致以诚挚的敬意，鼓励林玫在新的一年为广西疾控工作再创佳绩，为广西疫情防控提供更加有力的专业技术支撑。杨春华希望中心继续加强人才队伍建设，不断提升技术水平和科研能力，有效控制重大疾病，为广西人民的健康保驾护航。

林玫简要汇报了中心基本情况及近期广西新冠疫情防控工作情况，感谢自治区党委、政府及人力资源社会保障厅一直以来对广西疾控工作的关心与支持，并表示今后一定会继续努力，不负重托，全力以赴，为科学有序做好各项疫情防控工作作出新的贡献。

自治区人力资源社会保障厅留学人员和专家服务中心主任时宏明，专业技术人员管理处副处长覃枝，留学人员和专家服务中心班克俭以及中心党委副书记李广山陪同慰问。

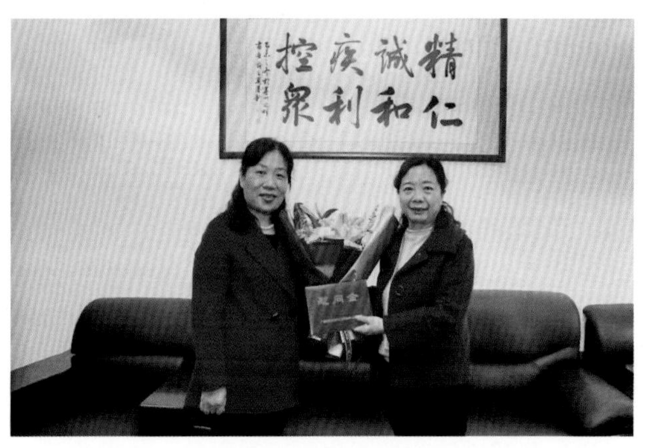

自治区人力资源社会保障厅二级巡视员杨春华（左一）看望慰问中心主任林玫（右一）

【自治区卫生健康委党组书记、主任廖品琥到自治区疾控中心慰问疫情防控人员】 1月29日，自治区卫生健康委党组书记、主任廖品琥到中心慰问疫情防控人员，并向广西各级疾病预防控制中心同志们致以诚挚问候。

廖品琥现场视察了中心升级改造后的新冠病毒公共检测实验室，并听取相关汇报，肯定中心在疫情处置、核酸检测和基因测序溯源中取得的成绩和发挥的作用。他指出，这些成绩的取得，离不开广西疾控系统的智慧与汗水，委党组对广西疾控工作者的辛勤付出表示感谢。他要求中心继续发挥与国家衔接和广西引领作用，在突发公共卫生事件应急

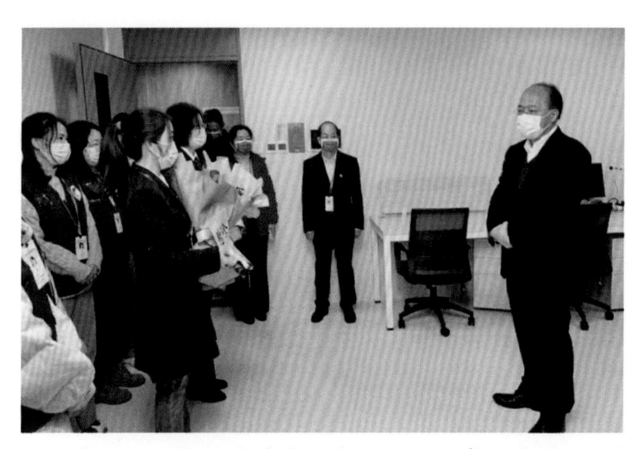

自治区卫生健康委党组书记、主任廖品琥（右一）到中心慰问疫情防控人员

处置、实验室检测质量控制等方面发挥技术核心作用，为新冠疫情防控和健康广西建设作出更大贡献。

自治区卫生健康委人事处处长刘勇、办公室副主任何泽玮随行参加慰问活动。中心党委书记吕炜，党委副书记、主任林玫，党委副书记李广山，副主任黄兆勇、钟革，纪委书记李红及相关科所人员参加本次活动。

【开展春节前专项监督检查】　1月29—30日，春节将至，中心纪委开展落实中央八项规定精神、公务用车封存及疫情防控等明察暗访监督检查。

检查组通过走访、查看现场等方式对中心各科所办公场所、公共区域、门卫值班室及中心门诊等进行监督检查，检查是否违规存放礼品、水果、酒及土特产等私人物品，检查中心公务用车是否集中停放封存及疫情防控工作是否落实等，要求当天对违规情况进行整改，今后将不定期开展监督检查，对发现的违规情况进行通报。此外，中心纪委还通过微信工作群、OA 邮箱等平台发送春节期间廉洁提醒信息，要求干部职工严格遵守中央八项规定精神和各项纪律规定，做到过节不忘纪律、过节不忘疫情防控。

【紧急支援德保县疫情防控】　2月4日晚，百色市德保县报告一名深圳务工返乡人员核酸检测结果为阳性。接到自治区疫情防控指挥部及自治区卫生健康委的指令后，中心主任林玫、副主任黄兆勇立即率专家赶赴德保，指导现场防疫工作。同时，中心党委尽速动员，派出数十名专家和专业技术人员，赶赴德保县开展疫情防控工作。5日凌晨，中心又派出移动检测车和检测人员装备到达德保，迅速投入核酸检测工作中。

截至2月6日晚，中心共派出67人分赴德保、田阳、靖西等地，指导参与当地疫情防控工作。与此同时，广西14个设区市的疾控支援队伍在中心组织下，迅速组建由疾控和公安部门人员组成的联合流调队，有序开展流调工作。

【派专业技术人员开展新冠病毒核酸检测工作】2月7日下午，中心接到自治区疫情防控指挥部紧急通知，协助德保县开展新冠病毒核酸检测工作。中心党委书记吕炜、党委副书记李广山召集急性传染病防制所、艾滋病防制所等科所40余名专业技术人员组建核酸检测工作队，迎接从德保县运抵中心的2辆装载核酸检测样本的运输车、65箱检测样本进实验室。检测人员按照相关检测操作程序，通宵达旦检测，与病毒争分夺秒地赛跑，以最快速度检测出结果，并将结果发送到德保县，帮助流调、消毒等一线人员遏制病毒扩散。

【成立临时党支部助力百色抗疫】　2月中上旬，百色疫情发生以来，国家联防联控机制综合组广西工作组、自治区疾控中心及各市、县（市、区）疾病预防控制中心专业技术人员队伍先后赴百色市开展疫情处置工作。为发挥党组织战斗堡垒作用、纪检监督作用和党员先锋模范带头作用，按照“防控一线在哪里，党支部就建在哪里”的工作要求，中心党委在百色地区分别建立驻德保新冠疫情处置临时党支部、新冠疫情防控（右江）临时党支部、新冠疫情防控（靖西）临时党支部，及与其他队伍联合成立派驻百色市田阳区新冠疫情防控流调组联合临时党支部、流调溯源工作组（百色市隆林县）联合临时党支部，把“红色堡垒”驻在疫情防控最前沿，做到关键时刻有组织，关键岗位有党员，让党旗在疫情防控第一线高高飘扬。

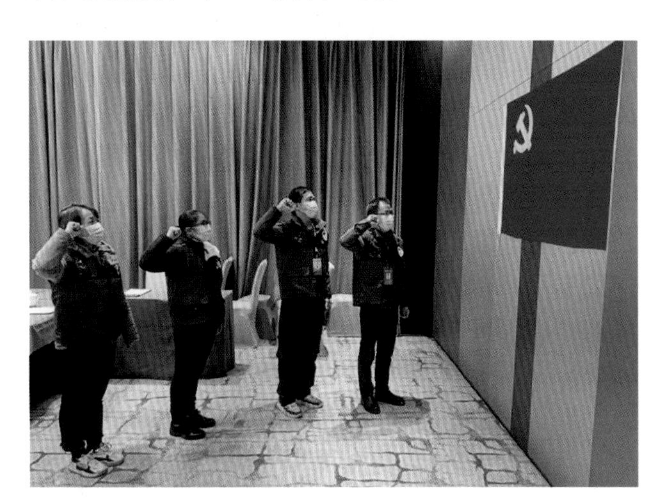

新冠疫情防控（右江）临时党支部党员在抗疫一线重温入党誓词

【暖心慰问送物资】　2月12日，中心疫情防控关心关爱工作组联系抗疫人员家属送来前线队员们所需的保暖衣物等物资，中心统一运送到前线，送到一线抗疫队员手中。

2月的德保县又湿又冷，由于出发仓促，抗疫队员带的保暖装备不足。随着密切接触者和次密切接触者的增多，县城的宾馆不够用，队员们有的住在民房里，有的住在学校宿舍，没有空调，连热水壶都没有，连日紧张的抗疫工作，一些队员的衣物不够换洗。中心党委了解情况后，将物资送到一线队员的手里，也把关怀与温暖送到一线队员的心里。

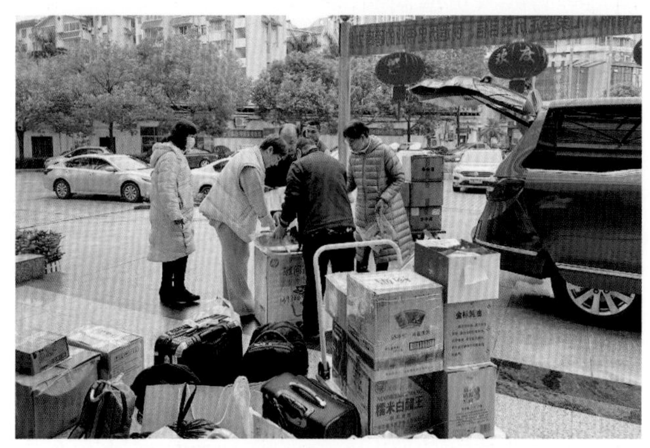

疫情防控关心关爱工作组在清点采购物资

【驻德保临时党支部开展主题党日活动】 2月16日，中心党委驻德保临时党支部在德保县德福社区开展“感党恩”红色教育基地主题党日活动。临时党支部书记林玫、德福社区党委书记韦佳奇出席活动并讲话。

韦佳奇介绍了德福社区民族团结特色和事迹、易地扶贫搬迁工作开展以来群众住房和其他生产生活条件的变化、德保县疫情发生以来社区防控措施等，让大家认识到党建引领促进各项工作顺利开展的重要意义。

林玫指出，全体党员干部要提高政治站位，自觉把思想和行动统一到党中央和中心党委的决策部署上来，积极作为、勇于担当，积极发挥党员的先锋模范作用，全力做好德保疫情防控工作，让党旗在疫情防控第一线高高飘扬。

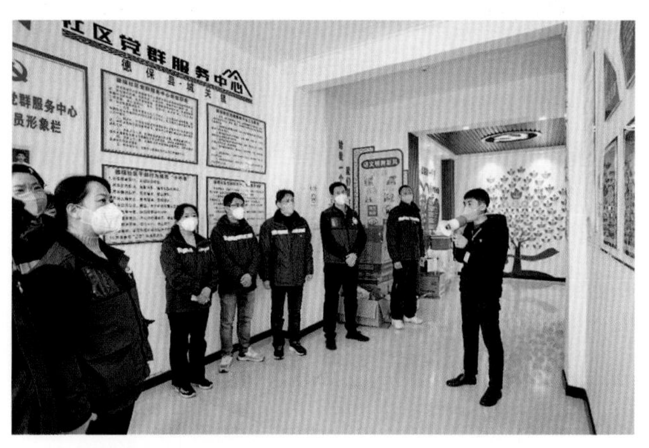

主题党日活动现场

【支援百色抗疫队员完成任务，陆续返回】 2月16日，中心支援百色隆林县、田阳区、右江区共18名抗疫队员，圆满完成抗疫任务，平安返回南宁。中心党委书记吕炜、党委副书记李广山、纪委书记李红及相关科所负责人在中心迎接。

中心支援百色疫情的队员包括中心主任林玫、副主任黄兆勇、副主任钟革及各科所专业技术人员80多人。在为期两周多的时间里，抗疫队员发扬疾控人不怕苦、不怕累的精神，为百色疫情防控工作作出了积极的贡献，得到当地领导和群众的充分肯定。自2月16日起，按照自治区疫情防控指挥部的安排，支援队员分批次返回南宁，并进行集中休整或居家隔离。

【“疫”路有你、我“保”平安】 2月27日，广西百色市新冠疫情防控形势严峻，疫情牵动社会爱心人士的心。建设银行广西分行联合下属子公司建信人寿广西分公司向中心抗疫人员定向无偿提供为期3个月的抗疫意外伤害保险。

自2月4日百色市报告本地新冠病例以来，中心全体400多名干部职工立即返回工作岗位，践行疾控人的初心，中心先后派出80名职工积极投入到紧张的百色前线疫情工作中，其余人员则在后方做好实验室检测和后勤支援工作。中心与建设银行广西分行取得联系，加急为中心489名干部职工办理相关保险手续事宜并已生效。

【开展学雷锋志愿服务活动】 3月5日，是第59个“学雷锋纪念日”，中心团委联合自治区职业病防治研究院团委在南宁开展“青春志愿行 环保我先行”学雷锋志愿服务暨新时代文明实践活动。

青年志愿者身穿红色志愿服务马甲手持垃圾袋、火钳等工具，对邕江柳沙段及周边花坛内的水果皮、烟头、白色垃圾等进行清扫。此次学雷锋志愿服务是中心团委“学雷锋活动月”系列活动之一，青年志愿者下一步将继续以“学雷锋活动月”为契机，引导更多青年参与到志愿服务中来。

【开展环境健康科普进社区宣讲活动】 3月8日，

中心第七党支部全体党员及支部所在科所联合宾阳县疾病预防控制中心到宾阳县古辣镇古辣社区以“争疾控先锋，创健康环境”为主题开展科普宣传活动。宾阳县疾病预防控制中心主任甘晓琴参加活动。

在科普讲座上，中心环境卫生与地方病防制所所长钟格梅通过 PPT 展示、案例讲解等方式，向村民讲解饮水与健康相关知识。第七党支部宣传委员黎智针对一氧化碳中毒讲述其中毒机理、防范和应急措施等。现场还向村民发放“健康素养66条”“地方病防治宝典”等健康宣传单、折页等科普资料，并面对面解答村民提出的问题。

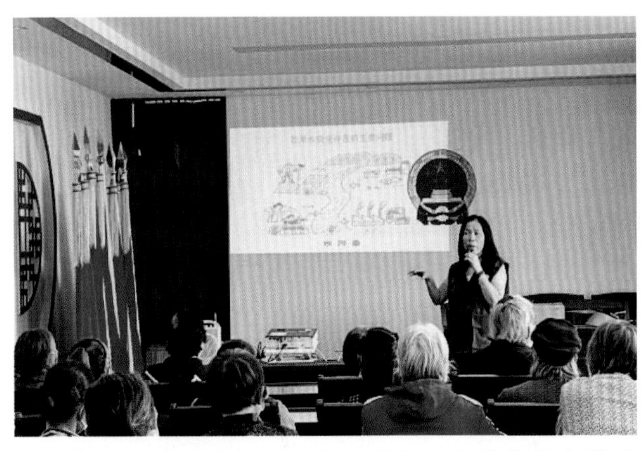

中心环境卫生与地方病防制所所长钟格梅向村民讲解饮水与健康相关知识

【党建联建健康示范区】　3 月 9—11 日，中心党委办公室、健康教育与传媒科、慢性非传染性疾病防制所联合桂林市疾病预防控制中心、龙胜各族自治县疾病预防控制中心等单位到龙胜马堤乡马堤村开展健康示范区（村）创建工作调研。

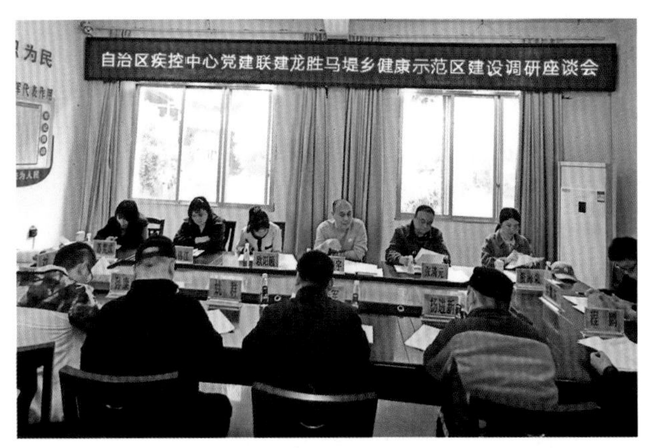

中心党建联建龙胜马堤乡健康示范区建设调研座谈会现场

在调研座谈会上，联合调研组了解马堤村当地居民突出的健康问题，结合问卷调查结果，研究如何解决群众健康问题；通过实地查看马堤乡政府、马堤村大寨组等场所，联合调研组就如何打造健康机关、健康小屋、健康标识、健康文化宣传等进行了考察测量。

【联合广西药用植物园开展主题党日暨主题团日活动】　3 月 10 日，中心联合广西药用植物园开展“党团共建聚合力，携手共进促发展”主题党日暨主题团日活动。自治区卫生健康委党组成员、广西药用植物园党委书记缪剑华，中心党委书记吕炜出席活动并讲话。广西药用植物园党委副书记潘达颜、副主任赵鹏，中心第一、二党支部，广西药用植物园第一、七党支部及双方团员近 50 人参加活动。

吕炜表示，在第 44 个植树节来临之际，双方联合开展主题党日、团日活动，以志愿服务、义务植树的行动践行习近平生态文明思想，牢记“绿水青山就是金山银山”的发展理念，意义特别。缪剑华指出，此次活动，既有对百年党史的回顾，也有对青年干部的殷殷嘱托，还有构筑南方生态屏障的具体行动，有新意，更有意义。中心第一党支部书记黄玉满、广西药用植物园第七党支部书记李林轩分别给活动人员讲授专题党课，青年党员、团员还分享学习党史的感悟和抗击疫情的经验，并在党课结束后前往广西药用植物园义务植树。

【迎接自治区卫生健康委党组 2021 年度党建工作现场考评】　3 月 16 日，自治区卫生健康委党组党建工作现场考评第四考核组到中心开展 2021 年度党建工作现场考评。中心党委书记吕炜以及党委办公室、综合办公室等有关科所负责人陪同检查。

现场考评期间，考核组组长、自治区江滨医院党委副书记马金玉简要介绍了此次党建工作现场考评的流程和具体要求。随后，考核组严格按照考核程序，通过查阅台账、现场询问、实地查看等方式，对照《2021 年度党建工作考评指标及评分标准》，从党的建设、党风廉政建设、精神文明建设、乡村振兴等方面进行考核，逐项评分，并通过中心智慧党建信息平台了解各支部“三会一课”、主题党日活动、政治学习等党建工作内容。考核组针对考核过程中发现的问题给予了指导和建议。

【自治区疾控中心疫情防控队员出发援沪】 4月17日下午，中心援沪防控队员黄波、魏超、梁林涵随第二批广西援沪医疗队奔赴上海。中心党委书记吕炜、党委副书记李广山及相关科所人员到机场为他们壮行。

在送行现场，吕炜向中心援沪防控队员致以崇高敬意和诚挚感谢。他指出，此次援沪抗疫，使命光荣、任务艰巨，他希望每位队员用实际行动完成使命任务，展现专业的技术、良好的品格和扎实的抗疫作风，并严格遵守防疫规定，保重身体、平安凯旋。

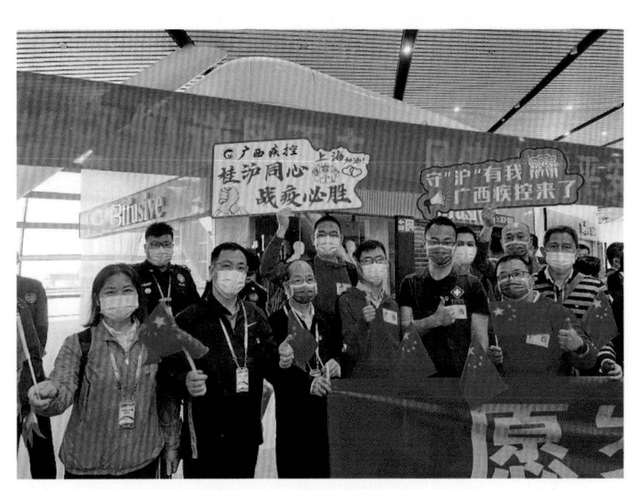

中心援沪防控队员出发前合影

【开展“世界结核病防治日”宣传活动】 3月18—20日，在“世界防治结核病日”前夕，广西各地以各种方式开展宣传结核病防治知识的活动。中心为响应自治区卫生健康委“生命至上、全民行动、共享健康、终结结核”的号召，为各地的宣传活动提供技术支持。

3月24日，是第27个世界防治结核病日，中心组织结核病防制所相关人员，联合广西各高校及职业学校师生、爱心志愿者、舞蹈爱好者、健跑团群众等以各种方式开展宣传结核病防治知识活动，旨在吸引更多的民众关注结核病，提高预防结核病意识。

【食品安全风险监测与评价所获先进集体荣誉称号】 4月22日，自治区食品安全委员会办公室、自治区市场监管局发文，对广西食品安全工作先进集体和个人进行表彰。中心食品安全风险监测与评价所获“广西食品安全工作先进集体”荣誉称号，蒋玉艳获“广西食品安全工作先进个人”称号。

食品安全风险监测与评价所在自治区食品安全委员会办公室、自治区卫生健康委食品处及中心的统筹安排下，遵循“四个最严”，认真履职，聚焦群众关心关切的食品安全问题，认真部署、有序开展广西食品安全风险监测工作，推动广西食品安全形势持续稳定向好。2021年共完成粮食、蔬菜、肉类等18大类1.2万余份食品样品的监测，覆盖从农田到餐桌的全过程。

【参加广西职业病防治宣传周活动】 4月25日，中心与自治区职业病防治研究院等单位联合承办的2022年《职业病防治法》宣传周广西活动正式启动。启动仪式由自治区卫生健康委、自治区民政厅等单位联合举办。中心党委副书记李广山参加启动仪式。

4月25日至5月1日，是第20个《职业病防治法》宣传周，本次宣传周活动的主题是“一切为了劳动者健康”。在启动仪式上，通过专题短片、报告讲解、发放宣传册等方式，宣传解读广西“十四五”时期和新形势下职业健康工作目标、任务和要求，有效落实“防、治、管、教、建”五字策略，强化党委政府、部门、用人单位和劳动者个人四方责任，有效提高劳动者健康水平。

【开展“五一”节前专项监督检查】 4月26—28日，中心在“五一”节前开展专项监督检查，督促干部职工绷紧纪律弦，持续深化“从严”态势。

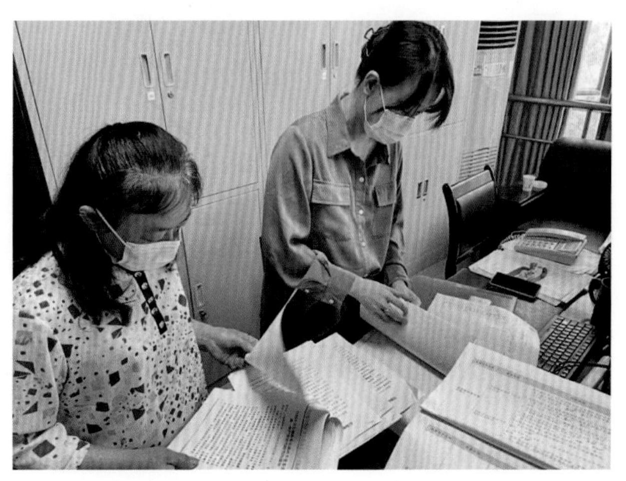

中心检查组开展“五一”节前专项监督检查

此次检查围绕各科所贯彻落实中央八项规定精神，严防“四风”问题反弹等内容进行，重点对纠治医疗卫生领域腐败和作风问题暨“以案促改”专项行动、深入学习贯彻党的十九届六中全会精神等工作推动情况、公务车使用情况、违规发放津补贴及疫情防控工作执行情况等进行监督检查。检查组通过现场走访、查阅账目、调阅相关资料等方式逐项检查，对文件传达不到位、记录不规范等问题提出整改意见，并要求限时整改。检查组还现场走访了中心门卫值班室、中心门诊部等对外开放窗口，了解门岗疫情防控落实情况。

【联合开展“全国疟疾日”系列健康宣传教育活动】 4月27日，中心第二十二党支部与南宁市东葛社区卫生服务中心在新竹小区联合开展“全国疟疾日”系列健康宣传教育活动。

2022年4月26日是第15个“全国疟疾日”，宣传主题是“防止疟疾输入再传播，共创无疟世界”。活动围绕宣传主题，在小区内开展防病小讲座，对疟疾、肝吸虫病、肠道寄生虫病、肝炎等疾病进行科普宣传，并向小区居民派发宣传折页、活动礼品。小区居民就寄生虫病提出相关问题，党员专家向居民讲解疟疾等寄生虫疾病发生、发展、治疗、预防措施等小知识。

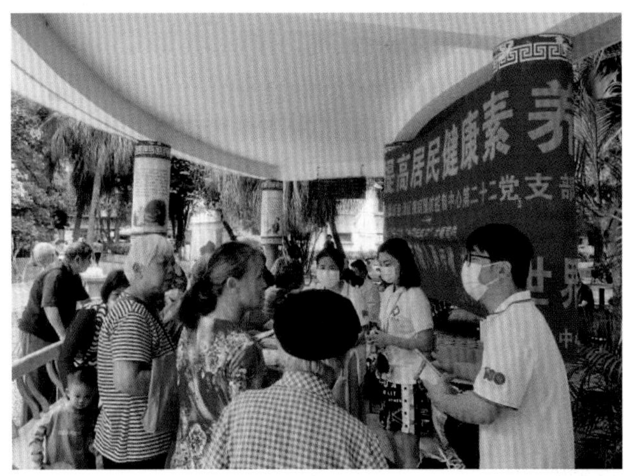

中心相关科所人员向居民发放“全国疟疾日”宣传材料

【2021年度放射卫生检测能力比对取得优异成绩】 4月28日，中心在中国疾病预防控制中心辐射防护与核安全医学所组织省级疾病预防控制中心、职业病防治院和甲级放射卫生技术服务机构等单位开展国家级放射卫生检测能力比对工作中，取得优异成绩。

2021年中心按要求参加包括个人剂量监测、放射性核素γ能谱分析和总α总β放射性测量三项检测能力比对，并取得个人剂量监测、放射性核素γ能谱分析优秀、总α总β放射性测量合格的成绩。

【开展实验室生物安全和安全生产检查】 4月28—29日，中心组织相关职能部门负责人和生物安全技术专家，对中心BSL-3实验室等实验室及相关区域开展实验室生物安全和安全生产专项检查。

检查组围绕人员生物安全培训、实验活动及涉生物安全科研项目开展情况、生物安全设备设施、菌（毒）种及生物样本管理、医疗废物处置及化学品安全等方面，深入中心各相关科所、区域进行全面综合检查。重点检查BSL-3实验室、新冠病毒核酸检测实验室、医疗废弃物暂存间、污水处理站、有机试剂和酸试剂库等化学品储存场所、危险化学品废弃物储存点等，检查组要求各实验室（区域）负责人对存在的不足和问题立即予以整改，做到防患于未然。

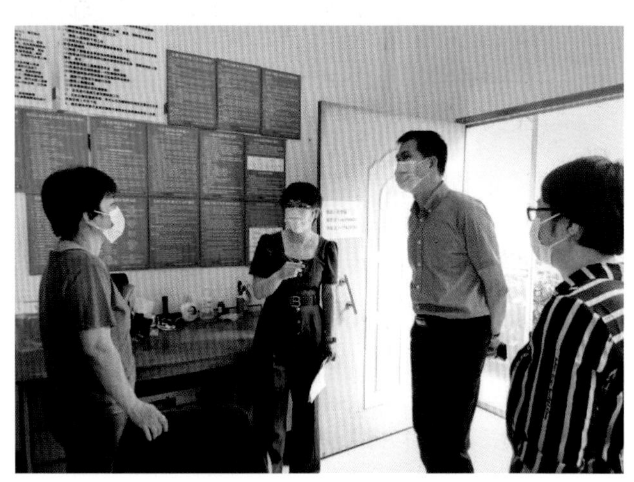

中心副主任黄兆勇（右二）带队对中心实验室开展安全生产专项检查

【举行广西青年文明号授牌仪式】 4月29日，中心举行广西青年文明号授牌仪式。自治区卫生健康委直属机关党委专职副书记陈彦、中心党委书记吕炜出席授牌仪式并讲话。中心党委副书记、主任林玫主持授牌仪式。

在授牌仪式上，中心团委书记林可亮介绍中心获得广西青年文明号集体的有关情况。来自健康教育与传媒科、应急办公室、食品安全风险监测与评价所的3名青年文明号号长就工作亮点和典型做法进行交流发言。

吕炜在祝贺词中强调，在自治区级青年文明号集体的带动下，中心青年干部职工要继续凝心聚力，充分发挥业务特长，打造富有疾控特色的团建品牌。陈彦对中心青年文明号的创建成效、青年模范带头作用的发挥以及疾控青年勇担先锋的青春风采给予充分肯定和高度赞扬，并希望中心青年干部职工要立足疾控青年的特点和特色，对标青年文明号创建标准，打造服务亮点，充分展现疾控青年的责任和担当。

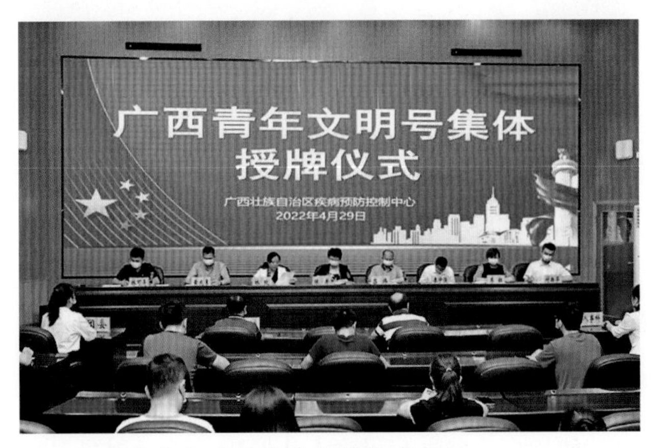

广西青年文明号集体授牌仪式现场

【自治区疾控中心主任林玫一行到自治区大数据发展局考察交流】 5月6日，中心主任林玫带队赴自治区大数据发展局考察交流，自治区大数据发展局二级巡视员杨俭等全程参加考察交流活动。自治区大数据发展局数据资源与安全管理处处长何弄影及中心副主任黄兆勇、钟革等参加考察活动。

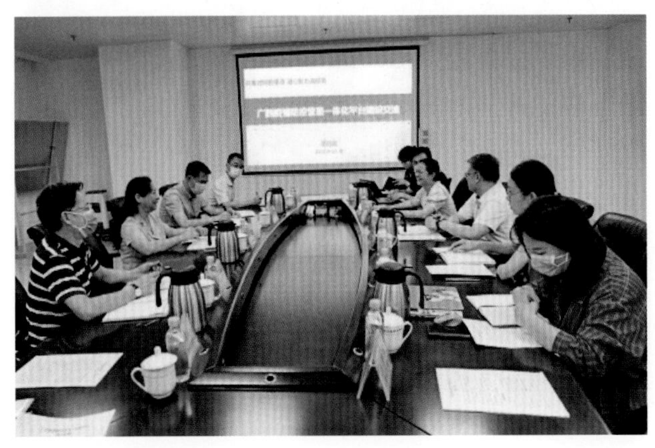

座谈会现场

考察组一行在数字广西协同调度指挥中心展厅了解了中国－东盟信息港建设、广西数字政务一体化平台、自治区数据共享交换平台建设和发展情况，观看、体验了信息化在政务服务、经济建设、农业、社会管理、医疗卫生等方面的应用成效。座谈会上，双方就下一步建设思路进行讨论交流。双方商定后续将平台开发建设进行更深入细致的探讨，不断完善平台功能，以信息化促进全区疫情防控工作更科学、精准、高效。

【开展“一对一”廉政约谈工作】 5月6日，自深入开展纠治医疗卫生领域腐败和作风问题暨“以案促改”专项行动以来，中心党委、纪委对重点领域、关键岗位约30人开展了日常廉政约谈，敲响廉政警钟。

廉政约谈是中心深入开展纠治医疗卫生领域腐败和作风问题暨“以案促改”专项行动的一项重要工作，中心党委、纪委以“廉洁＋承诺”为核心，组织开展自查自纠和签订承诺书等专项工作。中心党委书记、纪委书记以“一对一”“面对面”的形式约谈，针对约谈对象在政治思想、勤政廉政、履行职责、工作作风、分管领域等方面存在的苗头性和已经存在的问题，进行深入剖析和提醒。同时对约谈对象开出5剂“预防针”处方：一是传达精神，贯彻落实；二是加强学习，提高认识；三是履职尽责，严格管理；四是细查风险，狠抓预防；五是规范行为，强化监督。要求约谈对象牢固树立廉洁意识，时刻保持清醒头脑，自觉抵制各种诱惑。

【联合多家单位开展主题团日活动】 5月7日，中心团委联合广西药用植物园团委等多家单位团委、团支部开展“喜迎二十大　永远跟党走　奋进新征程”主题团日活动。广西药用植物园党委副书记潘达颜，自治区卫生健康委团委副书记廖中强出席活动并讲话。

活动分三部分：一是开展青年讲堂微团课活动，团员青年以“以青春之我创青春中国”为题，用拼搏奋斗诠释青春誓言的故事，结合中心青年的战“疫”故事，号召团员青年在崭新的百年征程上勇敢奋进、无畏前行，践行“请党放心，强国有我”的青春誓言；二是重温入团誓词，在鲜红的团旗面前，团员青年高举右手，紧握右拳，郑重地重温入团誓词；三是开展户外拓展活动，团员青年通过唱队歌、超级五子棋竞赛等系列拓展项目，增强团队协作精神，磨砺个人应变能力。

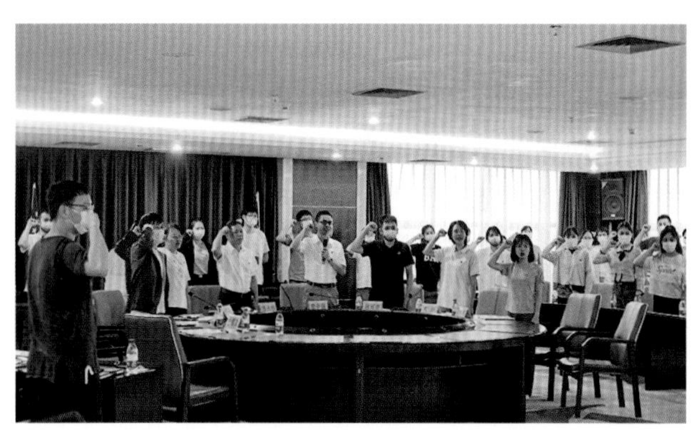

自治区卫生健康委团委副书记廖中强带领青年团员重温入团誓词

【启动九价 HPV 疫苗Ⅲ期临床试验相关工作】 5月7日，中心承接的默沙东研发（中国）有限公司申办的“一项3期随机、双盲，以安慰剂作为对照的临床研究，旨在评价九价人乳头瘤病毒（HPV）疫苗（V503）在20至45岁中国男性中的保护效力、免疫原性和安全性”Ⅲ期临床试验，在柳城县、融安县启动入组工作，开展受试者后续访视和安全性随访工作。

10月13—14日，该公司申办的“一项在9至14岁中国男性中评价九价人乳头瘤病毒（HPV）疫苗（V503）两剂免疫程序，以及在9至19岁中国男性中评价V503三剂免疫程序的3期开放性免疫原性和安全性研究”Ⅲ期临床试验在柳城县、融安县启动入组，开展受试者后续访视和安全性随访工作。

【组织观看庆祝中国共产主义青年团成立100周年大会直播】 5月10日，庆祝中国共产主义青年团成立100周年大会在北京人民大会堂隆重举行。中共中央总书记、国家主席、中央军委主席习近平出席大会并发表重要讲话。中心组织全体团员、各科所青年代表集中观看大会实况直播，中心党委副书记李广山一同观看直播。

庆祝大会庄重热烈，团员青年认真聆听习近平总书记重要讲话，体悟党的领袖对青年一代的悉心关爱，为中国共产主义青年团成立100年来作出的重要贡献和展示的良好精神风貌而备感振奋鼓舞，为广大团员青年奉献的青春和建立的重要功勋而满怀崇高敬意。中心3名青年代表在大会结束后谈了观后感，并表示要做一个听党话、跟党走，胸怀理想、信念坚定的疾控青年。

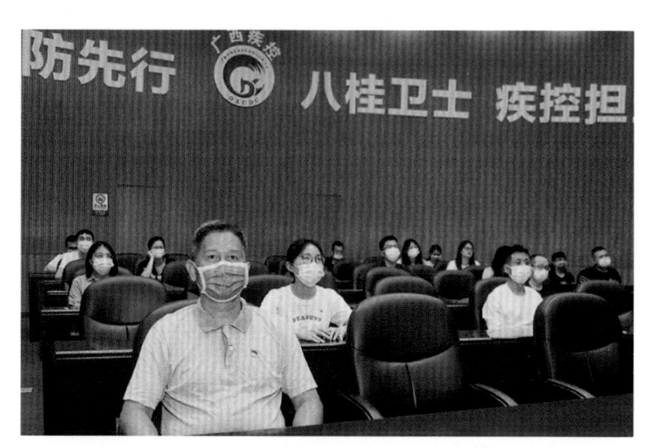

观看大会实况直播现场

【广西全民营养周主题宣传活动正式启动】 5月15日，由自治区国民营养健康指导委员会主办，自治区卫生健康委员会、自治区疾控中心等单位承办的广西2022年全民营养周暨“5·20中国学生营养日”主题宣传活动在南宁启动。中心党委副书记李广山出席启动仪式并讲话。

李广山介绍了中心在营养工作方面的相关情况，他指出，营养与健康工作是中心的一项重要工作，中心主要开展营养、食物与健康专业研究、技术指导与咨询，承担着国家和自治区卫生健康委、中国疾病预防控制中心委托的中国居民营养与健康状况监测、食物成分监测、农村义务教育学生营养改善计划监测评估等工作，并在相关领域内取得了

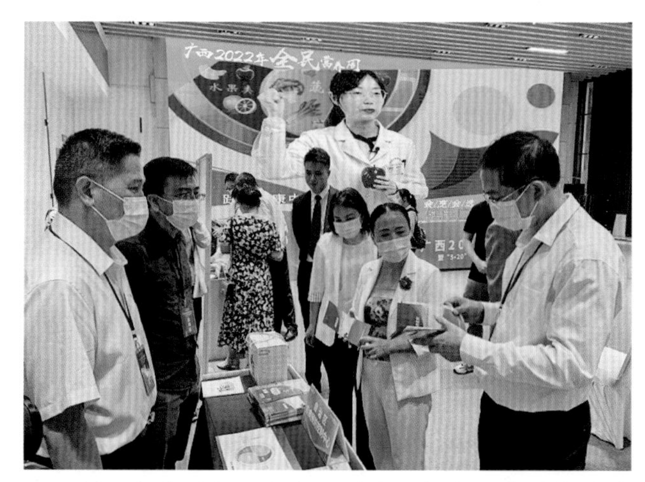

中心党委副书记李广山（左一）介绍中心在营养工作方面的相关情况

一定的成绩。

本次宣传周主题宣传活动以坚持预防为主、倡导健康文明生活方式、预防控制重大疾病为导向，积极传播《中国居民膳食指南（2022）》《中国儿童青少年营养与健康指导指南（2022）》等，大力普及营养健康知识，促进儿童青少年健康成长。

【开展“防治碘缺乏病日”宣传活动】 5月15日，由自治区卫生健康委、自治区疾控中心主办，柳州市卫生健康委和柳州市疾病预防控制中心承办的第29个“防治碘缺乏病日”主题宣传活动在柳州市举行。广西盐业集团有限公司副总经理黄先红、柳州市卫生健康委副主任胡学林以及自治区疾控中心环境卫生与地方病防制所有关专家参加宣传活动。

活动的主题是“智慧人生健康路，科学补碘第一步”。活动采用线上线下相结合的方式开展。在活动现场，专家宣讲碘缺乏病防治知识、展示宣传展板、发放宣传单等；在线上，通过自治区疾控中心和柳州市疾病预防控制中心微信公众号平台分别开展碘缺乏病防治知识宣传和有奖竞答活动，提高群众对食用加碘盐重要性的认识。《柳州日报》《南国今报》等媒体对宣传活动进行报道。

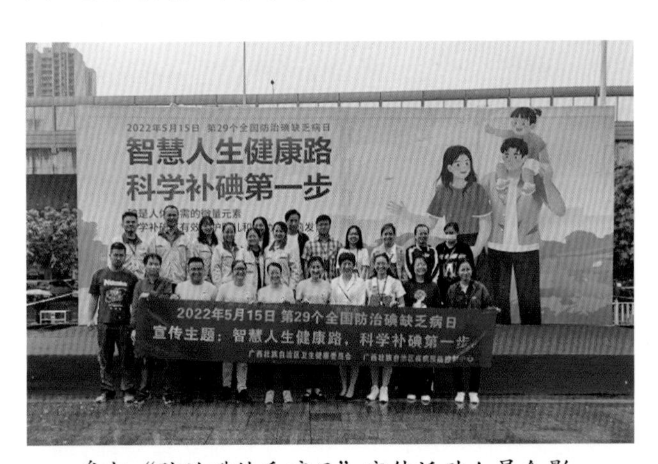

参与“防治碘缺乏病日”宣传活动人员合影

【迎接自治区卫生健康委深入纠治医疗卫生领域腐败和作风问题专项行动督查组专项督查】 5月16日，自治区卫生健康委深入纠治医疗卫生领域腐败和作风问题专项行动（简称“专项行动”）督查组第四组到中心开展专项行动深入排查阶段督查，驻自治区卫生健康委纪检监察组副组长、一级调研员曹金国带队督查。中心党委书记吕炜、党委副书记、主任林玫及其班子成员参加督查座谈会。

督查组采取查阅工作台账、现场走访查看、听取汇报、座谈交流等方式，检查中心传达自治区深入排查阶段工作电视电话会议精神、专题研究深入排查阶段贯彻落实具体措施等方面情况。座谈会上，吕炜表示，中心党委高度重视专项行动各项工作，高位推动部署，突出问题短板重点排查，积极开展警示性教育活动，完善规章制度强化监督管理，开展重大节日纪律巡查工作。同时，中心党委认真用好驻委纪检组和中心纪委的监察建议，立行立改，推动整改落实到位，专项行动取得阶段性进展。针对存在的问题和不足，中心进一步加大专项行动工作力度，确保专项行动深入排查阶段具体部署落到实处。

【广西公共卫生应急技术中心大楼项目奠基开工】 5月18日，中心举行广西公共卫生应急技术中心（中国－东盟疾病预防控制交流合作中心）大楼项目奠基暨开工仪式。自治区副主席黄俊华出席开工仪式并致辞。仪式由中心主任林玫主持。

黄俊华听取广西疾控工作及项目建设情况汇报后指出，自治区疾控中心多年来为广西重大疾病作出了重要贡献。他强调，广西公共卫生应急技术中心（中国－东盟疾病预防控制交流合作中心）大楼项目是自治区党委、政府层面重点推进的重大建设项目，是自治区公共卫生防控救治能力建设三年行动计划的民生保障工程，自治区疾控中心要以项目建设为契机，推进广西疾控工作高质量发展。

自治区卫生健康委党组书记、主任廖品琥提出，自治区疾控中心要以项目为依托，不断加强能力建设，实现疾病预防控制和卫生应急处置科学化、智能化、精准化，在推动区域经济发展和区域公共卫生合作方面发挥更大的作用。

中心党委书记吕炜表示，中心将按自治区党委、政府的部署，在自治区卫生健康委的领导下团结奋斗、锐意进取，致力将中心建设为具有全国影响力的省级疾病预防控制中心。

随着黄俊华下达开工指令，现场工程车鸣笛起航，大家同擎铁锹，扬土培基，标志着工程正式开工。

自治区卫生健康委副主任庞军、自治区发展改革委二级巡视员李新勤、自治区财政厅二级巡视员余为秀、自治区住房城乡建设厅二级巡视员莫兰新以及自治区卫生健康委、自治区财政厅相关处室负责同志，中心领导班子、干部职工代表参加开工仪式。

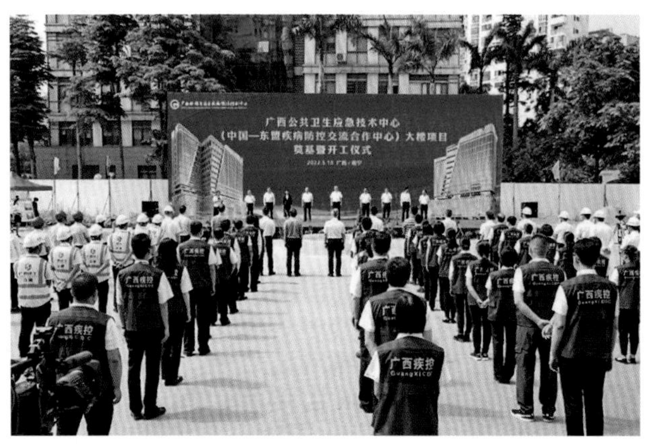

开工仪式现场

【开展党建联建五级健康示范村】　5 月 20 日，中心党建引领五级联建助力脱贫地区乡村振兴，共创龙胜马堤乡马堤村健康示范村正式启动。中心党委书记吕炜、副主任钟革，桂林市疾病预防控制中心党委负责人黄强、主任石朝晖，龙胜各族自治县县委常委、副县长唐翊平，马堤乡党委书记蒙泽军，马堤村党总支书记、主任侯李军，驻村第一书记及工作队员等出席启动仪式。

在启动仪式上，吕炜指出，中心联合市、县、乡、村开展示健康范村建设，是贯彻落实党中央、国务院以及自治区党委、政府关于巩固拓展脱贫攻坚成果同乡村振兴有效衔接的一个重要抓手，也是党建工作深度融入健康促进工作的一个重要举措，各级各相关单位要统一思想，充分认识健康促进在乡村振兴中的重大意义，建立健全长效工作机制；要通过党建引领、多级联合，发挥党员的先锋模范作用；要进一步确立目标，强化措施，不断总结健康示范村建设的新经验，打造出可复制、可参考的健康示范村建设典范。

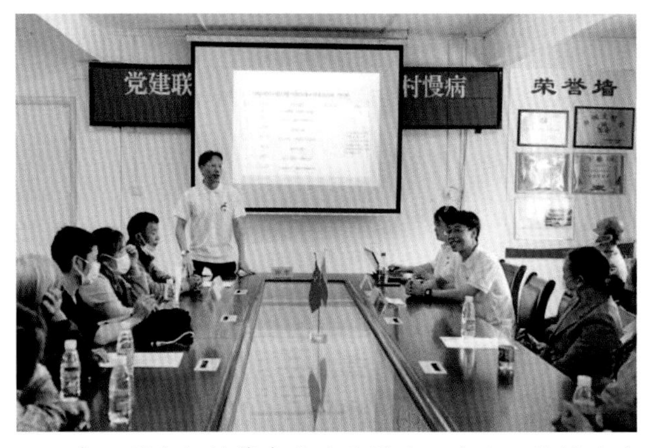

中心副主任钟革在龙胜马堤乡卫生院开展慢性病患者自我管理动员会

该项活动包括启动仪式、启动座谈会、慢性病自我管理动员、健康促进进校园等内容。

【广西中医药大学副校长吴琪俊一行到自治区疾控中心开展就业调研】　5 月 20 日，广西中医药大学副校长吴琪俊一行 6 人到中心开展毕业生就业情况调研。中心党委副书记李广山，综合办公室、党委办公室、人事科等相关科所人员以及在中心工作的毕业生代表参加调研座谈。座谈会由中心副主任黄兆勇主持。

李广山简要介绍了中心基本情况、学科建设、科研成绩、人才需求等方面情况，其中重点介绍了中心近 3 年的公开招聘情况以及人才需求情况。吴琪俊一行对中心多年来对大学生就业、实习带教工作给予的支持表示感谢，并希望今后双方能继续加强交流合作，培养出更多适合疾控体系发展需要的优秀人才。广西中医药大学公共卫生学院院长董柏青介绍了广西中医药大学发展历程以及 2022 年毕业生的就业情况。双方就毕业生的综合素质、专业能力、科研水平等方面进行交流。

【科研成果获广西科学技术进步奖二等奖】　5 月 23 日，广西科学技术奖励大会在南宁召开，大会表彰了获得 2021 年度广西科学技术奖的科研成果，中心蒋智华主任医师团队完成的成果《广西人体重点寄生虫病监测体系建立及应用》获得 2021 年度广西科学技术进步奖二等奖。

该成果针对广西寄生虫病防控工作中前期防控工作存在疫情流行特征不明、防控措施缺乏针对性、防控效果缺乏科学评估手段等突出技术问题，构建了广西人体重点寄生虫病监测集成体系。研究成果已被政府采纳用于建立肝吸虫病防控示范区，以点带面，引领广西肝吸虫病防治工作。

【科研成果项目获中华预防医学会科学技术奖三等奖】　5 月 24 日，自治区疾控中心、中国疾病预防控制中心传染病预防控制所分别作为第一、二完成单位完成的“华南边境省份重点细菌性传染病监控体系构建与应用”项目获2021年中华预防医学会科学技术奖科技奖三等奖，完成者为林玫、王鑫、董柏青等。

课题组经13年连续研究，针对细菌性传染病发现滞后、检测过程复杂耗时长的问题以及边境省份特点，致力于提升传染病防控迅速、精准能力，集成多项科研优势资源，运用现代疾病监测、病原微生物学、分子生物学等先进技术，实现多病原联合检测和单病原快速检测的同频联析平台，精准查明突发主要致病菌，获得数项创新性成果。项目涉及面广，实用性强，创新性突出，近年在广西及外省进行推广应用，部分成果被国家层面所采纳，社会效益明显。

【自治区卫生系列职称改革调研组一行到自治区疾控中心调研座谈】 5月24日下午，由广西医科大学第二附属医院院长罗杰峰、广西中医药大学公共卫生与管理学院院长董柏青、广西医科大学第二附属医院副院长张剑锋、自治区江滨医院副院长李昌柳等单位领导专家组成的广西卫生系列职称制度改革调研组一行莅临中心进行调研座谈。座谈会由中心主任林玫主持，中心副主任钟革、综合办公室、人事科、急性传染病防制所等科所专业技术人员代表参加调研座谈。

座谈会上，调研组组长罗杰峰介绍本次调研的目的及内容。座谈会现场征求对《人力资源社会保障部、国家卫生健康委、国家中医药局关于深化卫生专业技术人员职称制度改革的指导意见》（人社部发〔2021〕51号）的意见和建议，中心参会人员踊跃发言、建言献策。林玫表示，中心将一如既往地紧跟广西评审改革步伐，严格按照自治区卫生健康委工作部署，全力配合做好职称制度改革工作。

【自治区大数据发展局到自治区疾控中心调研交流】 5月25日，自治区大数据发展局二级巡视员杨俭带队到中心调研交流广西疫情防控管理一体化平台相关系统及数据对接工作。中心主任林玫、副主任黄兆勇等参加调研交流座谈会。自治区大数据发展局、自治区信息中心大数据技术开发处、数据资源与安全管理处、信息中心大数据应用处、中国－东盟信息港股份有限公司、数字广西集团有限公司以及中心免疫规划所等19人参加调研座谈。

林玫对自治区大数据发展局给予中心疫情防控信息系统建设工作的大力支持表示感谢。中心免疫规划所汇报广西免疫规划信息系统基本功能模块以及广西免疫规划信息系统数据对接到广西疫情防控管理一体化平台需要协调解决的主要问题。杨俭表示将全力做好广西免疫规划信息系统数据对接一体化平台和新冠疫情防控流行病学调查管理系统建设工作。双方还就数据对接、数据共享、应用设计、广西疫情防控管理一体化平台建设等方面进行深入交流。

【援沪医疗队员平安凯旋并结束隔离观察】 5月30日，中心援沪医疗队队员黄波、魏超、梁林涵等3人圆满完成任务，平安凯旋。自治区党委、政府在南宁吴圩国际机场举行欢迎仪式。中心纪委书记李红及有关科所人员参加欢迎仪式。

在沪期间，中心3名队员发挥“听从指挥、团结协作、不畏艰难、精益求精”的精神，在方舱医院、定点医院、社区核酸采样中贡献了广西力量。

6月7日，3名援沪医疗队员结束隔离观察，中心举行了简短的欢迎仪式，中心党委书记吕炜带队前往隔离休整点迎接队员并向他们送上鲜花。

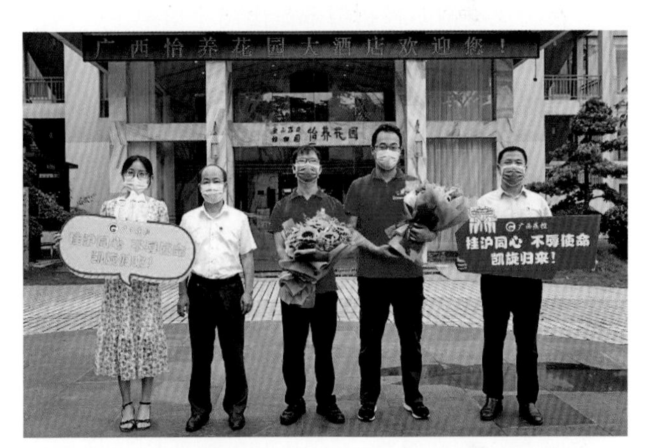

中心党委书记吕炜（左二）带队到隔离休整点迎接援沪医疗队员魏超（右二）、梁林涵（右三）

【参加世界无烟日宣传活动】 5月31日，中心参加由自治区爱卫办、健康广西推进办组织的世界无烟日宣传活动在南宁市良庆区大沙田滨江广场举行。中心党委书记吕炜、纪委书记李红带领中心健康促进与宣传教育工作队和控烟专家15人开展现场义诊及烟草危害健康宣传活动。

2022 年 5 月 31 日第 35 个世界无烟日。活动围绕“烟草威胁环境”主题展开。中心设立展台，提供专业控烟咨询服务，发放控烟宣传册等，面对面向市民普及吸烟危害知识。健康教育与传媒科副科长欧阳颐在活动现场接受媒体采访，从专业角度解释二手烟、三手烟损害健康的特点，重点介绍被动吸烟对重点人群的危害。现场市民表示建设无烟环境很有必要，并承诺从自己做起，主动劝阻他人吸烟。

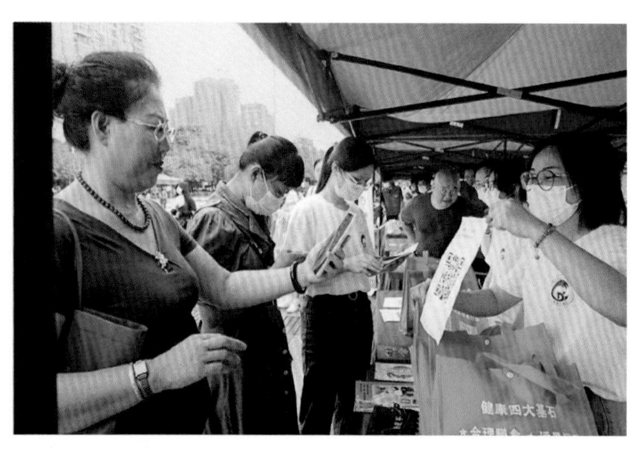

市民现场微信扫码答题，了解控烟知识

【南宁市新冠疫情防控指挥部专家组到自治区疾控中心开展核酸检测实验室专项督查】 6 月 9 日，南宁市新冠疫情防控指挥部派出南宁市第一人民医院周碧燕、广西临检中心农生洲、南宁市卫生计生监督所黄均海等 3 人组成的专家组，到中心开展新冠病毒核酸检测实验室专项督查。中心党委书记吕炜及质量管理科、急性传染病防制、艾滋病防制所等相关科所工作人员陪同检查。

专家组通过查阅资料、沟通交流、实地查看等方式，从新冠病毒核酸检测技术人员、标本采集与管理、实验室管理、质量控制与管理、检测结果反馈、医疗废物处理、设施硬件等环节进行工作核查。专家组肯定了中心在管理核酸检测实验室所做的工作，认为中心的公共检测实验室环境设施良好，设备配套齐全，质控管理规范，相关材料准备充分。专家组还对实验室管理提出相关建议，以进一步完善与提高核酸检测实验室的管理水平。

【赴龙胜马堤村开展乡村振兴健康宣传行动】 6 月 17 日，中心组织健康促进与宣传教育青年团队赴龙胜马堤村开展乡村振兴健康宣传行动。

工作队员对马堤村脱贫户进行入户走访调查，与脱贫户进行深入交流，了解其家庭成员、子女上学情况、主要经济来源、外出务工及帮扶政策落实情况等。根据逐户逐项排查结果，因户制宜加大帮扶增收措施，对可能出现的减收风险点早发现、早干预、早帮扶。此外，工作队员通过拉家常等方式了解他们的健康状况，并发放健康教育宣传资料，帮助村民掌握基本的健康保健知识。

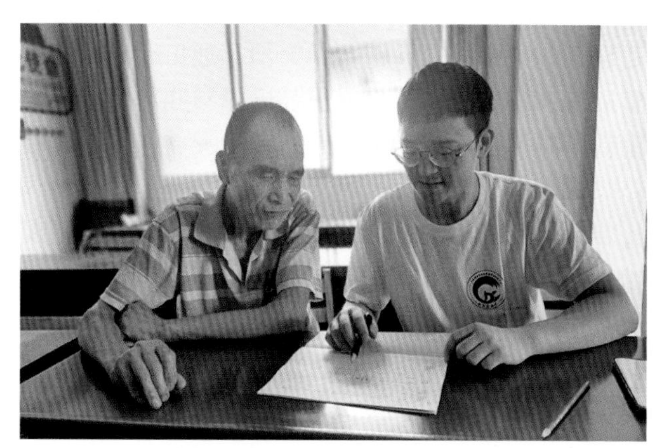

工作队员对马堤村脱贫户进行入户走访调查

【举行广西公共卫生医师资格实践技能考试】 6 月 18—23 日，由中心承办的 2022 年广西公共卫生医师资格实践技能考试在南宁市举行，广西 1000 余名考生参加。考试地点为广西公共卫生医师资格考试实践技能考试基地，此基地依托自治区疾控中心建立，于 2022 年 5 月底通过国家医学考试中心的复评审，正式成为国家医师资格考试实践技能考试基地（公共卫生类别）。

考试前，中心成立考试工作领导小组，制定

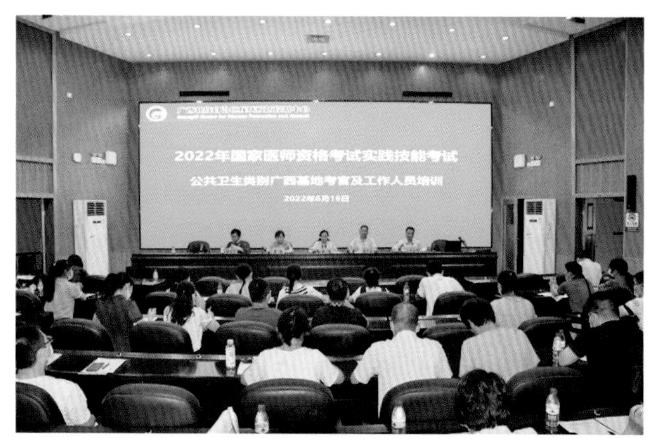

中心组织参与本年度执考工作的考官和考务人员进行培训及现场演练

《2022年广西公共卫生医师资格考试实践技能考试实施方案》《2022年医师资格考试新冠肺炎防控应急预案》等。领导小组及工作组对考官和考务人员进行培训及现场演练，考试基地主任、中心主任林玫对全体考官及考务人员提出考试工作纪律和要求。考试期间，严格执行疫情防控方案要求，并完成基地考试工作任务。

【与广西公共卫生应急技术大楼项目咨询单位开展廉政教育活动】 6月22日，中心与广西中信恒泰工程顾问有限公司党支部联合举行廉政教育活动，中心主任林玫及项目专班工作人员，广西中信恒泰工程顾问有限公司董事长陆霖、党支部书记甘江幸以及驻场工作人员参加活动。

活动上，林玫对工作中廉洁事宜提出具体要求。她指出，按照今年自治区深入纠治医疗卫生领域腐败和作风问题专项行动工作的部署要求，要认清医疗卫生领域腐败和不正之风的严重性和危害性，严格按规矩办事，以规范的行为处理业务往来。中心与广西中信恒泰工程顾问有限公司举行廉洁承诺书签订仪式，形成双向监督机制，共同纠治医疗卫生领域腐败和作风问题。广西中信恒泰工程顾问有限公司郑重作出承诺，把工程建设成优质、廉洁的工程。

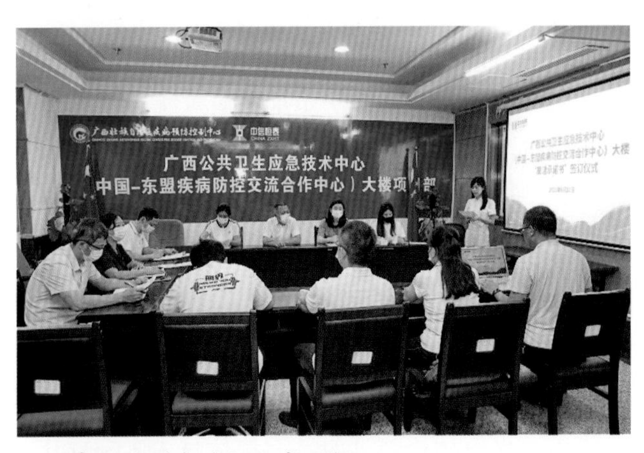

廉洁承诺书签订仪式现场

【派出专家赴受灾地区指导卫生防疫工作】 6月22日，按照自治区卫生健康委要求，中心紧急抽调传染病防治、环境卫生、病媒控制与消杀等技术专家，会同自治区卫生监督所相关人员组成3个工作组，分别赴柳州市、桂林市、梧州市等受灾严重的7个设区市开展灾后防疫指导工作。

2022年上半年，广西入汛以来，降水不断，呈现暴雨过程长、江河来水总量大、超警河流多、灾情损失重等特点。截至6月19日，本次洪涝灾害受灾人口达49.49万人，自治区将洪涝灾害应急响应提升为Ⅱ级。洪灾发生后，中心领导高度重视，组织应急队伍和后勤人员做好各项物资准备工作，并派出相关技术专家组成的工作组，与当地有关部门配合，深入县、乡、村，了解灾情、疫情、存在问题与困难等，并指导开展灾后卫生防疫工作。

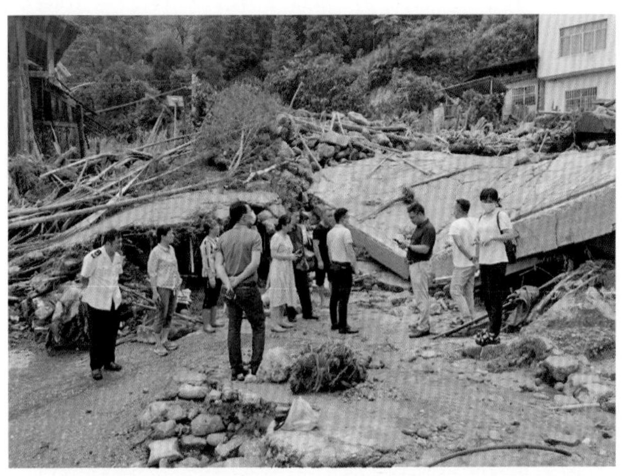

工作组在融水香粉乡古都村群旦屯房屋倒塌现场指导灾后疫情防控工作

【组织开展新《安全生产法》宣传贯彻活动】 6月27日，中心组织开展2022年“安全生产月”专题学习活动。活动由中心主任林玫主持，中心党委副书记李广山、副主任黄兆勇、纪委书记李红以及全体干部职工参与学习。

活动邀请自治区应急厅总工程师黄爱兴就新《安全生产法》的修订背景和意义以及修订的主要内容等作专题授课。

在培训班上，林玫指出，中心对安全生产工作非常重视，并印发《中心安全生产月活动实施方案》，希望全体干部职工认真学习领会习近平总书记关于安全生产的重要论述精神和新《安全生产法》，强化安全生产意识和法治观念，切实提高安全管理能力。黄兆勇在培训总结时对全体干部职工提出3点要求：一是要充分认识新《安全生产法》的重要意义；二是要以落实新《安全生产法》为契机，完善安全生产责任体系；三是要组织实施好新《安全生产法》，在实践工作中体现成效。

【艾滋病防制学科、结核病防制学科获广西医疗卫生重点学科】 6月28日，自治区卫生健康委发布2021年自治区医疗卫生重点学科和重点培育学科名单，中心艾滋病防制学科、结核病防制学科获批为广西医疗卫生重点学科。

广西医疗卫生重点学科建设是自治区卫生健康委培养学科带头人队伍，提升广西医学科技竞争力，推动广西医疗卫生技术水平的一项重点工程。一直以来，中心始终坚持“人才强中心、科技兴中心”的发展战略，高度重视学科建设工作，此次获批广西医疗卫生重点学科，体现了中心科技工作取得显著成效，对中心完善科研平台体系，促进科研发展具有重要的意义。中心将加强重点学科建设工作的指导和管理，完善健全工作制度，落实资金保障，加强部门协调，争取多方支持，按照学科发展规划推进重点学科建设，并取得预期效果。

【“七一”前夕走访慰问老党员】 6月28日，在“七一”前夕，中心党委书记吕炜和党委副书记、主任林玫带领中心党政领导班子成员及部分职能科室负责人分别走访慰问新中国成立前离休和“光荣在党五十年”老党员，给他们送去节日的慰问与祝福。

吕炜、林玫、李广山、黄兆勇带队分别走访慰问退休老党员李军南、李全忠、黄敏、武全根等，感谢他们充分发挥共产党员的模范先锋作用，为广西的疾控事业作出的贡献，并询问他们的生活状况和身体情况，嘱咐他们保重身体，并送上慰问品，转达中心党委的关心、关爱，祝福老同志健康长寿。

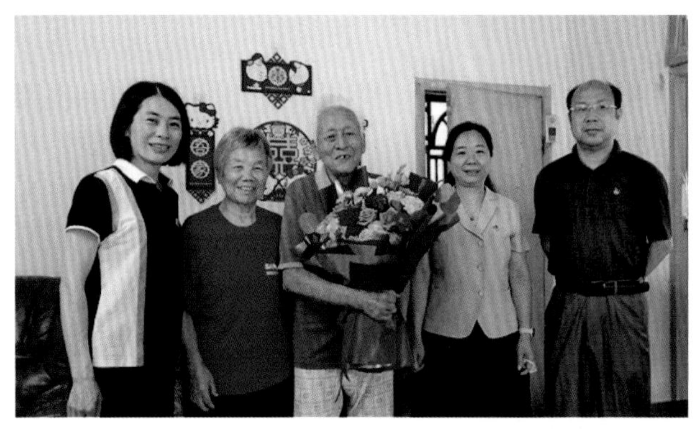

中心主任林玫（右二）带队慰问老党员李全忠（右三）

【顺利通过职业卫生技术服务机构资质现场评审】 6月28—29日，自治区卫生健康委行政审批办公室组织5名评审专家和2名卫生监督员，对中心进行职业卫生技术服务机构资质（核技术工业应用）现场评审。

评审组组长黄世文主持评审会并介绍此次评审的目的和要求。中心党委副书记李广山向评审组作中心质量管理体系建设与放射卫生工作基本情况的专题汇报。评审专家通过资料审核、现场核查、检测能力现场操作及相关业务人员的理论考试等方式，分别对组织机构、技术人员、仪器设备、技术服务能力和质量管理体系等64项评审内容进行现场评审。评审组充分肯定中心质量管理体系和技术能力，并已具备开展职业卫生技术服务的必要条件，一致同意中心顺利通过职业卫生技术服务资质（核技术工业应用）现场评审。

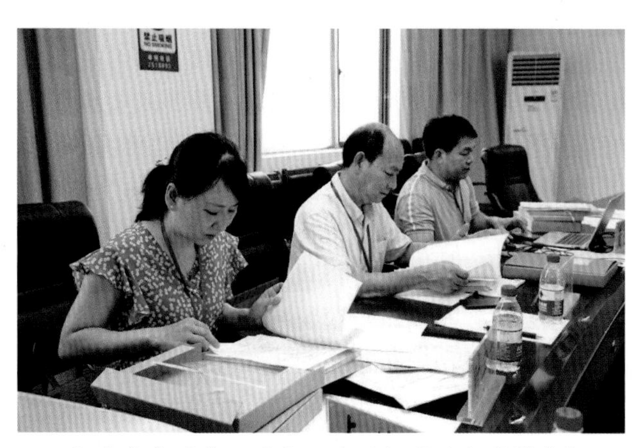

评审专家对中心放射卫生防护所进行资料审核

【组织干部职工参观南宁市反腐倡廉警示教育馆】 6月29日，中心纪委分批次组织中层以上干部及部分重点岗位人员前往中共南宁市委党校反腐倡廉警示教育基地开展廉政教育活动。中心党委副书记、主任林玫，中心党委副书记李广山，中心纪委书记李红及中层干部、重点岗位工作人员70余人参加活动。

在参观过程中，讲解老师通过展馆内的互动屏幕投影、多媒体投影沙盘等多媒体技术，分别从5个主题板块，带领大家回顾中国共产党反腐倡廉各个历史时期的重要举措和取得的重要成就，重温党中央几代领导人关于党风廉政建设的重要讲话和论述，学习不同历史时期先进人物的廉政事迹，并向大家展示腐败与清廉正反两方面的典型案例，引导广大党员干部以优秀的共产党员为榜样，廉洁修身，担当作为。

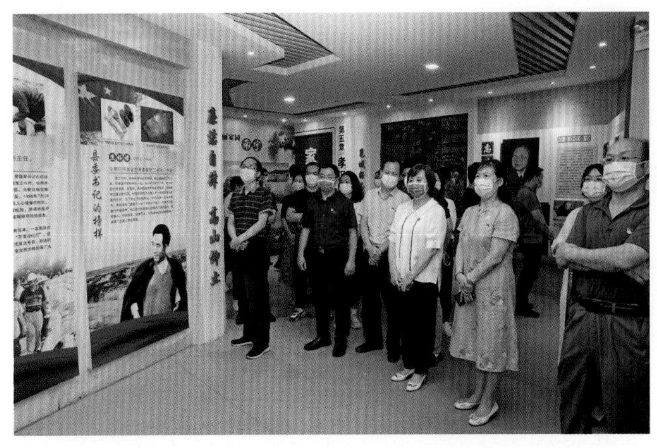

中心干部职工参观南宁市反腐倡廉警示教育馆

【党建与艾滋病防控业务深度融合交流】 6月29日下午，中心第十九党支部、南宁市疾病预防控制中心第九党支部赴广西绿城彩虹活动中心联合开展“预防为主，守护健康”迎“七一”主题党日活动，实地指导“一支部一品牌，一支部一特色”创建工作。中心主任林玫艾滋病防制所所长蓝光华以及南宁市疾病预防控制中心主任阳世雄、副主任汤洪洋等参加联建活动。

指导组参观了广西绿城彩虹活动中心16载参与艾滋病防控发展图片展、宣传长廊和HIV咨询检测室，了解社会组织作为艾滋病防控有效补充的事业发展史。林玫和阳世雄对支部党建品牌建设、品牌发挥作用及党建与艾滋病防控业务互融共促给予充分肯定。指导组在听取南宁市疾病预防控制中心汇报“南宁市HIV暴露前预防模式探索”项目进展和广西绿城彩虹活动中心所取得的业绩情况后，对支部品牌建设提出相关建议和意见。

【国家突发急性传染病防控队（广西）开展鼠疫应急演练和拉动训练】 6月29日至7月2日，由中心承办的国家突发急性传染病防控队（广西）在百色市开展鼠疫应急演练和拉动训练，中心37名队员参加演练。

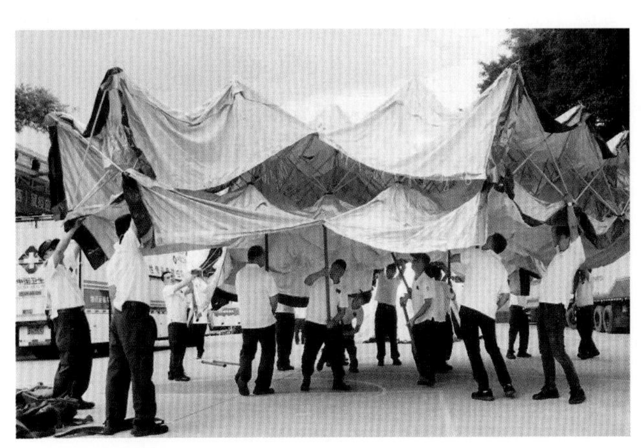

应急演练和拉动训练现场

此次活动以鼠疫防控专项技术培训为主题，进行理论和技能培训，并通过桌面推演的方式完成相关应急处置综合演练。结合此项内容，防控队一并开展了队伍长途拉动、营地建设、军事拓展与团队建设训练以及急救知识培训，还通过视频培训的方式集中学习《新冠肺炎疫情防控方案（第九版）》内容。

【自治区党委网信办、自治区公安厅检查组到自治区疾控中心开展网络安全专项检查】 7月6日，自治区党委网信办、自治区公安厅督导检查组一行11人在南宁市公安局网安支队大队长庞辉带领下到中心开展网络安全专项检查及网络安全“扫雷”现场检查。中心主任林玫、党委副书记李广山及相关科所负责人陪同检查。

庞辉指出，当前网络安全形势严峻，要求各单位贯彻落实习近平总书记关于网络强国的重要思想和关于网络安全工作“四个坚持”的系列重要指示批示精神，加强信息系统网络安全防护，落实网络信息安全工作。林玫围绕中心在网络信息安全管理工作和疫情防控数据安全管理情况作了简要汇报，表示会全面落实网络信息安全责任制，提高网络安全防范能力和意识，希望检查组多给予技术指导，共同把网络安全工作做好。

检查组技术专家开展现场检查和测试，通过查阅资料、实地查看、技术检测等方式，对中心网络系统开展全面检查，并进行交流和反馈。

【举办“关注结核病·关爱老年人”主题宣传活动】 7月7日，中心在武宣县东乡镇举办“生命至上　全民行动　共享健康　终结结核——2022年关注结核病·关爱老年人”主题宣传活动。武宣县委常委、副县长袁文星，中心主任林玫出席活动并讲话。来宾市疾病预防控制中心、武宣县卫生健康局等单位相关领导和人员参加本次活动。

袁文星代表武宣县委、县政府感谢支持和参与结核病防治行动的社会各界人士，并希望各乡镇、各部门要充分认识结核病防治工作的重要性、严峻性和长期性，认真开展预防结核病宣传教育。同时，动员社会组织和个人等社会力量，以实际行动遏制结核病流行，推进健康武宣建设。

林玫在讲话中指出，国家和自治区等各级党委、政府都高度重视老年人主动筛查工作，她呼吁武宣县父老乡亲积极参加老年人结核病主动筛查工作和新冠疫苗接种工作，养成良好的生活习惯和卫生习惯。

活动还设有有奖问答环节，现场专家解答了结核病相关防治知识和老年人主动筛查工作相关问题。

【开展建筑工地安全生产专项检查】　7月7—8日，中心安全生产和消防安全领导小组办公室组织相关人员对广西公共卫生应急技术中心大楼建设项目、唐城路危旧改项目开展建筑工地安全生产专项检查。

通过深入现场、查阅资料等方式，检查组查看了雨季汛期施工措施、用电安全管理、现场安全防护和各类消防设施等，全面排查建筑工地安全隐患问题。针对安全隐患问题，检查组要求做好隐患整改工作，进一步规范建筑施工安全生产行为，落实安全生产和消防安全责任，加大雨季汛期和高温天气施工安全生产管理力度，加强施工现场管理。下阶段，中心将继续深入学习贯彻习近平总书记关于安全生产重要论述精神，着重排查整改各类安全隐患，紧盯重点部位和关键环节，及时消除隐患。

【自治区疾控中心奋战北海疫情最前线】　7月12—29日，中心先后派出5批次共89人参与北海市疫情防控，并组织协调由自治区、市、县（市、区）三级疾病预防控制中心组成的1200余人的工作团队驻扎北海，负责现场流调与技术指导、实验室检测、数据分析研判等重要工作。

在北海抗疫期间，中心党委在前方成立临时党支部开展工作，在后方成立关爱支援小组，全力为提供物资保障、技术支持。中心党委书记吕炜统筹前方、后方抗疫两不误，同时确保中心各项重点工作能顺利推进；中心党委副书记、主任林玫在每一次疫情暴发时都第一时间下沉一线，靠前指挥抗疫工作；中心副主任钟革一直工作在疫情最严峻的地方，参与了上半年的每一场抗疫工作。在中心领导的表率带领下，党员干部在疫情防控斗争的关键时刻，都挺身而出、冲锋一线。

【组织离退休人员观看爱国主义教育电影《长津湖之水门桥》】　7月13日上午，中心组织离退休人员在南宁时代影城观看爱国主义教育电影《长津湖之水门桥》，离退休人员约60人参与观影。

电影以抗美援朝战争第二次战役中的长津湖战役为背景，讲述了在结束新兴里和下碣隅里的战斗之后，七连战士又接到更艰巨的任务——炸毁水门桥，切断美军的陆军一师逃跑之路。七连的战士三次炸毁水门桥，成功打击了敌人的士气，七连由原来的100多人最后只剩下1人，体现了志愿军战士视死如归的伟大革命精神。此次观影活动，为中心离退休人员上了一堂生动的爱国主义课，大家感触颇多。退休干部黄建业即兴写下一篇观后感，以表达爱国情怀。

【南湖派出所到自治区疾控中心开展危险化学品安全管理专项检查】　7月13日，南宁市南湖派出所警官到中心开展危险化学品安全管理专项检查。

检查中，南湖派出所警官实地查看了中心危险化学品仓库和视频监控，对剧毒和易制爆化学品的摆放、台账、出入库登记及监控等安全管理工作给予充分肯定，指出中心危险化学品管理符合相关规范要求，并对危险化学品从采购、贮存到使用等各个环节进行指导。

【自治区卫生健康委到自治区疾控中心开展巡察反馈意见整改工作专项督查】　7月18—19日，自治区卫生健康委到中心开展巡察反馈意见整改工作专项督查，委党组巡察工作领导小组成员、人事处处长刘勇出席督查汇报会并讲话，中心党委书记吕炜、副主任黄兆勇、纪委书记李红参加督查汇报会。自治区卫生健康委巡察反馈意见整改工作专项督查组成员，中心党委委员、各党支部书记、各科所负责人参加督查。

督查组采取查阅工作台账、现场走访查看、听取汇报、座谈交流等多种方式，检查中心对巡察反馈意见的整改情况。刘勇对下一步工作提出具体要求：一是认清形势、提高站位，深刻领会巡察反馈意见整改工作的目的意义；二是形成合力、整改到位，通过巡察反馈问题整改推动业务工作高质量发展；三是把握要点、高效配合，积极协助做好专项督查工作。

吕炜汇报了巡察反馈意见整改情况。他表示，中心党委始终围绕保证巡察整改反馈工作见真章、出实效的初衷和目标，在集中自查、专项检查中深挖细查、动真碰硬。在两年多的时间里，巡察组反馈的问题，中心已经全部进行整改。

【开展在建项目建筑工地疫情防控专项检查】 7月18—19日，中心后勤服务保障科组织相关人员对中心在建项目建筑工地开展疫情防控专项检查。

检查组对在建施工场地、施工人员及管理人员进行疫情防控的实地检查及督促，重点检查建筑工地疫情防控方案、参建人员流动管控、建筑工地现场防疫物资储备以及施工人员核酸检测等情况，并提出相关措施：一是严格工地内部管理；二是加大防疫物资储备力度；三是工地作业区域、生活区域等公共部位应严格按照有关疫情防控指引的要求做好通风、消毒；四是强化工地所有人员的疫情防控意识。

【组织党员干部及其家属参观广西家庭家教家风主题展】 7月20日上午，中心组织党员干部及其家属参观广西民族博物馆广西家庭家教家风主题展，中心党委书记吕炜、副主任黄兆勇、纪委书记李红、部分科所主要负责人及其家属40余人参加活动。

广西家庭家教家风主题展分“红色家风”“先贤家教”“清廉家庭”3个主题，通过展板、文物、文献和多媒体技术等多种形式对广西史籍记载的、遗迹遗物留存的、人民群众口耳相传的家风故事材料进行集中展示。在讲解员的带领下，党员领导干部在参观过程回顾了党的十八大以来，党中央在家庭家教家风建设所取得的成效，进一步学习了革命先辈、历史人物和先进人物的家风家教故事以及清廉家风文化，并表示要从优秀的传统家风家训文化中汲取正能量，传承清廉之风。

【寄生虫病防制所获全国消除疟疾工作先进集体】 7月21日，国家卫生健康委、海关总署和国家中医药管理局召开全国消除疟疾工作表彰视频会议，对全国100个消除疟疾工作先进集体和297名先进个人进行表彰。中心寄生虫病防制所获先进集体荣誉称号，中心李锦辉（退休）、黎军荣获先进个人荣誉称号。

疟疾与艾滋病、结核病被世界卫生组织（WHO）列为全球三大公共卫生问题，严重危害人类的健康。广西经过70余年的奋斗，几代疟疾防治工作者的艰苦防治，2008年广西达到基本消灭疟疾标准，2019年10月通过国家消除疟疾技术评估考核，11月通过国家消除疟疾终审评估。2021年我国通过WHO消除疟疾认证。在防治过程中，广西寄生虫病防治研究所参与的“抗疟新药——青蒿琥酯”研究获科学技术部发明三等奖。省级疟疾防治团队先后获得国家级和省部级等项目39项，取得科技成果15项。

授予：广西壮族自治区疾病预防控制中心寄生虫病防制所
全国消除疟疾工作先进集体

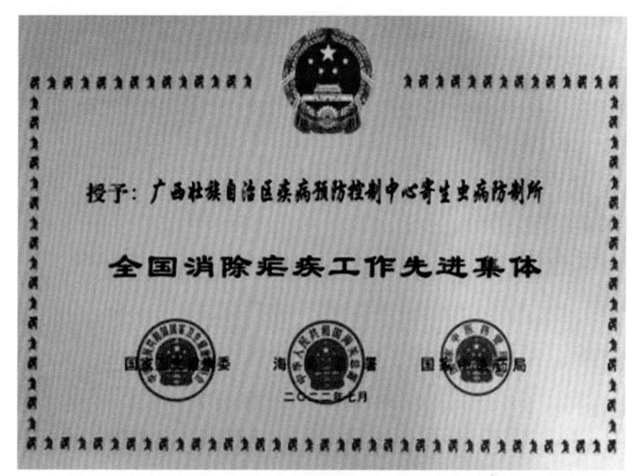

中心寄生虫病防制所获全国消除疟疾工作先进集体

【开展“木棉春风”读书会主题党日活动】 7月29日，中心党委开展“木棉春风”读书会主题党日活动。中心第一、二、三、四、五党支部全体党员参加读书会，其中3名党员分享读书感悟。

读书会上，3名党员分别分享张维屏的《木棉》、毛泽东的《沁园春·长沙》以及2019年“感动中国十大人物”朱丽华的故事。木棉的品格是创新、拼搏、奉献和珍惜；毛泽东及革命先辈不忘初心，拯救危难中的中国；朱丽华引领更多的人拥抱大爱，传递大爱。各党支部开展“木棉春风”读书会，旨在号召全体党员干部以木棉品格为引领，发挥勇于担当、逆行出征的伟大抗疫精神。第一、二、三、四、五党支部全体党员还观看了《红色传奇》第二季系列纪录片部分剧集。纪录片运用老照片、老党员记载的资料、文物等，再现了当年广西进行红色革命的情景。

【开展廉政家访活动】 7—8月，中心党委开展重点科所、重点岗位人员廉政家访活动。

家访过程中，中心领导通过“面对面”“拉家常”等方式，向受访职工及家属介绍了开展廉政家访活动的目的和意义，交流受访职工当前所在岗位的工作情况和廉政风险点，详细了解他们“八小时以外”的思想动态、家庭、家风情况以及生活中存在的困难和对中心工作的意见、建议等，并感谢家属一直以来对中心工作的理解和支持。中心领导还宣读了“树清廉家风建勤廉家庭”倡议书，组织受访职工及家属签订家庭助廉承诺书，赠送《涵养好家风》《名门家训》等书籍。下一步，中心党委将持续推进廉政家访常态化制度化，把关心爱护和强化监督管理结合起来，组织监督和家庭监督同向发力，提高党员干部拒腐防变能力。

【开展职工子女暑假托管服务】 7—8月，中心工会与金湖幼儿园合作开展为期6周的职工子女暑假托管服务，中心共有20名职工小孩参加暑托班。

本期暑托班根据孩子年龄段不同，设置不同的课程和活动。主要课程设置有科学小实验课堂、烹饪与营养、阳光体育、幼儿数学启蒙等。开展的活动包括番茄炒蛋、煮面等，还设置户外大循环活动，创设钻爬感统区、平衡跳跃区、走跑体能区等项目，将走、跑、跳、钻爬、投掷、跨越、平衡等基本动作相融合，让孩子们在假期持续“充电”，度过一个愉快、充实的假期。

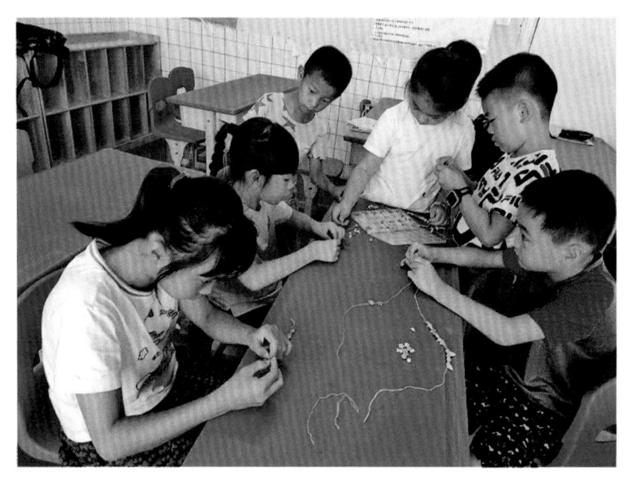

中心职工小孩在暑托班做手工活动

【南宁市生态环境局对自治区疾控中心开展生态环境安全专项检查】 8月3日，南宁市生态环境保护综合行政执法支队、青秀区生态环境局执法支队四大队一行5人对中心BSL-3实验室进行生态环境安全专项检查。

检查组听取了BSL-3实验室的运行与维护介绍，实地查看实验室生态环境安全现状、医疗废弃物暂存间和污水处理站，并重点查阅实验室三废处理记录、环境污染应急预案及各项制度落实情况。检查组充分肯定了中心实验室对生态环境安全管理的重视程度，且管理规范，并对下一步继续做好BSL-3实验室突发环境事件应急预案等提供指导意见和建议。

【开展进社区“双报到”新时代文明实践志愿服务活动】 8月4日，中心党委副书记李广山带领中心志愿服务队到南宁市桃源南社区开展“双报到”新时代文明实践志愿服务活动。

活动包括3项内容：协助社区工作人员在居民区入口开展疫情防控扫码测温工作；对小区垃圾进行集中清理；将乱停乱放的电动自行车重新摆放到指定区域。志愿服务队为南宁市创建全国文明卫生城市积极贡献自己的一份力量。活动中，志愿服务队向居民宣传新冠疫情防控、慢性病防治、艾滋病防控等相关知识，发放疫情防控、健康教育等宣传资料，营造浓厚的疫情防控知识宣传氛围。

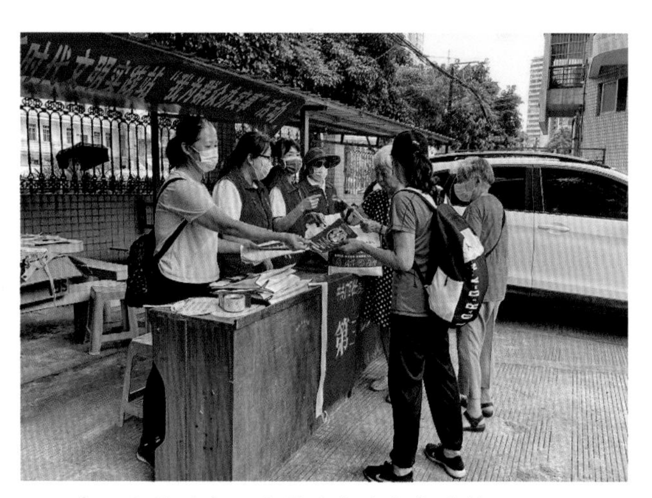

中心志愿服务队向居民发放宣传资料

【完成2022年度广西特定健康问题监测点监测工作】 8月16日，中心完成广西3个国家监测点的特定健康问题的现场监测工作。

2022年国家疾病预防控制局首次开展以居民超重肥胖和特定人群贫血作为特定健康问题的哨点监

测工作。广西共有3个国家监测点，分别为柳州市鱼峰区、桂林市灵川县和来宾市忻城县，每个监测点需要调查0～5岁婴幼儿、6～17岁儿童青少年、18～59岁成人和60岁以上老年人4类人群共计1680人，内容包括个人健康信息、体格检查以及血红蛋白和尿液检测。根据《广西特定健康问题哨点监测工作实施方案》要求，中心负责广西监测工作组织实施。4月下旬至5月上旬，分别在3个监测点完成3期现场培训；5—6月开展监测点抽样工作，同时尿样指标检测和3个监测点的血红蛋白检测顺利通过国家质控考核；6月下旬各监测点陆续开展现场调查工作，中心派出指导组对3个监测点进行现场质量控制与技术指导。截至8月，3个监测点的现场调查工作已基本完成。

【自治区疾控中心承接的九价HPV疫苗项目接受现场监督检查】 8月16—19日、12月11—14日，自治区食品药品审评查验中心专家组赴柳城县和融安县疾病预防控制中心，先后对自治区疾控中心承接的默沙东研发（中国）有限公司的“一项3期随机、双盲，以安慰剂作为对照的临床研究，旨在评价九价人乳头瘤病毒（HPV）疫苗（V503）在20～45岁中国男性中的保护效力、免疫原性和安全性”和“一项在9～14岁中国男性中评价九价人乳头瘤病毒（HPV）疫苗（V503）两剂免疫程序，以及在9～19岁中国男性中评价V503三剂免疫程序的3期开放性免疫原性和安全性研究”，进行现场过程监督检查。

检查组依据研究方案、现场操作手册等对研究者文件夹、相关原始资料、伦理材料及主要研究人员进行资料核对和工作内容询问。检查组完成现场监督检查并形成意见，向中心出具项目的疫苗临床试验过程监督检查报告表。

【国家突发急性传染病防控队（广西）抗疫队伍驰援海南】 8月20日，国家突发急性传染病防控队（广西）抗疫队伍33名队员携检测车、消杀车等5台专业车辆前往海南省，驰援新冠疫情防控工作。

自治区党委书记、自治区人大常委会主任、自治区新冠疫情防控指挥部指挥长刘宁19日对此次驰援作出批示。自治区疫情防控指挥部疫情防控与医疗救治组组长、自治区卫生健康委党组书记、主任廖品琥向国家突发急性传染病防控队（广西）驰援海南疾控队授旗。国家突发急性传染病防控队（广西）驰援海南抗疫队队长、中心党委副书记李广山代表全体队员作表态发言。

本次驰援海南省的33名队员抗疫经验丰富，身体健康，技术过硬，他们将按照国务院应对新冠疫情联防联控机制和自治区党委、政府要求，进行流调、检测、消杀和保障等工作，全力以赴助力打赢海南疫情防控阻击战歼灭战。

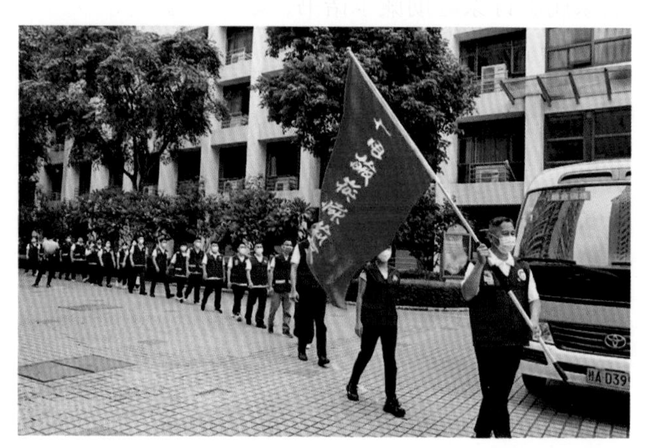

国家突发急性传染病防控队（广西）抗疫队伍出发驰援海南

【广西全面开启疫苗冷链存储温度信息化监控管理】 8月22日，中心举办广西疫苗冷链存储温度动态监控信息平台正式上线启动仪式，自治区卫生健康委党组成员、副主任庞军，自治区卫生健康委疾控处处长陆庆林，自治区疾控中心党委书记吕炜、主任林玫、副主任黄兆勇及相关业务人员出席现场启动仪式，各市县疾病预防控制中心、预防接种单位相关业务骨干通过线上参加启动会。启动会由陆庆林主持。

自治区卫生健康委组织中心开发的广西疫苗冷链存储温度动态监控信息平台的建成使用，标志着广西全面开启疫苗冷链存储温度信息化监控管理，实现了广西疫苗冷链存储温度监测由过去分级、分散、不完整、不可控的落后监测模式，跃升为广西统一的信息化动态监测监管。目前广西有1973家疫苗预防接种单位接入系统，共开通业务管理员账号9359个，匹配冷链存储设备8996台、监测分区10275个。

【开展广西老年人健康素养监测工作督导】 8月

22日，广西老年人健康素养监测现场调查工作正式拉开序幕。调查督导期间，中心派出慢性非传染性疾病防制所相关技术人员对每个监测点工作开展现场督导和质控，并对每个监测点抽取10%问卷，通过听取录音进行质控，确保调查工作质量和监测数据的准确性。经过3个多月的业务培训、现场督导及考核、数据录入管理、审核质控，顺利按国家要求完成监测工作任务。4个调查项目点共完成800人现场问卷调查工作。

【迎接自治区病原微生物实验室生物安全检查】 8月23日，自治区卫生健康委科教处副处长何晨带领专家组一行5人对中心生物安全防护三级实验室开展生物安全专项检查。中心党委书记吕炜出席迎检座谈会。

本次检查主要包括8个方面的内容：实验室生物安全相关组织管理、人员管理、环境与设施设备管理、实验活动管理、菌毒种或生物样本管理、废弃物处置管理、安全保障及监督检查等。专家组实地查看了实验室工作区，同时结合文件、记录审查后，针对实验室新设备标识、菌毒种记录表格和废弃物的转运管理等给予多方位的指导，并提出建议。中心表示，将认真采纳专家组的意见，不断加强实验室安全管理及隐患问题整改，严格落实安全责任，确保生物安全。

【自治区卫生健康委副主任庞军一行到自治区疾控中心开展预算执行调研】 8月29日，自治区卫生健康委副主任庞军等一行3人莅临中心开展预算执行调研，并组织召开调研座谈会。中心党委书记吕炜、副主任黄兆勇、纪委书记李红陪同调研。中心综合办公室、财务科、采购管理科等相关负责人参加调研座谈会。

在调研座谈会上，庞军肯定了中心2022年预算执行和采购管理工作所取得的进步，同时指出预算管理中存在的问题，要求中心要进一步强化担当意识，落实预算执行主体责任，梳理工作难点，加快预算执行进度。调研组一行来到中心财务科进行实地走访，询问财务人员团队建设和信息化建设情况。

吕炜、黄兆勇先后围绕中心预算执行情况进行工作汇报，并表示中心领导班子将认真研究当前的突出问题，强化工作措施，确保年度财政预算执行提质增效。

【自治区疾控中心起草的两项应急地方标准正式发布】 8月30日，广西市场监督管理局发布通告，由自治区卫生健康委提出、自治区疾控中心起草制定的《疾病预防控制机构卫生应急队伍建设规范》《疾病预防控制机构卫生应急物资储备规范》两项地方标准正式发布，并于9月30日开始实施。

《疾病预防控制机构卫生应急队伍建设规范》规范了疾控机构公共卫生应急队伍的职责与定位、建设规模、队伍标识、装备配置、队伍管理、资金保障等要求；《疾病预防控制机构卫生应急物资储备规范》明确了卫生应急物资储备的术语和定义、种类、数量和仓库管理等内容。两项标准的发布填补了广西疾控机构卫生应急队伍建设、卫生应急物资储备省级地方标准空白，为相关项目的规范化开展提供了准绳。两项标准中《疾病预防控制机构卫生应急队伍建设规范》为全国首个发布的地方标准，《疾病预防控制机构卫生应急物资储备规范》发布排全国前列。

【反腐倡廉奏响“三部曲”】 8月31日，自纠治医疗卫生领域腐败和作风问题暨“以案促改”专项行动进入集中整改阶段以来，中心以专项行动为契机，多措并举，创新反腐倡廉工作机制，通过加强廉政教育、开展廉政家访、开展政治体检“三部曲”奏响了清廉疾控建设的新乐章。

在清廉疾控建设过程中，中心各支部、各科所以集体观看廉政教育专题片、上廉政教育课等方式开展廉政教育，同时利用主题党日活动，组织参观主题展、红色教育基地，开展廉政及爱国主义教育，激发大家的爱国情怀。中心党委、纪委深入贯彻落实习近平总书记关于注重家庭家教家风建设的重要论述，开展重点科所、重点岗位人员廉政家访活动，详细了解他们“八小时以外”的思想动态，引导党员干部及其家属筑牢反腐倡廉的家庭防线。中心党委、纪委组织全体在职职工对照政治体检自查清单认真开展自查，进一步转变作风，改进工作方法，提升业务能力。

【联合开展青年文明号进乡村活动】 9月1日，

中心联合来宾市疾病预防控制中心、忻城县疾病预防控制中心到忻城县新圩乡龙岑村开展“喜迎党的二十大　为民服务送健康”新时代文明实践志愿行——青年文明号进乡村活动。中心团委书记林可亮率中心健康促进与宣传教育青年工作队青年文明号志愿者参加本次活动。

中心志愿者向龙岑村民就健康体检、预防狂犬病、戒烟控烟等健康知识开展科普宣讲，通过有奖问答，与村民们互动，解答健康相关问题，并为村民提供身高、体重、骨密度、BMI指数分析和血糖、血脂、血压、心率等测定服务，发放健康宣传手册150余份。志愿者分别走访5户困难群众，并就其身体健康问题进行细致的解答。

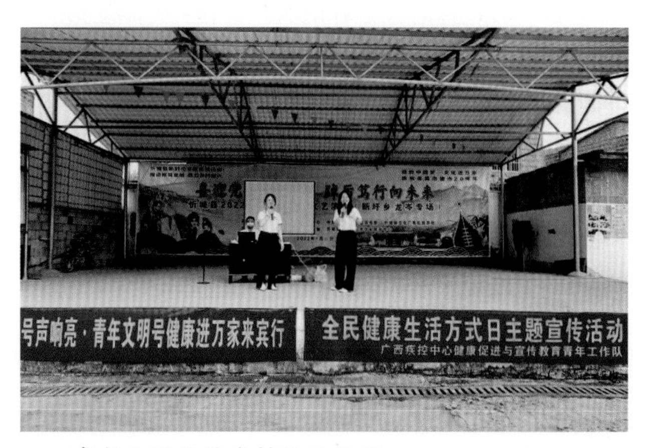

青年文明号进乡村活动现场

【组织开展走进红色教育基地主题教育】　9月1日，中心第十八党支部、来宾市疾病预防控制中心及忻城县疾病预防控制中心一行共30余名党员和积极分子到都宜忻游击队革命现场教学基地开展“走进红色教育基地　筑牢廉政思想防线”主题教育。

活动通过参观廉政教育基地、都宜忻游击队纪念馆和重温入党誓词等方式，接受党史和革命史教育，切实加强廉洁教育，筑牢廉政思想防线。活动邀请忻城县委党校罗庆东老师为学员们讲解。罗庆东介绍了反腐倡廉、严于律己、正反典型、比肩思齐、乘风向前5个篇章，重点提出作为党员干部，必须不断增强自己的“四个定力”。

【开展全民健康生活方式月宣传活动】　9月1—30日，中心开展为期一个月的全民健康生活方式月“三减三健”科普视频传播活动。

本次活动将2021年中心制作的“三减三健”科普公益短视频《“油”里“油”外那些事》《骨骼会老你知道吗》等，投放至南宁市地铁1、2、3、4号线全覆盖路线的地铁车厢和车站、广西移动电视、南宁市公交车电视，进行为期一个月的宣传，提高公众对“三减三健”核心信息及减盐减油减糖的技能。

【国家突发急性传染病防控队（广西）援琼队员凯旋】　9月2日，33名国家突发急性传染病防控队（广西）援琼新冠疫情防控队员圆满完成任务顺利返回南宁。自治区卫生健康委党组成员、副主任庞军，自治区卫生健康委、自治区疾控中心有关领导一同迎接凯旋队伍。

国家突发急性传染病防控队（广西）赴海南省乐东黎族自治县支援新冠疫情防控工作期间，攻坚克难，在流调、社区防控、场所消杀方面发挥专业优势，融合广西经验，因地制宜开展疫情防控工作，对当地同仁进行“传帮带”，为快速打赢乐东黎族自治县疫情防控歼灭战贡献了广西力量。截至9月2日，援琼队员累计完成7个疑难专题现场流调工作，完成1家乡镇卫生院的疫情综合研判，开展社区现场指导与巡查90人次，指导建立莺歌海镇消杀工作队伍1支，开展4次消杀培训，指导终末消毒98户，完成核酸采样检测381人次，向乐东黎族自治县政府提交疫情防控工作建议18条。

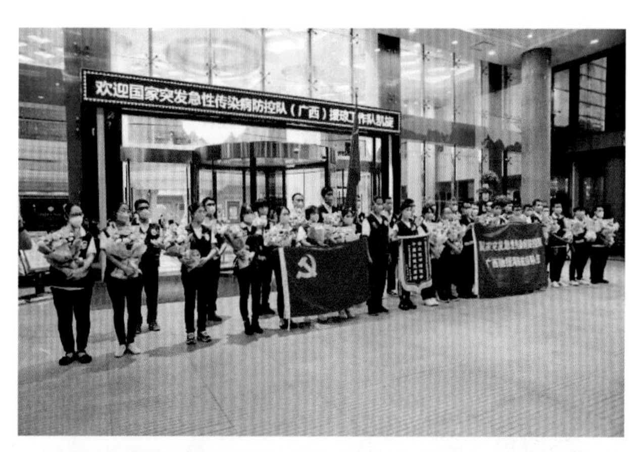

国家突发急性传染病防控队（广西）援琼队员完成任务顺利返回后合影

【组织开展《我的父亲焦裕禄》主题观影活动】　9月2日，中心纪委组织全体干部职工开展“学勤廉榜样，做时代先锋”主题观影活动，观看电影《我的父亲焦裕禄》。观影活动由中心主任林玫主持。

电影《我的父亲焦裕禄》根据焦裕禄之女焦守云口述回忆改编创作，回顾了焦裕禄作为一名优秀共产党员，始终坚定理想信念、始终服从组织安排、始终恪守勤廉本质的短暂而光辉的一生。观影活动后，中心党委书记吕炜与大家分享了观影的个人感想和体会，并就如何继承发扬焦裕禄精神提出相关要求。林玫引用习近平在1990年的一首词作《念奴娇·追思焦裕禄》，带领大家一起回顾焦裕禄的一生，并强调，要深入贯彻落实习近平总书记在河南省兰考县调研指导党的群众路线教育实践活动时关于学习弘扬焦裕禄精神重要讲话精神，推动党员学习焦裕禄同志的公仆情怀、求实作风、奋斗精神和道德情操，推动党史学习教育常态化长效化，助力清廉疾控建设落地见效，提升全体干部职工干事创业的精气神。

【联合开展联建共建调研活动】 9月6日，在党的二十大召开前夕，中心党委副书记、主任林玫带领中心第二、第九党支部一行13人与百色市疾病预防控制中心党总支、田阳区疾病预防控制中心党支部联合开展“喜迎二十大　共谋新发展”联建共建及疾控相关工作调研活动。

联建支部围绕乡村振兴及当前疾控机构改革现状、食品安全监测与评估工作机制、人才队伍建设、新冠疫情防控等问题进行讨论与交流。联建支部党员参观了百色市田阳区那满镇内江村和新立村，了解乡村振兴、基层党建工作建设等情况。百色市疾病预防控制中心党总支书记、主任周正东分享了百色市疾控管理创新模式及抗疫经验。林玫充分肯定了百色市疾病预防控制中心取得的成绩及在抗疫中作出的贡献，她提出，要提高政治站位，以疾控改革为动力，统筹推进疾控事业改革和发展。

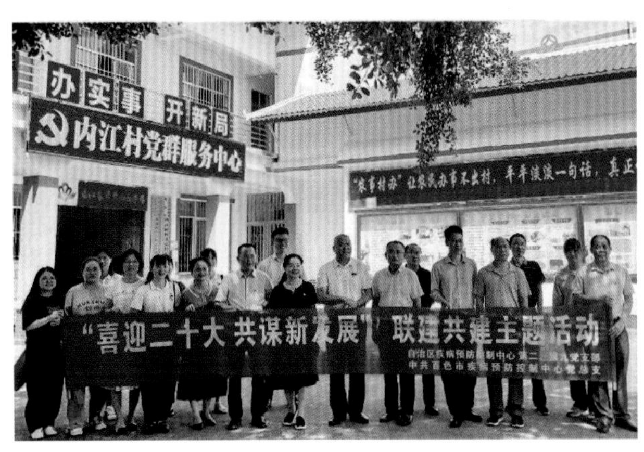

中心联建支部参观田阳内江村后合影

【举办2022年道德讲堂活动】 9月8日，中心举办2022年道德讲堂活动。活动邀请自治区卫生健康委直属机关党委副书记、机关纪委书记郑志大出席并作点评，邀请广西青年美术家协会主席、自治区党委宣传部签约画家、漓江画派促进会学术委员会常务理事、重要代表人王雪峰讲授清廉国画鉴赏课。中心党委书记吕炜，中心党委副书记、主任林玫，中心纪委书记李红出席活动，中心全体干部职工及部分退休干部参加活动。

王雪峰将清廉情怀与艺术作品相结合，借以启示党员干部应有洁身自好的人生态度；天津支边“二代”代表冯报新现场讲述受父辈勤勉廉洁精神熏陶与感染的成长经历；中心结核病防制所副所长黄彦等作读书分享；中心11位老、中、青书画爱好者现场挥毫泼墨，把廉洁文化通过书画的形式直观地展现出来。郑志大在点评时指出，中心紧扣当前纠治医疗卫生领域腐败和作风问题专项行动、清廉疾控建设、清廉家庭建设等主题，抓住学模范、讲清廉的主要脉络穿针引线、画龙点睛，传唱出“清廉好声音”。

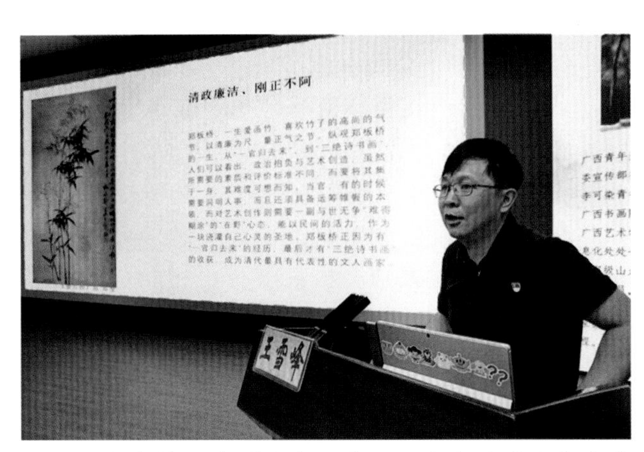

王雪峰作题为“画中品廉——谈中国国画中的清廉情节”授课

【获得两项国家自然科学基金项目资助】 9月8日，根据国家自然科学基金网站信息，中心喜获两项2022年度国家自然科学基金项目，分别是中心结核病防制所副所长崔哲哲申报的rpoB Ser450和rpoB His445位点突变利福平耐药结核菌株的空间–分子特征及侵袭力机制研究项目和综合办公室副主任陈怡申报的 HIV-TRACE 的西部农村地区 HIV 异性传播路径及二代传播精准防控策略研究项目。

前者根据前期研究发现 rpoB Ser450 和 rpoB His445 位点突变利福平耐药结核菌与空洞结核有强相关性，提出了“该两处突变的菌株不但产生耐药，还增加了侵袭力，易导致空洞和广泛传播”的研究假设，拟进行相关研究，进一步验证假设。后者将整合 HIV 基因序列、现场流行病学和时空信息及抗病毒治疗等多维数据，系统集成贝叶斯系统进化、HIV-TRACE 分子网络和生物统计学分析技术开展纵向分子流行病学研究。中心目前累计获得国家自然科学基金项目的资助项目有 25 项。

【迎接国家卫生健康委高等级病原微生物实验室生物安全飞行检查】 9 月 9 日，由国家卫生健康委科教司副司长黄龙坚带队，委派以中国科学院昆明动物研究所郑永唐为组长的检查组一行 4 人，对中心开展高等级病原微生物实验室生物安全飞行检查。自治区卫生健康委一级巡视员梁远、科教处处长王盛陪同检查，中心党委书记吕炜和 BSL-3 实验室等科所相关人员参加检查。

检查组深入实验室现场，通过听取汇报、实地考察、查阅文件等方式，对实验室生物安全管理体系运行、实验活动、设施设备、菌毒种及感染性材料、消毒灭菌和废弃物、人员、安全保卫与应急处置等管理进行全面检查。检查组充分肯定中心 BSL-3 实验室生物安全管理工作，同时对风险评估、实验记录、反恐制度等方面提出意见和建议。

【第四届中国 - 东盟疾病防控合作论坛在南宁召开】 9 月 14—16 日，由国家疾病预防控制局、自治区人民政府共同主办的第四届中国 - 东盟疾病防控合作论坛（简称“疾控论坛”）在广西南宁召开。论坛采用线上线下相结合、视频连线互动的形式举办，境外嘉宾包括东盟 10 国国家卫生部疾病防控机构官员及专家和东盟秘书处代表、WHO 专家等通过线上出席论坛活动，境内嘉宾在南宁主会场现场出席活动，包括国家疾病预防控制局、中国疾病预防控制中心官员和专家以及各省卫生健康委分管领导及疾病预防控制中心主要领导、专家等。

本届疾控论坛是“健康丝绸之路”建设暨第四届中国 - 东盟卫生合作论坛分论坛之一。论坛上，嘉宾发表主旨演讲，就后疫情时代如何构建强韧的区域性传染病防控合作关系展开交流；举办专题研讨会，各国代表将共同探讨如何在后疫情时代构建强韧的区域传染病防控合作关系，共创区域公共卫生健康。会上，专家学者还进行演讲，探讨后疫情时代中国与东盟各国如何加强合作，促进新冠变种、猴痘、登革热、流感和禽流感、手足口病、艾滋病、结核病、肝吸虫病等传染病及其他疫苗可预防疾病的预防与控制，构建强韧的区域性传染病防控合作关系；论坛发布联合声明并签署系列合作协议。

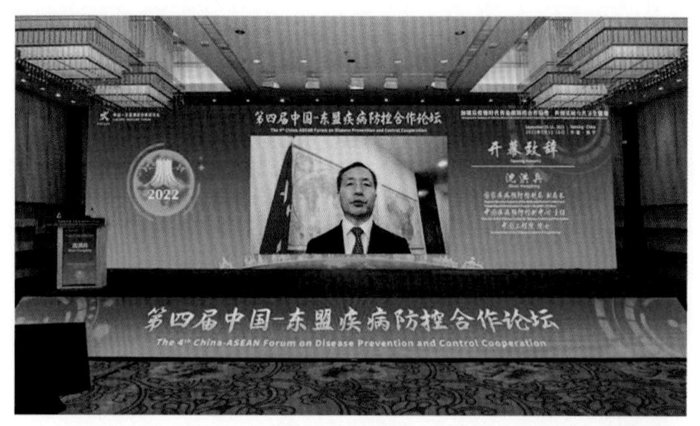

国家疾病预防控制局副局长、中国疾病预防控制中心主任、中国工程院院士沈洪兵在开幕式上致辞

【国家疾控局科技教育与国际合作司莅临自治区疾控中心调研指导】 9 月 16 日，国家疾控局科技教育与国际合作司一级巡视员孟群一行 3 人莅临中心调研指导，中心党委副书记李广山主持调研座谈会。中心副主任黄兆勇及相关科所负责人陪同调研。

座谈会上，黄兆勇从中心基本情况、科研项目合作、科研成果、人员交流培训、存在主要问题等方面就中心近年来交流合作培训等工作进行汇报。参会人员就中心编制、职称晋升、绩效工资、科研培训、国际合作项目等方面工作开展情况进行交流讨论。孟群对广西疾控体系改革、教育培训等提出 4 点建议：一是加强疾控体系建设，健全完善各项体制、机制；二是提高教育培训质量，做到有规划、有重点、有质量；三是在科研项目上抓重点，进一步提升省级疾控的科研能力；四是建立与东盟国家多边或双边的合作联系机制，充分发挥广西疾控在国际合作方面的独特优势、独特作用。

【国务院联防联控机制综合组第二督察组到自治区疾控中心检查指导】 9 月 16 日，国家卫生健康委副主任、国务院联防联控机制综合组第二督察组组长曹雪涛率队到中心检查指导。自治区副主席黄俊华，自治区人民政府副秘书长唐宁，自治区卫生健康委党组书记、主任廖品琥，自治区卫生健康委党组成员、副主任杜振宗陪同检查，中心领导班子和相关科所负责人参与检查。

督察组一行实地查看了中心移动方舱实验室、国家突发急性传染病防控队（广西）装备、广西公共卫生应急技术中心大楼（中国－东盟疾病防控交流合作中心）建设工地、中心公共实验室，询问了中心机构人员编制、设施设备、能力建设等情况，重点就新冠病毒防控工作开展情况、流行病学调查队伍能力建设、实验室检测能力建设等情况听取中心相关负责人的现场汇报，并对中心的建设给予了充分肯定。

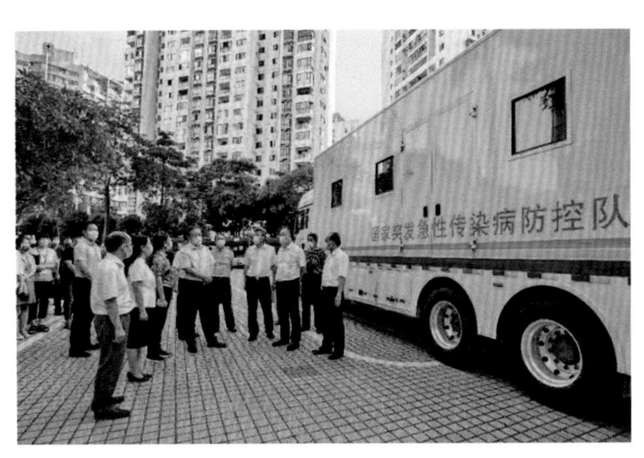

督察组到中心检查指导

【启动广西居民营养与健康状况监测现场工作】 9月20—25日，广西居民营养与健康状况监测现场工作在蒙山县启动。中心派出指导组对蒙山县进行居民营养与健康状况监测现场工作指导。

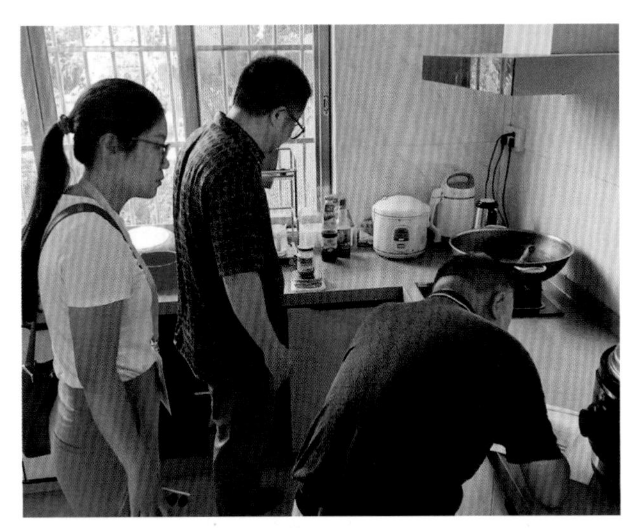
调查员在进行调味品称重

根据国家卫生健康委的统一部署，2022年广西开展新一轮的居民营养与健康状况监测工作，通过了解城乡居民营养健康状况，为制定和评价相应的营养健康政策，促进社会经济的协调发展提供科学参考依据。广西共有7个监测点，分别为南宁市兴宁区、柳州市柳北区、桂林市秀峰区、梧州市蒙山县、北海市合浦县、钦州市钦北区和河池市罗城仫佬族自治县。监测工作前期开展了包括设备物资采购、委托检验单位遴选、业务培训等准备工作，并率先在蒙山县启动。

【组织开展甘蔗及其相关产品中3–硝基丙酸风险评估项目】 9月23日，中心邀请国家食品安全风险评估中心、北京市疾病预防控制中心、山东大学公共卫生学院等多家单位共10名专家和中心相关科所负责人一同对3–硝基丙酸风险评估项目方案进行研究讨论，以便汇总、优化、修改方案。

重点食品中3–硝基丙酸风险评估是国家卫生健康委2021—2023年优先风险评估项目之一，涉及重点食品有甘蔗、红糖、发酵调味品等。由于广西地区甘蔗种植面积广和蔗糖产量高，因此国家风险评估中心委托中心来承担本项目。专家研讨主要涵盖3–硝基丙酸风险评估项目的来源和意义，对3–硝基丙酸危害评估数据充分性进行论证，根据消费水平和消费习惯划分区域采样，针对甘蔗相关产品（红糖为主）的加工工艺和污染物的残留等进行充分讨论。各位专家就项目方案的框架及内容提出针对性建议，对后续工作的顺利开展奠定了坚实基础。

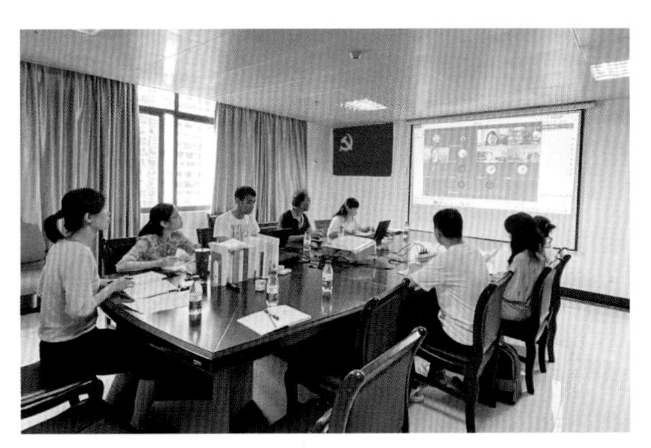
专家研讨会现场

【开展流感疫苗接种工作】 9月23日至10月20日，中心开展流感疫苗接种及第四剂新冠疫苗接种工作，为干部职工撑起“健康保护伞”。

秋冬季为流感高发季节，为保护中心干部职工身体健康，积极应对新冠疫情与流感等呼吸道传染病叠加流行的风险，确保中心干部职工在新冠疫情防控工作队伍战斗力，中心党委积极响应南宁市卫生健康委《关于进一步做好2022—2023年流行季流感疫苗接种工作的通知》要求，免费为中心干部职工注射流感疫苗。截至10月20日，中心为干部职工注射流感疫苗近200人份，提供流感相关信息咨询200多人次。

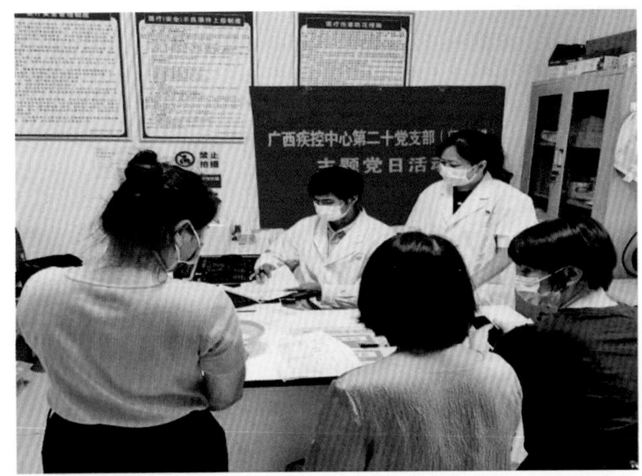

中心预防医学门诊部开展流感疫苗接种信息咨询活动

【中国疾病预防控制中心寄生虫病所专家到广西开展调研】 9月25—28日，中国疾病预防控制中心寄生虫病预防控制所（国家热带病研究中心）所长周晓农带队来到广西，对即将在广西开展的肝吸虫病干预实证研究基线调查项目进行前期调研工作。中心寄生虫病防制所所长孟军等陪同调研。中心副主任钟革主持宾阳县肝吸虫病干预项目工作调研座谈会。

调研组先后到隆林县、宾阳县了解当地农村卫生环境、改水改厕、鱼饲养环境及居民食用鱼生、肝吸虫病知晓情况。在宾阳县肝吸虫病干预项目工作调研座谈会上，周晓农肯定了广西各级疾病预防控制中心在寄生虫病尤其是肝吸虫病防控工作中取得的成效。他提到，人畜共患寄生虫病的防控依旧存在很大难点，要发动社会各界的力量参与其中，疾控人要更新思维，探索更加适合时宜、精准高效的防控方式。中心寄防所蒋智华副所长汇报了广西肝吸虫病干预项目工作开展情况。

【开展国庆、重阳节走访慰问老干部活动】 9月26—30日，中心党委书记吕炜，中心党委副书记、主任林玫带领中心党政领导班子成员及部分职能科室负责人分别走访慰问了中心离退休老干部10人，给他们送去节日的慰问与祝福。中心党委副书记李广山、副主任黄兆勇、工会主席周昌明分别带队参加慰问活动。

慰问组分别走访慰问尹玉静、丁正荣等90岁以上的离退休老干部，详细询问他们的日常起居和身体健康情况，并向其讲述中心在抗击新冠疫情方面做出大量的工作。他们对中心领导在百忙之中抽空慰问表示十分感谢，并希望祖国和中心早日战胜疫情。

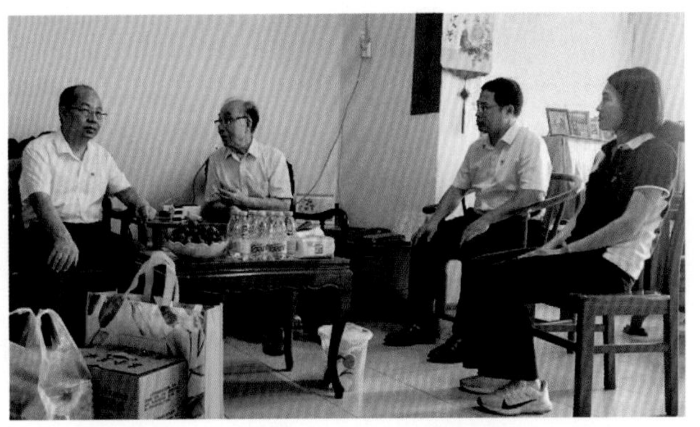

中心党委书记吕炜（左一）带队慰问离休老同志尹玉静（左二）

【与广西建工集团四建公司举办党建联建示范点揭牌仪式】 9月27日，中心第五党支部、广西建工集团四建公司广西公共卫生应急技术中心大楼项目党支部党建联建示范点在项目部驻地正式揭牌，标志着两个单位正式确立党建工作和业务工作双线融合的新型关系。中心党委书记吕炜、广西建工集团四建公司党委副书记伍转青出席活动并为示范点揭牌，中心副主任钟革等出席揭牌仪式。

揭牌仪式后，在项目会议室举行座谈交流会暨党建联建签约仪式。在座谈交流会上，吕炜表示，把支部建在项目里，让党旗飘在工地上，对充分发挥基层党组织的战斗堡垒作用、促进双方单位业务发展有着特殊的意义。钟革表示，此次党建联建交流活动，是党建与业务融合的创新举措，为项目推进注入了红色活力，意义十分重大。伍转青等领导和项目代表分别作表态发言。在签约仪式环节，双方党支部代表签署了党建联建协议，明确了责任和工作任务。

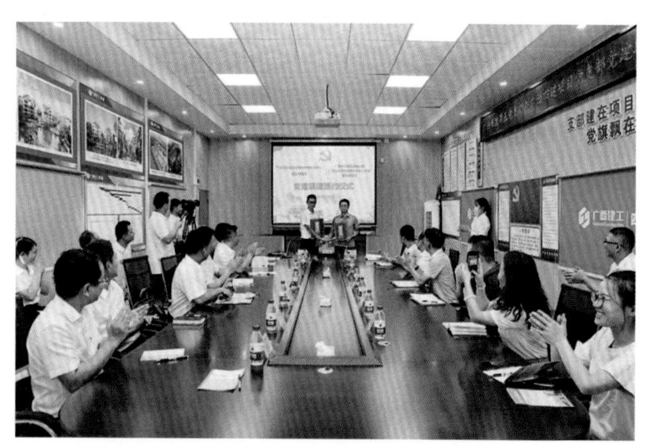

双方党支部代表签订党建联建协议书

【赴龙胜开展疾控工作调研】 9月27日，中心主任林玫带领调研组一行10人，在龙胜马堤乡开展乡村振兴活动间隙，赴龙胜疾病预防控制中心开展新冠疫情防控以及食品安全、结核病防控、免疫规划等疾病预防控制常规工作调研活动。

调研组一行听取龙胜疾病预防控制中心关于新冠疫情防控、常规疾控工作以及基础设施、实验室设备、队伍建设等方面的工作进展及存在困难。林玫对近年来龙胜疾病预防控制中心的工作给予充分肯定，对下一步工作提出3点要求：一要提高认识，依法履职，加强与监测医院的协调，高质量完成食品安全风险监测工作的各项指标；二要以疾控改革为动力，全面提升疾控的技术能力和社会服务能力；三要统筹做好新冠疫情防控工作和常规疾控业务工作，进一步提升疾控工作质量。

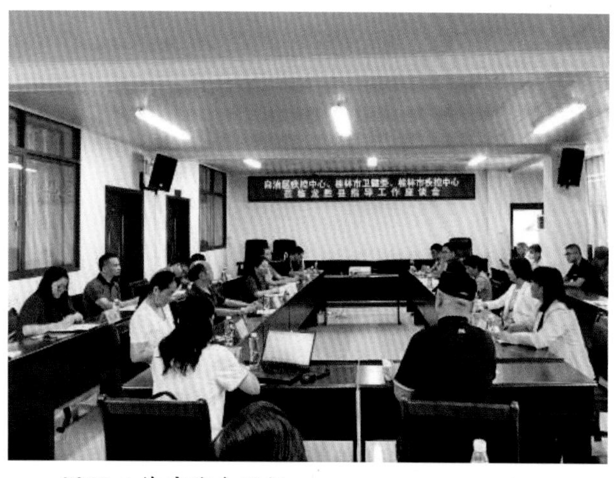

调研工作座谈会现场

【开展乡村振兴工作调研及民族团结进步活动】 9月27日，中心党委副书记、主任林玫，党委委员、副主任黄兆勇，党委委员、工会主席周昌明带领中心党员干部及新时代文明实践站青年志愿者开展“喜迎二十大　共筑振兴梦”乡村振兴工作调研及民族团结进步活动。

林玫一行与马堤村两委及驻村工作队员进行座谈，了解全村发展情况、存在的困难和下一步乡村振兴工作要求。林玫对中心各党支部提出4点要求：一是要防返贫守底线，做好产业帮扶工作；二是要做好表卡册信息收集核对填写工作；三是要着眼长远，扎实做好巩固拓展脱贫攻坚成果同乡村振兴有效衔接工作落实工作；四是要发挥党建引领，做好健康示范村建设工作。各党支部进村入户看望慰问结对帮扶户，开展对口帮扶建设马堤村健康示范村工作。

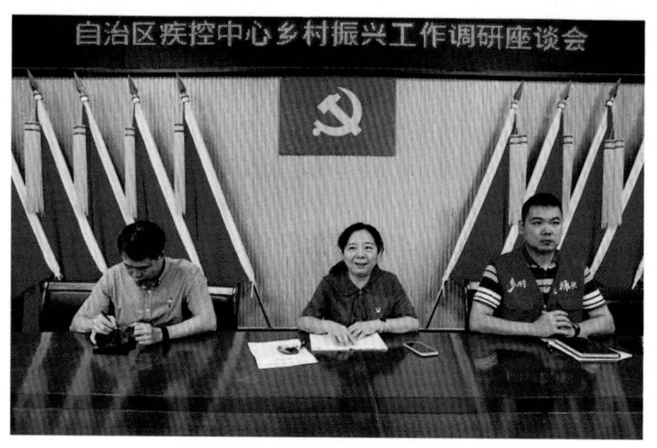

中心乡村振兴工作调研座谈会现场

【广西开展“全国高血压日”主题宣传活动】 9月27日，中心联合桂林市、龙胜各族自治县、马堤乡、马堤村五级党组织在马堤乡开展广西2022年“全国高血压日”主题宣传活动。中心主任林玫、桂林市卫生健康委副主任麦浩、龙胜县委常委唐翊平出席活动并致辞，自治区、桂林市、龙胜各族自治县疾病预防控制中心、龙胜各族自治县中医医院、马堤乡卫生院组织等单位专家医生进行义诊咨询，200多名居民参加现场宣传活动。

10月8日是全国第25个高血压日。活动通过展示宣传展板、播放高血压防控知识宣传片、专家讲解、有奖问答等形式向参与的社区居民传达高血压防控知识以及普及健康生活方式。林玫在活动中强调，高血压病是一种常见病、多发病，是诱发脑卒中和冠心病等心脑血管疾病的重要危险因素，要提高居民对高血压的防治意识，提高社会对高血压的认知水平，改善居民日常生活习惯、共享健康。

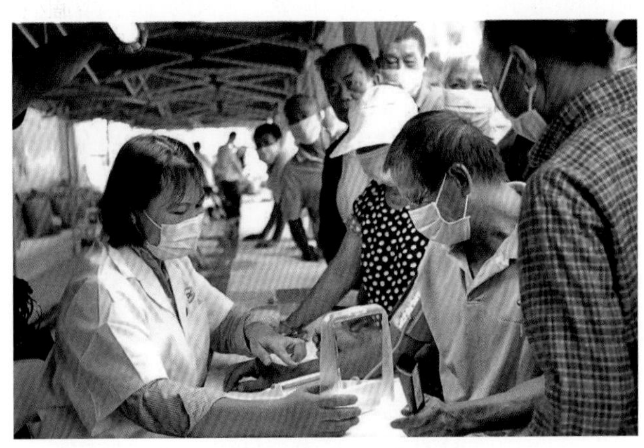

工作人员在活动现场开展义诊咨询

【南宁市相关单位到自治区疾控中心开展非营利性服务业工资总额调研】 9月28日，南宁市政府党组成员、副秘书长谢铉洋一行9人对中心开展非营利性服务业工资总额实地调研，南宁市发展改革委、市统计局、市卫生健康委、市医保局和青秀区政府陪同调研。中心副主任黄兆勇主持调研会议。

调研组听取了中心基本情况和2022年度工资发放情况的工作汇报，并对中心落实非营利性服务发展所开展工作给予肯定；双方就中心的从业人员免费体检费用保障问题、城区疾病预防控制中心二类疫苗资金渠道保障和自治区重点工程施工保障等问题进行了交流，调研组对当前工作推进情况提出具体协调意见。黄兆勇表示，中心将压实部门责任，采取有力措施，确保各项决策部署落实到位。

【自治区疾控中心满分通过WHO 2021年度全球麻疹、风疹网络实验室血清盲样考核】 9月28日，中心满分通过世界卫生组织（WHO）2021年度全球麻疹、风疹网络实验室血清盲样考核。

中国疾病预防控制中心于2022年6月向全国32个省级麻疹/风疹网络实验室下发WHO发放的2021年度麻疹和风疹血清盲样考核样本，自治区疾控中心麻疹/风疹网络实验室参加本次考核。中心收到WHO发放的麻疹、风疹盲样考核血清共20份，并严格按照中心的检验程序和试剂盒操作说明书开展检测，在WHO规定的14天内完成检测并将结果上报至WHO和中国疾病预防控制中心。中心麻疹/风疹网络实验室以满分成绩通过WHO的盲样考核，达到WHO全球麻疹/风疹网络实验室的检测质量标准。

【自治区卫生健康委深入纠治医疗卫生领域腐败和作风问题专项行动督查组到自治区疾控中心调研督查】 9月30日，自治区卫生健康委党组成员、驻自治区卫生健康委纪检监察组组长彭志杰率队到中心开展纠治医疗卫生领域腐败和作风问题专项行动工作（简称“专项行动”）调研督查并召开座谈会。中心党委书记吕炜，中心党委副书记、主任林玫陪同调研。

彭志杰一行实地查看广西公共卫生应急技术大楼项目驻地、公共检测实验室、重点岗位办公区等，对中心落实重点项目建设、作风建设、廉政风险防控、常态化疫情防控和安全生产等工作进行调研督查。在督查座谈会上，彭志杰同与会人员进行沟通交流和意见分享，并对下一阶段的工作提出相关要求。

吕炜作中心专项行动工作汇报，他表示，专项行动已经步入总结提升阶段，正是成果转化、形成长效态势的关键时期。中心将不断总结集中整改阶段的成功经验和重要启示，将成果固化为制度形成的“基石”。林玫就中心基本情况、人才队伍建设、疾控工作成效、当前存在的困难及下一步工作计划作了汇报。

【开展广西居民健康素养监测省级质控督导工作】 9—10月，受自治区卫生健康委委派，中心组织省级质控专家组分别对9个国家级健康素养监测点开展入户调查现场陪访、调查结果复核以及工作实施情况调研等工作。

质控专家组深入了解监测点各项工作的开展情况以及调查员的入户情况，针对调查员入户存在的问题，现场进行指导和纠正，同时对现场出现的一些特殊情况给出处理方案，以手把手的方式，让调查员更好地掌握入户调查技巧。对于已经完成的调查对象，通过随机抽取调查对象、现场入户咨询、数据比对等方式，评估监测点的问卷质量情况。

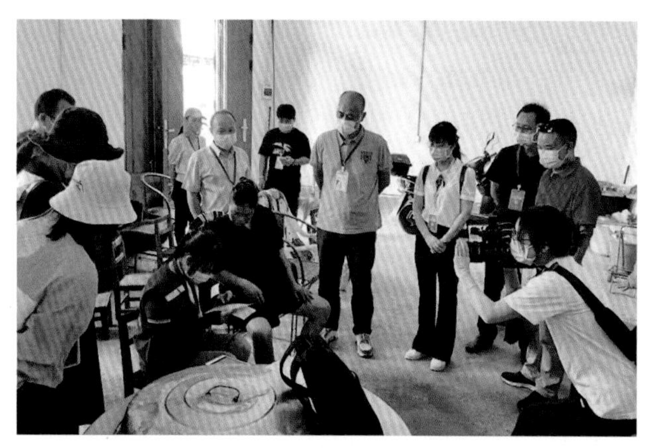

专家组在河池市宜州区开展入户陪访工作

【关爱门诊开展“国际女童日”宣传倡导活动】 10 月 7 日，中心关爱门诊医护人员与志愿者、受艾滋病影响的家长及女童共同开展“捍卫女童权利，守护女童未来”国际女童日宣传倡导活动。

2022 年 10 月 11 日，是“国际女童日”10 周年纪念日。中心与北京修实公益基金会、关爱教育健康基金共同合作的“女童行动”项目，自 2021 年合作以来致力于关爱、教育在广西的 HIV 感染女童，目前项目已经覆盖三地超过百名女童。活动包含了女童绘画展、亲子游园、体能拓展及安全健康教育培训等内容。此次活动，呼吁全社会给予女童应有的关爱，关心帮助她们共同健康快乐地成长。

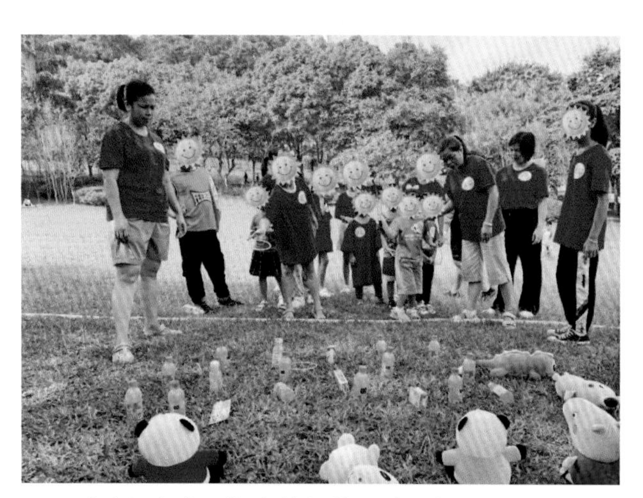

“国际女童日”宣传倡导活动现场

【组织收看党的二十大开幕盛况】 10 月 16 日，中国共产党第二十次全国代表大会隆重开幕，中共中央总书记、国家主席、中央军委主席习近平代表第十九届中央委员会向大会作报告。中心领导班子、党委委员、全体中层干部、各党支部支委在中心大礼堂集中收听、收看大会开幕盛况。

党的二十大，是在全党全国各族人民迈上全面建设社会主义现代化国家新征程、向第二个百年奋斗目标进军的关键时刻召开的一次十分重要的大会，明确今后党和国家的前进方向、奋斗目标、行动纲领。中心把收听收看党的二十大会议盛况、学习宣传贯彻党的二十大精神作为当前和今后一个时期的重要政治任务抓实、抓紧、抓好，推动党员干部认真履职，扎实工作。

【上线电子发票功能】 10 月 17 日，中心金洲路预防医学门诊部试运行新版 HIS 系统并全面启用电子发票系统。

自 5 月开始，中心财务科联合预防医学门诊部组织门诊 HIS 系统升级改造及财政电子票据系统部署前期工作。目前，患者在中心金洲路门诊就诊并缴费成功后可通过微信扫描二维码或搜索“电子票夹”小程序随时查看、下载、打印和报销使用，并且同样由财政部门统一监制，与纸质票据具有同等法律效用。

【自治区疾控中心疫情防控队员出发支援新疆】 10 月 25 日，中心派出黎锋、马宇燕、方宁烨、韦利玲、何芹、王江伟、陈杰、林源、叶婧、黄航 10 名专业技术人员随广西援疆医疗队库尔勒分队（三分队）奔赴新疆，在库尔勒、喀什两地开展全员核酸检测工作。

此次援疆抗疫，使命光荣、任务艰巨，每位队员用实际行动完成使命任务，展现专业的技术、良好的品格和扎实的抗疫作风，并严格遵守防疫规定。12 月 13 日，中心防控队员圆满完成各项工作任务，累计完成核酸检测 179.68 万管，检出阳性管 2.9 万管，为新疆疫情防控取得阶段性成果作出了广西贡献。

【自治区卫生健康委领导到自治区疾控中心开展重点疾病防控调研】 10 月 27 日，自治区卫生健康委党组成员、副主任庞军一行莅临中心开展重点疾病防控调研，并召开调研座谈会，结合党的二十大报告关于卫生健康领域的新论述新要求进行传达学习。中心党委书记吕炜，党委副书记、主任林玫，副主任黄兆勇、副主任钟革，纪委书记李红参加调研座谈会。自治区卫生健康委疾控处、医政医管处、基层处、监督处、艾防处、食品处、妇幼处，自治区中医药管理局医政处、广西皮肤病防治研究所主要负责同志，中心结核病防制所等科所主要负责人员参加调研座谈会。

座谈会上，庞军听取中心和广西皮肤病防治研究所关于重点疾病防控工作汇报，并结合如何贯彻落实党的二十大报告的重大部署，提出工作要求。吕炜从学习贯彻党的二十大精神、新冠疫情防控、结核病防控、手足口病和感染性腹泻防控、食源性疾病监测以及传染病疫情信息规范管理等方面工作，代表中心作重点疾病防控情况汇报。

【举行病原微生物实验室生物安全培训基地揭牌仪式】 11月2日，中心举行病原微生物实验室生物安全培训基地揭牌仪式。自治区卫生健康委科教处调研员何雪红、中心主任林玫参加仪式并致辞。中心党委副书记李广山以及第一期培训班学员和相关科所专业技术人员参加仪式。仪式由中心副主任钟革主持。

林玫强调，自新冠疫情以来，生物安全已经成为全人类面临的重大生存和发展问题，必须高度重视病原微生物实验室生物安全的依法依规管理。她指出，中心将持续加大基地建设投入，提高培训师资水平，秉持担当负责、锐意进取的初心，做好每一期培训工作。何雪红指出，加强生物安全能力建设是一项长期而艰巨的任务，需要持续用力、扎实推进，并就生物安全培训工作提出相关要求。与会领导共同为病原微生物实验室生物安全培训基地揭牌。此次揭牌，对于实验室提高应对生物安全事件的能力和水平有着重要意义。

【开展对口帮扶户信息核查工作】 11月7—9日，中心党委副书记李广山带队赴龙胜马堤乡开展对口帮扶户信息核查、未达标户调研、健康示范村建设等工作。

李广山一行走访慰问多户困难群众，与他们拉家常、问冷暖，了解他们的需求，传达自治区党委、自治区卫生健康委和中心对群众的关心关怀，帮助他们解决实际问题。一直以来，中心党委高度重视乡村振兴工作以及各党支部的对口帮扶工作，从脱贫摘帽到乡村振兴，各帮扶人与帮扶对象建立起深厚感情，如今将马堤乡健康示范村建设提上重要议事日程，实现党建工作、帮扶工作的互促融合共进。

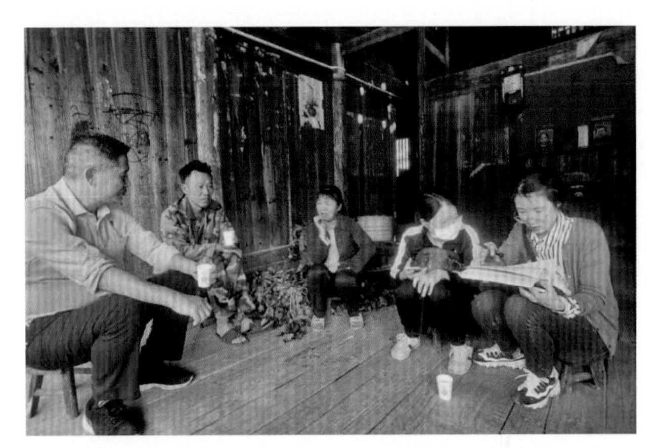

中心党委副书记李广山（左一）带队走访慰问对口帮扶户

【自治区科学技术厅专家到自治区疾控中心对人类遗传资源管理相关工作进行监督检查】 11月11日，自治区科学技术厅一级调研员黄志标率领检查组专家一行5人莅临中心对人类遗传资源管理相关工作进行现场检查。中心副主任黄兆勇参加现场检查，相关科所负责人陪同检查。

检查组介绍了本次检查的依据和目的，黄兆勇介绍了中心总体情况和人类遗传资源管理相关工作，莫兆军介绍了现场核查的5个项目的具体开展情况。检查组听取汇报后，通过专家提问、查阅材料等方式对中心人类遗传资源管理情况进行检查。检查组对中心人类遗传资源管理工作给予充分肯定，提出着重开展风险点分析、细化管理制度、加强宣传普及和资料规范化管理、强化项目实施全程闭环管理等建议。中心表示将按专家组建议，进一步规范和加强管理。

热烈欢迎
自治区科技厅领导
和各位专家莅临指导

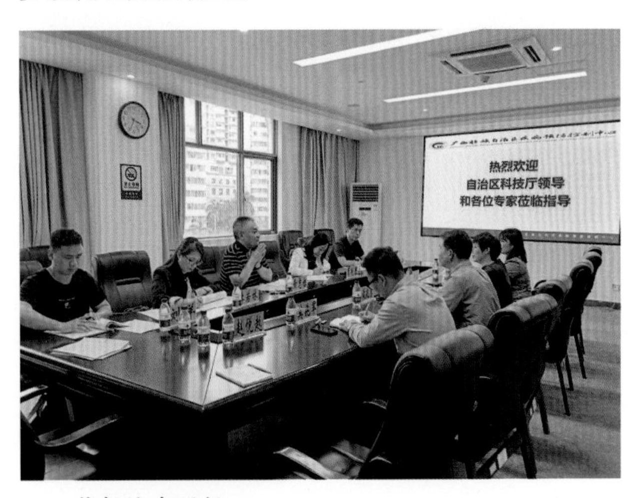

监督检查现场

【中国疾病预防控制中心专家到广西开展调研工作】 11月17—19日，中国疾病预防控制中心寄生虫病预防控制所（国家热带病研究中心）疟疾室主任夏志贵率队来到广西开展疟疾诊断实验室现状调研工作。18日上午，中心召开调研汇报会，自治区卫生健康委疾控处二级主任科员梁银连及中心党委副书记李广山、寄生虫病防制所相关人员参加汇报会。

汇报会上，李广山介绍了广西疟疾防治工作的基本情况及取得的成效，他指出，广西8个边境县（市、区）受新冠疫情影响，给疟疾防控增加一定难度，面临新的挑战。夏志贵介绍了此次调研的目的和意义，他肯定了广西各级疾病预防控制中心在消除疟疾工作中作出的贡献与取得的成效，提出要继续加强消除疟疾后的防控工作，防止输入再传播，巩固消除疟疾成果。双方就广西疟疾疫情、实验室诊断、疟疾消除后防控等相关情况进行了讨论。会后，调研组前往广西疟疾诊断参比实验室对相关机构的镜检员进行疟原虫镜检能力测试，并前往南宁市第四人民医院和靖西市进行现场考察和调研。

【援巴基斯坦抗洪医疗卫生专家组平安凯旋】 11月20日，中国（广西）援巴基斯坦抗洪医疗卫生专家组13名专家圆满完成国家交派的任务，平安返桂。自治区卫生健康委党组成员、副主任李勇强受自治区卫生健康委党组委托，带队前往吴圩国际机场迎接专家组凯旋。中心党委副书记李广山随队迎接。

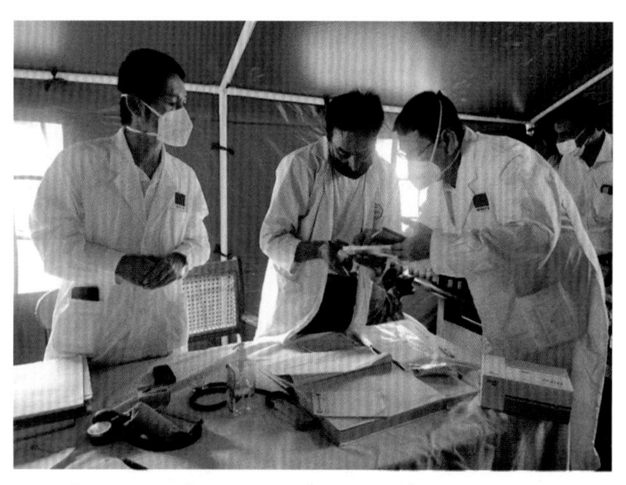

中心援巴基斯坦抗洪医疗卫生专家组现场了解灾情

中心莫建军、陆皓泉、赵锦明、甘永新、梁亮等5人作为援巴基斯坦抗洪医疗卫生专家组成员，在巴基斯坦工作期间，跟随专家组了解灾情，奔赴洪灾较重的地区开展工作，实地走访调研当地政府机构、灾区救济营及医疗营，现场查看灾区救济营的环境卫生和生活饮用水卫生状况，提出针对性卫生防疫策略建议，充分发挥专业特长，用心用情完成各项工作，获得巴基斯坦社会各界的高度评价和一致认可。

【自治区疾控中心多幅作品在自治区卫生健康委书法作品征集活动中获佳绩】 11月20日，在自治区卫生健康委开展的“翰墨书清廉　妙笔颂清风”书法作品征集活动中，中心职工覃珏作品《清正廉洁》获二等奖，退休干部谭春梅作品《习近平金句》、梁玉裕作品《廉洁警句》获优秀奖，中国硬笔书法协会会员、广西书法家协会会员、退休干部莫基新作品《吟廉政》作为特邀作品展出。

本次获奖作品代表性强，以清廉文化为依托，主题鲜明，以笔承清、以字承廉，从不同角度积极宣导以清为美、以廉为荣的廉洁理念，自觉做廉洁的践行者和传播者。一直以来，中心坚持以党建引领疾控文化与廉政教育同推进，推动廉洁文化“化虚为实”，并作为一体推进“三不腐”的基础性工程抓紧抓实。

【举办学习贯彻党的二十大精神专题讲座】 11月21日，中心举办学习宣传贯彻党的二十大专题讲座。讲座由中心党委书记吕炜主持，中心党委副书记、主任林玫等领导班子成员及全体干部职工参加讲座。

讲座邀请广西区委党校原副校长、一级巡视员陈林杰教授作专题报告。陈林杰结合案例深度解读党的二十大精神，对于全体干部职工深刻理解党的二十大精神具有很强的指导意义。

吕炜宣讲习近平总书记在参加党的二十大广西代表团讨论时的重要讲话，他指出，习近平总书记的重要讲话，闪耀着马克思主义的真理光辉，既有科学的理论指导，又有砥砺奋进的信心、信任、力量，为广西今后发展进一步指明了方向，提供了根本遵循。他强调，要把学习宣传贯彻党的二十大精神作为当前和今后一个时期的首要政治任务：一是学深悟透，多层次组织学习贯彻党的二十大精神；二是强化政治担当，不断推动中心党的建设高质量发展；三是以强烈的自我革命精神推动全面从严管党治党向纵深发展；四是继续践行“人民至上”的价值观；五是以钉钉子精神压茬推进各项工作。

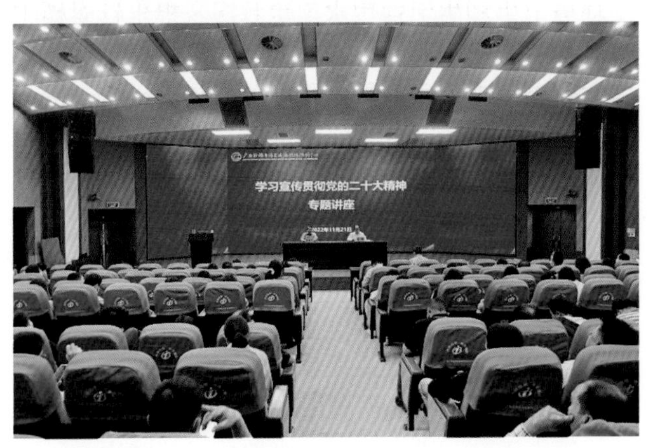

学习贯彻党的二十大精神专题讲座现场

【广西土食源性寄生虫病诊断参比实验室顺利通过国家评审】 11月27—29日，中国疾病预防控制中心寄生虫病控制所土食源室主任钱门宝率队对广西土食源性寄生虫病诊断参比实验室进行现场评审。中心党委副书记李广山参加评审会并讲话。评审会由中心寄生虫病防制所所长孟军主持。

钱门宝强调了此次评审的要求和工作流程。李广山向评审组介绍了广西开展土食源性寄生虫病监测工作情况。中心相关专家汇报了广西土食源性寄生虫病诊断参比实验室建设情况及工作情况。专家组通过座谈、资料核查、现场查看及实操等方式，对参比实验室组织机构与人员、实验条件、检测能力、质量控制等方面进行现场评审，对检测人员进行改良加藤厚涂片法制片、镜检技能考核。通过严格评审，专家组一致认为中心申报的实验室达到国家参比实验室准入标准，并批准为省级土食源性寄生虫病诊断参比实验室，建议授牌。

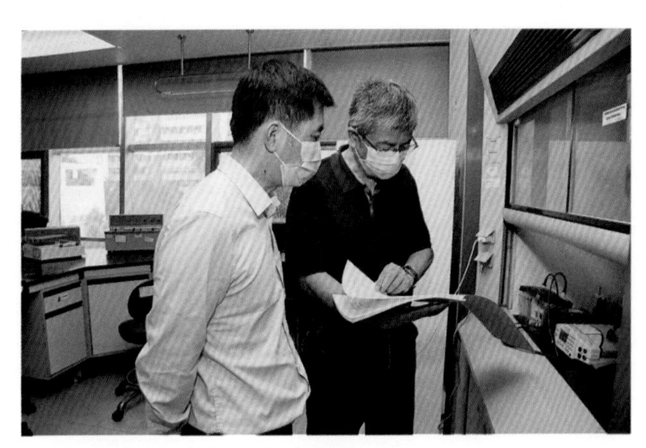

评审组专家审查相关资料

【自治区疾控中心接受安全保卫指导工作】 12月8日，南宁市公安局、南湖分局及南湖派出所一行6人对中心进行安全保卫指导工作。中心副主任黄兆勇及相关科所负责人陪同参加。

指导组通过实地走访和座谈，了解中心BSL-3实验室、生物样本库、保安岗和安全保卫监控室等重点防范区域的安全防范管理制度、安防设施和措施等信息，肯定中心对安全保卫工作的重视程度和规范管理，提出进一步建立健全安保管理制度和应急预案，完善安全人防、物防、技防建设，加大安全保卫力度，提高处置突发事件的能力等意见和建议。

【开展慢性病综合防控示范区建设技术指导工作】 12月13—16日，中心纪委书记李红带领慢性非传染性疾病防制所到河池市、隆林县、融水县开展慢性病综合防控示范区工作调研。

调研过程中，调研组了解慢性病综合防控示范区工作开展情况、示范区创建工作中存在的问题，帮助基层解决问题，督促整改，推进当地慢性病示范创建工作。调研组还对南宁市慢性病综合防控示范区建设相关技术问题进行授课，鼓励百色市、河池市有意愿、基础好的县（区）开展慢性病综合防控示范区工作，推进广西慢性病综合防控示范区建设工作的可持续发展。

【开展五级党建联建健康示范村健康家庭授牌仪式】 12月15日，中心党委联合桂林市疾病预防控制中心、龙胜各族自治县卫生健康局、龙胜各族自治县疾病预防控制中心、马堤乡政府、马堤乡卫生院、马堤村村委开展五级党建联建健康示范村健康家庭授牌仪式暨新时代文明实践健康义诊活动。中心党委书记吕炜，龙胜县委常委、副县长唐翊平出席活动，马堤村村民参加活动。

授牌仪式上，吕炜宣读获评党建联建健康示范村健康家庭名单，并对他们表示祝贺。他指出，中心联合市、县、乡、村开展五级党建联建健康示范村建设，是贯彻落实党的二十大有关重要论述落实

广西脱贫地区乡村振兴健康促进行动
龙胜县马堤乡马堤村健康示范村建设
五级党建联建促健康
共创为民服务同心圆

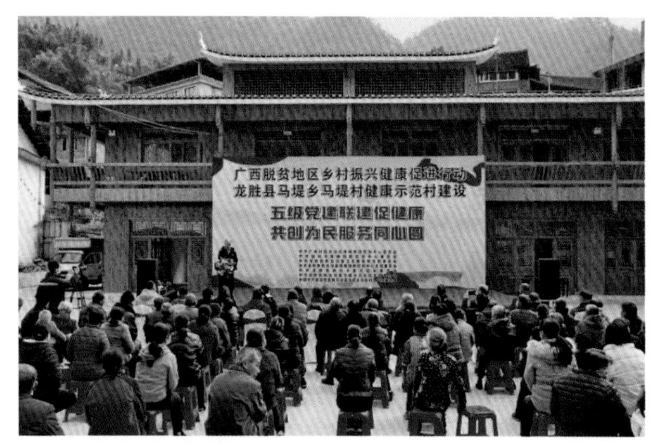

五级党建联建健康示范村健康家庭授牌仪式活动现场

落地的有力举措，是发挥各级党组织战斗堡垒作用、整合资源提升服务质量的重要途径。唐翊平向马堤村健康示范村创建落成表示祝贺，他强调，健康示范村创建工作永远在路上，要打好乡村振兴和新时代卫生健康工作的“组合拳”，确保工作长久坚持、效果长久维持、形象长久保持。随后，五级党建联建创建马堤村健康示范村领导上台为 10 户健康家庭授牌。五级党建联建单位共同开展新时代文明实践健康义诊活动。

【开展一氧化碳中毒科普及新时代文明实践志愿服务活动】　12 月 16 日，中心第七、第八党支部党员前往南宁市北湖东社区开展以“防患未然，生命至上”为主题的一氧化碳中毒科普及新时代文明实践志愿服务活动。

在科普讲座上，相关技术人员通过 PPT 展示、案例讲解等方式，讲述一氧化碳中毒原因、机理、防范和应急措施等。全体党员还将“一氧化碳中毒知识”“燃气事故自救互救温馨提示”等健康宣传单、折页等发至社区居民手中，面对面解答群众提出的健康问题，进一步提高当地居民的健康意识及防护能力。

重要会议

【2021年度自治区重点实验室绩效评估考核会】 1月19日上午，中心召开2021年度自治区重点实验室绩效评估考核会，对广西重大传染病防控与生物安全应急响应重点实验室和广西病毒性肝炎防治研究重点实验室进行考核评估。考评专家由来自海军军医大学、中国疾病预防控制中心等单位的知名专家学者组成。会议由中心副主任黄兆勇主持，中心主任、广西重大传染病防控与生物安全应急响应重点实验室主任林玫，广西病毒性肝炎防治研究重点实验室主任方钟燎，科研与培训科以及重点实验室有关人员参加会议。

会上，两个重点实验室负责人分别对实验室定位、研究方向和进展、代表性成果等进行汇报。考核专家组对重点实验室所取得的成绩给予充分肯定，并围绕实验室科研水平与贡献、运行管理及下一步工作计划等提出意见和建议。专家组经过讨论，一致认为两个重点实验室均圆满完成2021年度的各项工作，达到预期目标，予以通过考核。

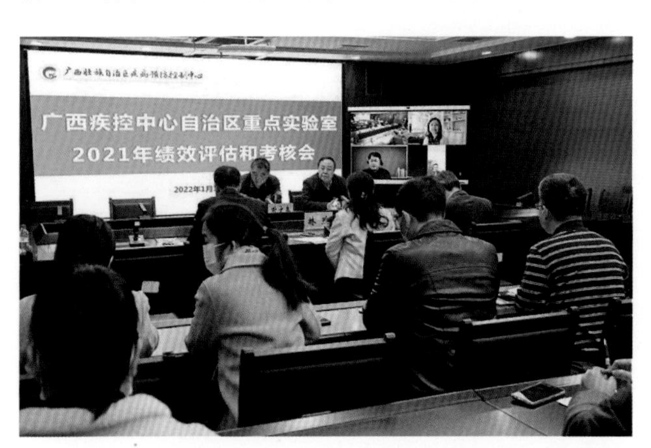

2021年度自治区重点实验室绩效评估考核会现场

【科所长及支部书记办公会】 1月25日上午，中心召开科所长及支部书记办公会，中心领导班子成员、各科所长及党支部书记参加会议。会议由中心主任林玫主持。

会议组织学习习近平总书记在第十九届纪委六次全会上的重要讲话精神，传达上级关于安全生产、生物安全、反食品浪费等有关文件精神，并通报近期中心层面重大活动及重要文件。中心分管领导分别就加强安全生产和生物安全工作、科研课题申报、春节返乡调研等工作进行部署。

林玫传达学习了近期新冠疫情防控有关会议及文件精神，并提出3点要求：一是要继续做好新冠疫情防控工作；二是要做好安全生产、生物安全及信访维稳等工作；三是要围绕中心计划做好本科所工作计划。

中心党委书记吕炜就即将召开的中心全体党员大会有关工作进行动员部署，并要求各支部、各科所要做好疫情防控工作、在岗值班工作以及安全生产、生物安全和信访维稳工作。

【党史学习教育总结会议】 1月25日，中心召开党史学习教育总结会议。中心党委书记吕炜作总结讲话，中心党委副书记李广山主持会议。中心其他领导班子成员、党委委员、各党支部书记和全体党员参加会议。

会议指出，自党史学习教育开展以来，中心党委开展理论学习中心组学习和专题读书班4次，召开党史学习微党课4期；各支部建设党建园地25个，开展党史学习教育各项活动400余次，参与人数 500 余人次，“我为群众办实事”清单办结率达 100%。会议要求中心全体党员干部要强化党的引领作用，坚持以习近平新时代中国特色社会主义思想为指导，扎实做好党史学习教育收官工作，总结提炼典型做法和先进经验，树立打造特色品牌。

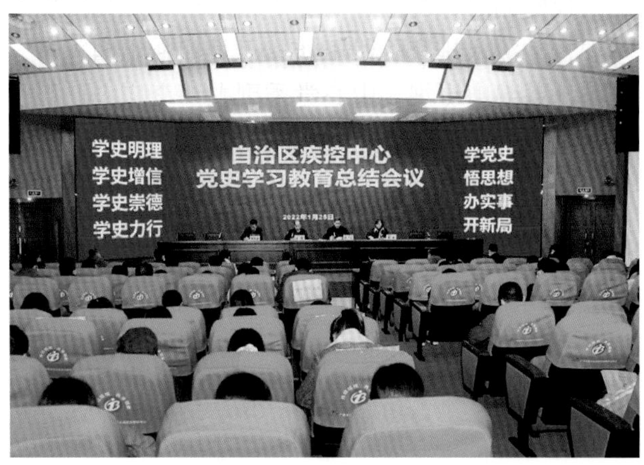

党史学习教育总结会议现场

【全体党员大会】　1 月 25 日下午，中心召开全体党员大会，增补 1 名中心党委委员。大会由中心党委书记吕炜主持，中心党委班子成员、正式党员共 186 人参加会议。

大会宣读自治区卫生健康委直属机关党委《关于同意中共广西壮族自治区疾病预防控制中心委员会增补党委委员的批复》和党委委员候选人基本情况，审核通过《自治区疾病预防控制中心党委增补党委委员大会会议议程》《自治区疾病预防控制中心党委增补党委委员选举办法（草案）》及监票人、计票人名单。大会坚持公开公平等基本原则，严格按照程序和选举流程进行，通过差额选举和无记名投票的方式，圆满完成这次选举。

【党史学习教育专题民主生活会】　1 月 28 日，按照自治区卫生健康委党组党史学习教育领导小组办公室要求，中心党委召开党史学习教育专题民主生活会。自治区卫生健康委党组成员、副主任庞军，驻委纪检监察组副组长曹金国，基层卫生处处长刘德诚到会指导。中心领导班子成员参加会议，中心党委委员和中心相关科所人员列席。

会上，中心党委书记吕炜报告了 2021 年度党员领导干部民主生活会整改落实情况，代表中心党委领导班子作班子检视剖析和对照检查，查找差距和不足，深刻剖析原因，明确今后努力方向和整改措施。中心党委领导班子成员逐一进行个人对照检查发言，开展批评和自我批评。

庞军作指导点评，认为中心党委对本次专题民主生活会高度重视，准备工作扎实充分，查摆问题深入细致，批评和自我批评严肃认真，整改措施具体务实，切实做到见人见事见思想，达到“红脸、出汗、治病”的效果。他强调，在下一步工作中，要按照中央和自治区党委、自治区卫生健康委党组的要求，持续加强理论学习，统筹推进整改落实，加强领导班子建设，持续巩固拓展党史学习教育成果，并做好民主生活会后续工作。

【广西各级疾控中心新冠疫情流调工作交流培训会】　1 月 28 日，中心举办广西各级疾控中心新冠疫情流调工作交流培训会。自治区“两公一局一委”联合流调队队员、自治区核心流调队队员以及中心各科所疫情防控现场人员在主会场参加会议，各市、县（市、区）疾病预防控制中心在分会场通过视频连线参加会议。会议由中心副主任钟革主持。

中心急性传染病防制所副所长曾竣通报了当前国内外新冠疫情形势研判结果。防城港市、贵港市等疾病预防控制中心分别分享新冠疫情流调处置经验。会上，中心主任林玫传达近期国家、自治区对新冠疫情防控工作最新文件精神，部署下一阶段工作任务，并提出 3 点要求：一要提高政治站位，全力做好春节、冬奥会、两会等重大活动期间的疫情应对；二要加强培训演练，细化工作流程，不断提高流调溯源水平；三要高度重视信息安全和生物安全工作。

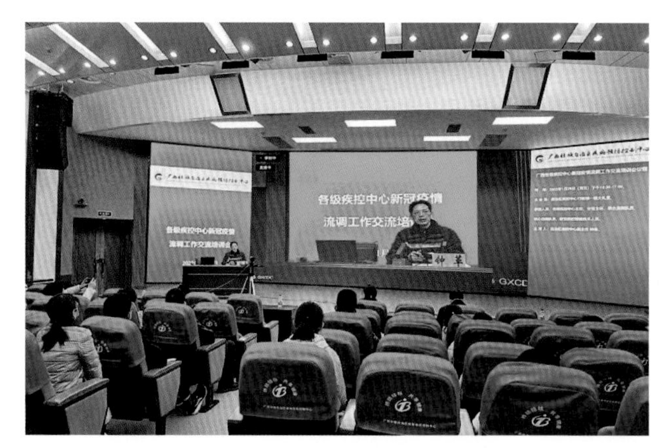

广西各级疾控中心新冠疫情流调工作交流培训会现场

【新冠疫情防控领导小组工作会】 2月10日下午，中心召开新冠疫情防控领导小组工作会，中心领导领导班子及各科所负责人参会，会议由中心党委书记吕炜主持。

会议通报了近期新冠疫情形势。中心纪委书记李红传达上级及中心关于新冠疫情防控监督执纪问责有关文件精神，提出要通过纪检监察监督手段督促履职担当。中心党委副书记李广山就中心内部疫情防控、关心关爱和新闻宣传等工作提出具体要求。中心党委书记吕炜要求各支部、各科所要根据中心安排全力做好疫情防控有关技术支撑工作，尚未派出业务人员的科所要认真学习掌握疫情防控要求及个人防护技术，做好随时增援奔赴一线的准备，同时做好中心内部疫情防控工作，加强生物安全管理。

【2022年第一季度党委理论学习中心组学习会议】 3月21日上午，中心党委召开2022年第一季度中心党委理论学习中心组集中学习会，中心党委全体成员、各党支部书记、各科所长在线上线下参加学习。会议由中心党委书记吕炜主持。

会上，吕炜讲解了“两个确立”的生成逻辑和科学依据，对“两个确立”的决定性意义作了深入阐述；中心党委副书记、主任林玫在线上就习近平新时代中国特色社会主义思想的基本精神、基本内容、基本要求等内容进行解读学习；中心党委副书记李广山就习近平总书记关于党的百年奋斗重大成就和历史经验的重要论述谈了学习体会；党委委员、工会主席周昌明就习近平总书记关于推进马克思主义中国化时代化的重要论述进行解读学习；党委委员沈智勇就习近平总书记关于推动党史学习教育常态化长效化的重要论述进行解读学习；中心纪委书记李红领学习近平总书记在全国党内法规工作会议上的重要指示精神。与会人员结合自身工作实际，进行了学习讨论。

吕炜在学习总结中强调关于党的学习的重要性，要求大家充分利用好“应知应会”平台的学习功能，抓好党员的理论学习。

【纠治医疗卫生领域腐败和作风问题暨“以案促改”专项行动工作推进会】 3月29日，中心召开深入纠治医疗卫生领域腐败和作风问题暨“以案促改”专项行动工作推进会。中心党委书记吕炜出席会议并讲话，专项行动领导小组成员、各党支部书记、各中层干部、专项行动工作专班全体人员参加会议。

吕炜指出，专项行动已从动员部署阶段转入深入排查阶段，各党支部、各科所要从3个方面做好专项行动各项工作：一是提高政治站位，在做好疫情防控的同时，统筹开展专项行动；二是扎实做好专项行动深入排查阶段工作；三是加强正面宣传，筑牢反腐倡廉堤坝。中心党委副书记李广山通报了专项行动工作开展情况，并部署深入排查阶段工作：一是组织开展警示教育；二是把握排查工作重点；三是对标对表分类开展自查；四是做好“红包”“回扣”等款物清退；五是抓好个人廉洁承诺书签订。中心纪委书记李红传达自治区卫生健康委党组书记、主任廖品琥在全区纠治医疗卫生领域腐败和作风问题专项行动深入排查阶段工作推进电视电话会议的讲话精神。

【纠治医疗卫生领域腐败和作风问题暨“以案促改”专项行动警示教育大会】 4月12日上午，中心召开深入纠治医疗卫生领域腐败和作风问题暨“以案促改”专项行动警示教育大会。自治区卫生健康委直属机关党委专职副书记陈彦出席会议并现场授课。中心党委书记吕炜主持会议。大会分两个会场，中心领导班子成员及其他领导干部职工参加会议。

陈彦深入剖析违纪违法典型案例，教育引导中心干部职工知敬畏、存戒惧、守底线，筑牢拒腐防变思想和道德防线。他要求广大干部职工要坚定理想信念，加强对党纪国法的学习，克服心中的贪欲，抵御各种腐朽思想的侵蚀，永远立于不败之地。

中心纪委书记李红在大会上通报了中心3起严重违纪违法典型案例，教育干部职工要以案示警、警钟长鸣。吕炜作大会总结发言，对中心下一步开展深入纠治医疗卫生领域腐败和作风问题暨“以案促改”专项行动工作进行部署。与会人员还观看了《沉重的忏悔　深刻的警醒》警戒教育片。

【2022年党的工作暨党风廉政建设和反腐败工作会议】 4月13日，中心召开2022年党的工作暨党风廉政建设和反腐败工作会议。中心党委书记吕炜出席会议并讲话，会议由中心党委副书记、主任林玫主持，中心领导班子成员、党委委员、党支部书记及全体中层干部参加会议。

吕炜在会上部署 2022 年党的建设和党风廉政建设工作，并向中心全体党员干部提出 4 个要求：一是进一步提高认识，深刻领会把党的政治建设摆在首位的极端重要性；二是进一步深化学习，持续巩固拓展党史学习教育成果；三是进一步凝练特色，充分发挥“支部建在科所上”的作用优势；四是进一步正风肃纪，强化责任传导，筑牢党员干部防腐拒变防线。中心党委副书记李广山传达自治区卫生健康委 2022 年党的工作暨党风廉政建设和反腐败工作会议精神。

【2021 年度党支部书记述职评议会议】　4 月 14 日上午，中心召开 2021 年度党支部书记述职评议会议。中心党委书记吕炜，中心党委副书记、主任林玫，中心党委委员、22 个党支部支委参加会议。会议由中心党委副书记李广山主持。

会上，中心 22 个在职党支部书记就 2021 年抓党建工作情况依次作述职报告。中心党委委员、各党支部书记对党支部书记履职情况进行打分测评。

李广山肯定了各党支部在 2021 年的工作成绩，他要求，各党支部按照新时代全面从严治党的新要求，对标上级党组织关于党建工作的新部署，不断加强完善党支部标准化规范化建设，改进存在的薄弱环节。

【科所长及支部书记办公会（4 月）】　4 月 18 日下午，中心召开科所长及支部书记办公会，中心领导班子成员、各科所主要负责人、各党支部书记参加会议。会议由中心主任林玫主持。

中心党委办公室、综合办公室、结核病防制所、疫苗临床研究所等科所分别汇报了相关工作进展情况。

中心纪委书记李红、党委副书记李广山分别通报关于对卫生健康系统部分人员严重违法违纪案开展议案促改工作的纪检监察建议、传达上级有关会议精神、部署纠治医疗卫生领域腐败和作风问题专项整治有关工作。

林玫通报了广西公共卫生技术交流中心项目建设情况，并对中心重点工作进行了部署，要求各科所抓好疫情防控工作，加强生物安全管理，提高预算执行率，加快落实年度计划各项工作。

中心党委书记吕炜进行总结发言，要求重点抓好 2022 年度中心 16 项重点攻坚项目的落实。

【纠治医疗卫生领域腐败和作风问题暨“以案促改”专项行动工作会议】　4 月 20 日，中心纠治医疗卫生领域腐败和作风问题暨“以案促改”专项行动工作专班召开工作会议，就重点工作进行再研究、再部署。中心党委书记吕炜，中心党委副书记李广山，纪委书记李红出席会议，专项行动工作专班全体人员参加会议。

会议通报了驻自治区卫生健康委纪检组对中心开展以案促改纪检监察建议问题、中心纪委开展的专项监督检查情况，并对监督检查过程中存在的问题提出整改建议，形成整改落实清单。会议强调，纠治医疗卫生领域腐败和作风问题是当前和今后一个时期的重要政治任务，中心纪委和专项行动工作专班要推进集中整改阶段工作，持续加强对采购、人事、招投标、工程建设等方面的监管监督。

【2022 年广西结核病疫情分析电视电话会议】　5 月 5 日，中心结核病防制所协助自治区卫生健康委召开广西结核病疫情分析电视电话会议。自治区卫生健康委疾控处副处长马锐、自治区疾控中心主任林玫、自治区胸科医院院长胡德宏出席会议并讲话。广西各市卫生健康委疾控科科长，各市、县（市、区）卫生健康局分管领导，各市、县（市、区）疾病预防控制中心分管领导、结防院（所）分管领导、结防科科长，以及各市、县（市、区）结核病定点医院分管领导及相关科室负责人在各市分会场参会。

马锐就广西结核病防治工作提出 5 点要求：一是统筹资源做好结核病防控工作；二是加快推进主动筛查工作；三是加强耐药结核病防治工作；四是定点医疗机构要不断提高诊疗水平；五是不断加强学校等集体单位结核病防控工作。林玫就实验室管理及质量控制提出要求：一是要严格执行内部质量控制制度；二是建立、完善并运行实验室质量管理体系，定期开展质量管理体系的内审检查和管理评审；三是制定适合医院的结核病检测流程、标本采集与处理制度、检验方法标准化规程等文件并严格实施；四是要加强对结核病实验室质量检查指导；五是加强结核病实验室生物安全管理。相关专家分别汇报 2022 年第一季度结核病疫情及工作进展情况等。

【安全生产、生物安全管理领导小组工作会议】 5月10日，中心安全生产和消防安全、生物安全管理领导小组召开工作会议，中心领导班子及小组全体成员参加会议。

会议听取了安全生产和消防安全、生物安全管理相关工作汇报，传达了自治区卫生健康委相关文件精神，并对2022年的安全生产工作要点进行审议。

中心副主任钟革要求深刻吸取安全生产事故教训，积极开展日常隐患排查治理工作。

中心主任林玫作安全生产和生物安全管理工作部署：一是贯彻落实习近平总书记关于安全生产重要论述和指示批示精神；二是狠抓安全生产专项整治三年行动；三是全面开展安全生产和生物安全大排查，严格落实整改责任；四是做好安全生产月等宣传培训工作。

中心党委书记吕炜强调：一是要提高安全生产工作政治站位；二是要加强领导，压实安全生产责任；三是要以防范为主，提高安全管理水平。

【新型冠状病毒肺炎防控工作领导小组会议】 5月13日上午，中心召开新型冠状病毒肺炎防控工作领导小组会议，中心党委书记吕炜及领导班子成员、各科所主要负责人参加会议。会议由中心主任林玫主持。

会议通报了当前国内外和广西新冠疫情形势并进行分析研判，并对流调、检测、疫情报告、协查、生物安全及中心内部疫情防控工作进行部署。林玫要求各科所组织学习习近平总书记关于疫情防控系列重要讲话精神，统一思想认识；加强人员培训管理，做好随时应对疫情的准备；提高生物安全意识，加强生物安全管理；做好汛期应急准备工作。吕炜提出，要坚决贯彻落实国家“动态清零”防控政策总方针不动摇，始终保持应急状态；要做实做细中心内部常态化疫情防控工作，做到关口前移；统筹做好疫情防控和常规业务工作。

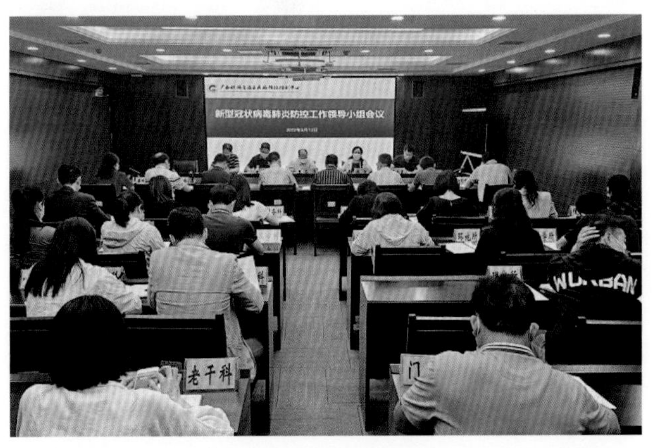

新型冠状病毒肺炎防控工作领导小组会议现场

【供应商、招标代理机构集体廉洁约谈会】 5月19日下午，中心召开供应商、招标代理机构集体廉洁约谈会，并组织签订廉洁诚信承诺书。中心主任林玫，中心纪委书记李红，采购管理科、监察审计科等科所工作人员，以及30多名驻邕设备、试剂耗材供应商、招标代理机构代表参加会议。会议由中心副主任黄兆勇主持。

会议组织学习了《自治区财政厅关于转发财政部政府采购需求管理办法的通知》等文件精神，宣读和通报自治区卫生健康委关于纠治医疗卫生领域腐败和作风问题工作方案以及3起严重违纪违法典型案例。黄兆勇指出，各供应商、招标代理机构要贯彻落实国家、自治区以及自治区卫生健康委和中心党风廉政建设工作要求。

林玫强调了会议召开的目的，并希望各供应商以质优价廉产品和服务来赢得市场，实现良性互动，共同发展。会上，两名供应商代表分别作表态发言，32家供应商、招标代理机构与中心签订廉洁诚信承诺书，进一步明确在廉洁合作方面的责任和义务。

【2022年上半年中层干部集体廉政谈话会议】 5月26日，中心召开2022年上半年中层干部集体廉政谈话会议。会议由中心党委副书记李广山主持，中心党委书记吕炜、纪委书记李红对中心所有中层干部进行集体廉政谈话。中心领导班子成员和中层干部参加会议。

谈话中，吕炜强调必须毫不动摇地坚持和加强党的全面领导，旗帜鲜明讲政治；必须履行管党治党政治责任，推动全面从严治党各项任务落地落实；必须持续深入开展纠治医疗卫生领域腐败和作风问题暨“以案促改”专项行动，构建风清气正的政治生态；必须大力推进清廉疾控建设，为中心高质量发展提供坚强保障；必须以身作则，严守纪律规矩，勇于担当作为。李红要求党员干部深刻反省，切实提升自身遵纪守法的警惕性；认清形势，切实增强反腐倡廉的自觉性；清廉自守，切实加强自身拒腐防变的坚定性。

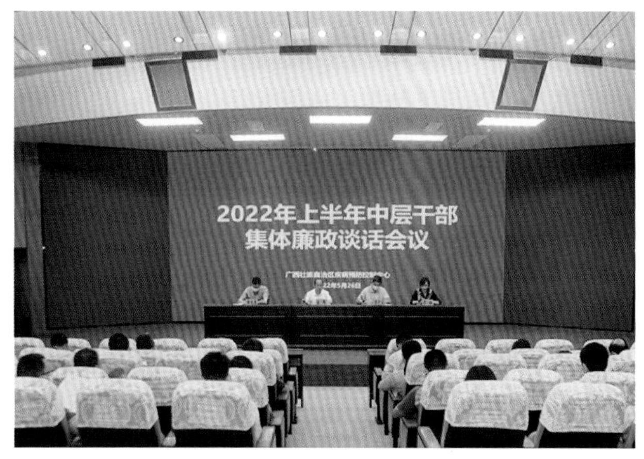

2022 年上半年中层干部集体廉政谈话会议现场

【清廉疾控建设工作启动暨廉政教育大会】 6月1日，中心召开清廉疾控建设工作启动暨廉政教育大会。自治区卫生健康委党组成员、副主任庞军，自治区卫生健康委疾控处处长陆庆林，自治区卫生健康委直属机关党委副书记、机关纪委书记郑志大，驻自治区卫生健康委纪检监察组副组长、一级调研员曹金国出席会议，中心党委书记吕炜、领导班子成员及全体干部职工参加会议。中心党委副书记、主任林玫主持会议。

庞军指出，启动清廉疾控建设是中心党委认真贯彻落实自治区党委清廉广西建设、自治区卫生健康委党组关于深入纠治医疗卫生领域腐败和作风问题专项行动（简称“专项行动”）和清廉机关建设的具体体现，并对中心党委提出相关要求。庞军还分别对中心领导班子成员、党委委员及相关科所主要负责人开展廉政教育谈话。曹金国针对专项行动和清廉疾控建设工作提出相关要求。吕炜从 3 个方面作清廉疾控建设工作部署。

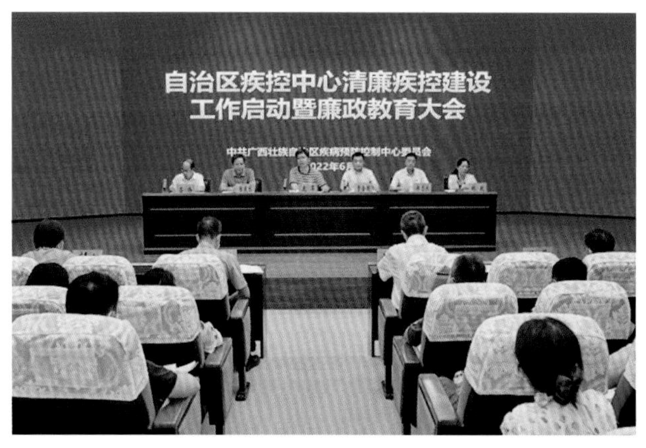

清廉疾控建设工作启动暨廉政教育大会现场

【广西健康教育与促进工作会议】 6月15日，中心以视频会议的方式召开 2022 年广西健康教育与促进工作会议，广西各市、县（市、区）疾病预防控制中心健康教育相关人员参会。

会上南宁市、百色市、博白县等 10 个单位先后作了经验交流发言，中心健康教育与传媒科 4 名专家和与会人员作业务交流。中心党委书记吕炜出席会议并作总结讲话，就广西健康教育相关问题提出意见和建议。

【2022年第二季度党委理论学习中心组学习会议】 6月24日，中心召开党委理论学习中心组学习会议。自治区卫生健康委直属机关党委专职副书记陈彦出席会议并作指导，中心党委书记吕炜主持会议并讲话，党委理论学习中心组成员参加会议。

陈彦在听完大家学习发言后给予点评指导并提出 3 点要求：一是明确学习定位，增强中心组学习效能；二是突出学习重点，提高学习质量；三是发挥中心组学习示范引领作用。吕炜在会议总结时强调，要聚焦目标导向，牢牢把握学习重点；要聚焦清廉建设，提升廉洁文化素养；要聚焦中心实际，不断推动工作落实。他要求，围绕中心 2022 年工作计划要点和 16 项重点攻坚项目，认真谋划和开展好各项工作。

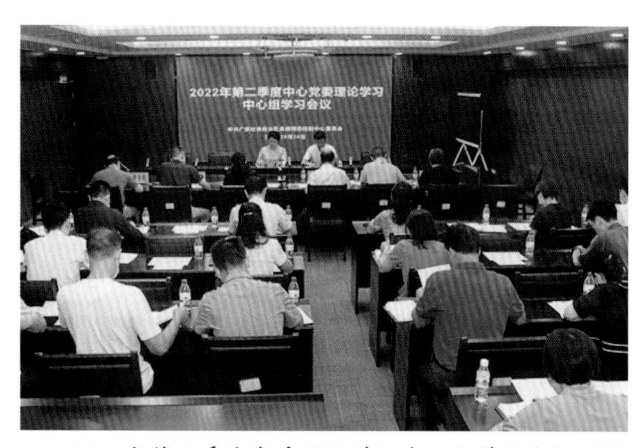

2022 年第二季度党委理论学习中心组学习会议现场

【网络信息安全工作会议】 6月24日，中心举办网络信息安全工作会议。中心各科所负责人及信息管理员 44 人参加会议。中心党委书记吕炜出席会议并讲话。

会议主要介绍了当前中心网络信息安全工作任务及开展情况，传达网络安全专项检查工作部署会精神及加强网络安全具体工作要求。会上，吕炜提出 4 点工作要求：一是进一步提升网络安全防范意识，遵守中心的网络信息安全规章制度，谨慎下载运行可疑程序；二是各科所全面开展网络安全隐患排查和整改加固工作，及时发现问题、消除隐患；三是完成系统高风险漏洞的整改工作，关闭不必要端口，并开启实时监控功能；四是加强网络安全实时监测，完善事件应急处置预案。

【庆“七一”喜迎党的二十大暨 2022 年年中工作会议】 7 月 1 日，中心召开庆“七一”喜迎党的二十大暨 2022 年年中工作会议。中心党委书记吕炜出席会议并讲授专题党课，中心党委副书记、主任林玫作中心 2021 年度和 2022 年上半年工作报告，并部署 2022 年下半年工作。会议由中心党委副书记李广山主持。

会上，吕炜从 4 个方面解读自治区党委“五基三化”攻坚年行动精髓要义，并结合中心实际，提出具体工作要求。

林玫在作中心 2021 年和 2022 年上半年工作总结时指出，过去的一年多时间里，中心领导班子深入学习贯彻习近平新时代中国特色社会主义思想，扎实开展党史学习教育，以“我为群众办实事”实践活动为抓手，把党中央、自治区党委重大决策部署落实到疾控事业发展和中心建设当中。林玫对中心 2022 年下半年工作进行部署。

会上，中心党委班子为“光荣在党 50 年”老党员代表颁发纪念章。李红宣读先进集体和个人表彰决定。中心共有 9 个先进基层党组织、6 名优秀党支部书记、22 名优秀共产党员、20 个优秀（表扬）科所、137 名先进工作者受到表彰。

【科所长及支部书记办公会(7 月)】 7 月 4 日上午，中心召开科所长及支部书记办公会，中心领导班子成员、各科所主要负责人、各党支部书记参加会议。会议由中心主任林玫主持。

会议通报了中心党建工作进展及重要文件、中心层面重点工作以及相关文件、2022 年上半年预算执行情况，汇报了安全生产月的自查检查情况、广西现场流行病学培训项目进展、环境与地方病工作开展情况等。中心纪委书记李红就贯彻学习中共中央政治局第四十次集体学习提出要求；中心副主任黄兆勇通报内部控制要求；中心党委副书记李广山通报考勤情况和宣传贯彻《关于加强对“一把手”和领导班子监督的措施》。中心主任林玫部署近期重点工作，要求抓好《新型冠状病毒肺炎防控方案（第九版）》的学习，持续做好疫情防控工作，加快预算执行率进度，按照年度工作计划，推进各项业务工作高质量完成。中心党委书记吕炜就安全生产、内部控制、考勤和预算执行等工作进行总结部署。

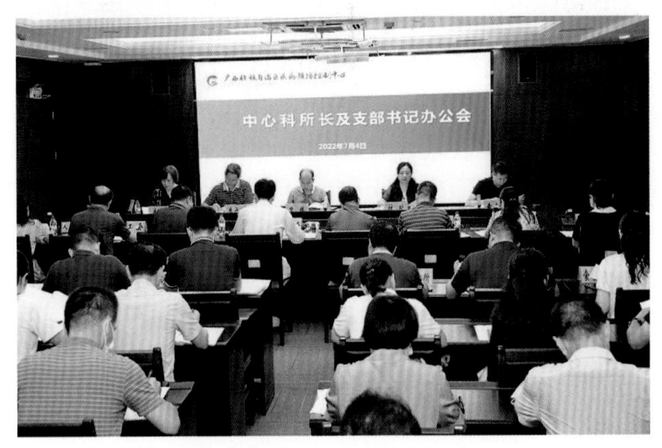

中心科所长及支部书记办公会现场

【内部控制领导小组工作会议】 7 月 4 日上午，中心召开 2022 年度内部控制领导小组工作会议，中心党政领导班子成员、各科所主要负责人参加会议。

中心副主任黄兆勇通报了内部控制领导小组成员及各工作组工作职责调整情况以及 2021 年度中心主要开展的内部控制工作事项，提出中心在内部控制方面存在的主要问题及下一步工作开展建议等。中心主任林玫指出，内部控制工作是对中心经济活动的风险进行防范和管控的重要工作，中心要加强统筹整合和专题研究，各科所要加强学习，按照职责分工共同努力，从整体上提高内部控制水平。中心党委书记吕炜作会议总结，他指出，下一阶段中心将强化内部控制意识、风险意识，进一步完善内部控制机制，识别风险、优化流程管理，加大监督和评价机制力度，保障各项制度的有力执行。

【信息安全员会议】 7 月 15 日，中心举办信息安全员会议。中心各科所信息安全员、有自建信息系统的相关科所系统管理员以及系统开发第三方公司相关负责人等 50 余人参加会议。

会议传达了自治区公安厅关于 2022 年度广西网络安全攻防实战演习活动具体要求，部署中心网络信息安全工作。会议要求各科所要高度重视网络信息安全工作，排查安全隐患，有安全隐患的科所要完成相关整改工作，如果发现有网络安全情况，要及时向信息管理科报告。

【驻北海新冠疫情处置临时党支部党员大会】 7月28日，中心驻北海新冠疫情处置临时党支部召开党员大会。中心党委副书记、主任、临时党支部书记林玫出席会议，中心副主任、临时党支部副书记钟革主持会议。中心驻北海新冠疫情处置临时党支部36名党员参加会议。

会上，林玫带领全体党员重温入党誓词。会议传达了《关于加强卫生健康系统疫情防控临时党组织工作推进落实的通知》等文件精神，宣读了自治区卫生健康委和中心的疫情防控倡议书，对党员干部进行思想再动员、工作再部署、任务再明确，并就下一阶段疫情防控具体工作提出要求。林玫强调，临时党支部全体党员干部要切实提高政治站位，发挥党支部战斗堡垒作用，发挥党员先锋模范带头作用，让党旗高高飘扬在抗疫一线；要持续发扬疾控人的优良作风，展现疾控人的良好形象，以优异的成绩迎接党的二十大胜利召开。

【第四届中国－东盟疾病防控合作论坛筹备工作会】 8月17日，中心召开第四届中国－东盟疾病防控合作论坛筹备工作会。综合组、外宾组、会务组等相关负责人参加会议。会议由中心副主任黄兆勇主持。

会上，各筹备工作组组长分别对本组工作进展情况、下一步计划进行汇报，并对工作中存在的问题进行了讨论。黄兆勇就论坛的各项筹备工作实施情况进行了指导，强调了重点推进的工作方向，并对下一步的工作进行部署。他强调，本次论坛是自治区卫生健康委和自治区疾控中心2022年的重点工作之一，大家认真落实论坛各项任务，圆满完成论坛筹备工作。

【行风建设社会监督专题座谈会】 8月19日上午，中心召开行风建设社会监督专题座谈会。会议邀请多家企业和个人参会，就中心行风建设与发展提出意见和建议。中心主任林玫、党委副书记李广山、副主任黄兆勇以及相关科所负责人参会。会议由中心纪委书记李红主持。

综合办公室向参会社会监督员介绍中心概况、中心服务重点工作、行风建设工作情况。来自采购招标、工程监理、医疗服务对象、物业服务等领域的社会监督员和中心相关科所负责人，就中心的基建、采购、门诊、检测、后勤等方面的行风建设情况进行讨论和建言献策。黄兆勇强调了中心重点业务部门、窗口部门的行风建设，以及为中心提供服务的供应商的行风建设等工作要求。林玫在总结讲话时表示，中心将继续秉持服务广西人民健康的宗旨，进一步提高和完善服务水平、服务环境、服务质量、服务态度等；聚焦主责主业，提高业务水平，提高工作质量；抓好廉政建设，管好队伍。她希望各单位继续支持并监督中心的工作，加强沟通与合作。

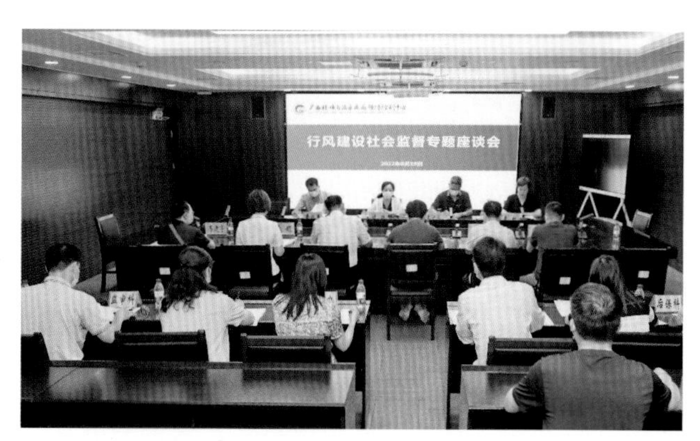

行风建设社会监督专题座谈会现场

【广西结核病防控关键技术重点实验室学术委员会议】 8月22日，自治区卫生健康委员会广西结核病防控关键技术重点实验室（自治区疾控中心）召开实验室学术委员会议。会议采用线上和线下结合的形式开展，中心主任林玫、重点实验室学术委员会全体成员以及实验室核心团队部分成员参会。会议由实验室学术委员会主任赵雁林研究员主持。

赵雁林介绍了本次会议的目的、参会人员情况以及会议议程。重点实验室副主任黄彦介绍了重点实验室取得的研究成果以及下一步的研究计划等。学术委员会专家认真审议实验室工作，并对实验室的建设和下一步的研究提出建议。林玫就本次专家委员会提出的问题和建议，作下一阶段工作部署，她要求重点实验室团队，根据委员会提出的问题梳理实验室目前的工作情况，并制定相应的改进计划，促使重点实验室工作更上一个台阶。

【第四届中国－东盟疾病防控合作论坛筹备工作会议】　9月8日，中心召开第四届中国－东盟疾病防控合作论坛筹备工作会议。中心党委书记吕炜、纪委书记李红和论坛筹备办公室全体成员及各筹备组组长、副组长参加会议。会议由中心主任林玫主持。

会议通报论坛各项筹备工作进展情况，各筹备工作组组长分别对本组工作进展情况、下一步计划进行汇报，对工作中存在的问题进行了研究讨论和决策部署。

林玫指出，目前论坛筹备工作进入冲刺阶段，为确保论坛顺利举办并取得成效，一要高度重视论坛筹备工作，凝心聚力，加快推进各项工作进度；二要注重细节，扎实做好各项工作细案，发现问题及时报告解决；三要从严从细做好会议期间疫情防控工作，确保疫情防控工作落实到位。

吕炜指示，论坛举办在即，相关工作组需尽快统筹、推进各项筹备工作，全力保障论坛成功举办。

【安全生产及节能减排工作会议】　9月22日，中心召开安全生产及节能减排工作会议。中心安全生产及节能减排工作领导小组组长、中心党委书记吕炜及班子成员，各科所主要负责人参加会议。会议由中心主任林玫主持。

会议传达了习近平总书记关于安全生产重要论述和上级关于安全生产、节能减排有关指示精神。

中心党委副书记李广山、副主任黄兆勇、纪委书记李红从中心层面及分管领域提出工作要求。林玫在讲话中强调落实“一岗双责”，布置国庆节前和党的二十大前自查、检查和整改工作。吕炜强调，要认真落实电气安全等相关工作，并要求及时完成整改，确保祥和安全稳定的环境。

会议对中心消防安全、公务用车安全、生物安全、节能减排、节前检查、科所交叉检查、问题隐患整改等作了部署。

【科所长及支部书记办公会（9月）】　9月22日下午，中心召开科所长及支部书记办公会。中心领导班子成员、各科所长及党支部书记参加会议。会议由中心主任林玫主持。

党委办公室、综合办公室等科所通报中心党建、重点工作及近期重要文件、预算执行情况、安全生产和节能减排等情况，部分科所汇报新冠疫情防控、猴痘疫情形势、理化检测、寄生虫防制等工作进展。中心纪委书记李红通报广西清廉建设领导小组办公室第二次会议精神。中心副主任黄兆勇就中心财务预算工作提出具体要求。中心党委副书记李广山就中心内部新冠疫情防控提出相关工作要求。

林玫总结中心近期工作成效，传达9月9日国务院联防联控机制会议国家疾控局王贺胜局长、孙春兰副总理对新冠疫情防控讲话精神以及自治区指挥部疫情防控视频调度会精神，部署国庆、二十大前后新冠疫情防控及安全生产等事项。吕炜书记就意识形态、乡村振兴及中心总体的工作等进行部署，并就中心加强安全生产、加快预算执行、清廉疾控宣传等提出具体的工作要求。

【新冠疫情防控领导小组工作会】　9月23日，中心召开新冠疫情防控领导小组工作会。中心党委书记吕炜及班子成员、各科所主要负责人参加会议。会议由中心主任林玫主持。

会上，急性传染病防制所通报当前国际、国内及广西新冠疫情形势及疫情防控工作开展情况，对新冠及猴痘疫情形势进行分析研判，并提出针对性工作建议。中心党委副书记李广山传达广西疫情防控视频调度会议精神，强调国庆假期和党的二十大前后疫情防控工作。林玫在会上提出3点要求：一是讲政治、重大局，认真落实各项新冠疫情防控措施，统筹做好疫情防控和日常业务工作；二是保持应急状态，做好流调和检测等队伍、物资、车辆等准备；三是做好中心内部防控工作，落实生物安全、人员排查和核酸检测等。吕炜要求各科所提高政治站位，高度重视疫情防控工作，加强组织纪律，服从中心统一安排，以优异成绩迎接党的二十大胜利召开。

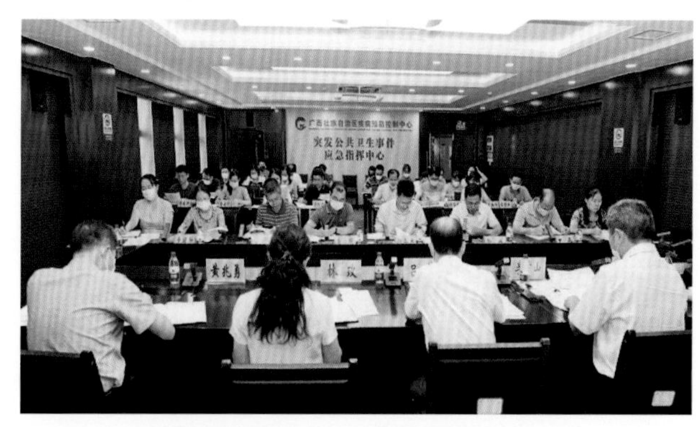

新冠疫情防控领导小组工作会现场

【2022年第三季度党委理论学习中心组学习会议】 9月26日，中心召开2022年第三季度党委理论学习中心组学习会议。会议采取会前自学和会上集中学习研讨的形式开展。中心党委副书记、主任林玫，中心党委委员和党委理论学习中心组成员参加学习。会议由中心党委书记吕炜主持。

会议邀请中共广西区委党校王明波副教授进行《习近平谈治国理政（第四卷）》专题授课。

与会人员就习近平总书记关于全过程人民民主的重要论述、习近平总书记关于推进马克思主义中国化时代化的重要论述、习近平总书记在省部级主要领导干部专题研讨班上的重要讲话精神、习近平关于意识形态工作的重要论述、党史学习和宗教工作等内容开展交流研讨。中心党委委员、副主任黄兆勇等结合思想和工作实际从不同角度交流学习体会。

吕炜在总结讲话时强调，要进一步深刻领会《习近平谈治国理政（第四卷）》的政治意义、实践意义和现实意义，扎实开展好每一次理论学习。

【安全生产和平安建设工作会议】 9月29日下午，中心召开2022年度安全生产和平安建设工作会议。中心领导班子和全体干部职工参会。会议由中心党委书记吕炜主持。

会上，中心党委副书记李广山传达自治区党委政府、自治区卫生健康委安全生产工作和信访保障会议精神及上级批示指示精神。中心副主任黄兆勇对落实中心生物安全工作进行具体部署。中心副主任钟革通报中心安全生产检查发现的问题并提出整改意见。中心主任林玫部署中心安全生产和信访保障工作，做好问题整改安全提质工作，为党的二十大胜利召开营造安全稳定的社会环境。吕炜在讲话中强调，安全稳定是压倒一切的重大政治任务，要认真抓好落实，真正清除安全隐患盲点。

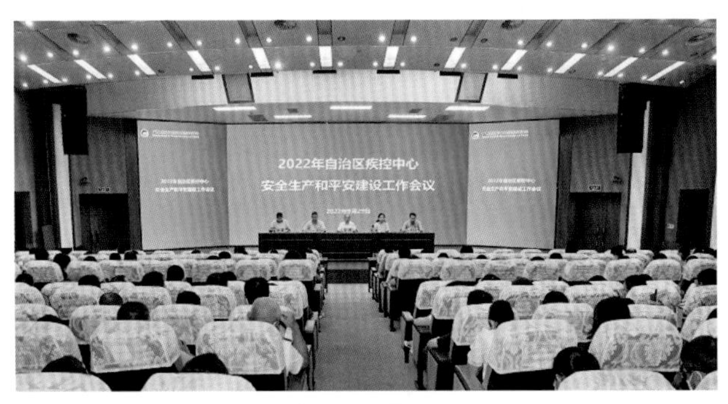

安全生产和平安建设工作会议现场

会议现场开展了全员安全生产知识笔试测试，并观看了自治区安全生产警示教育片。

【党委（扩大）会议】 10月17日，中心召开党委（扩大）会议。会议由中心党委书记吕炜主持，中心领导班子成员、党委委员、党支部书记参加学习并作交流发言。中心党委副书记李广山，中心纪委书记李红，党委委员方钟燎、周昌明及党支部书记代表分别交流学习体会。

会议专题学习了中国共产党第二十次全国代表大会报告。吕炜在总结讲话时强调，要在中心范围内迅速掀起学习贯彻党的二十大精神的热潮；要全面贯彻落实党的二十大关于卫生健康领域的各项新论述新要求，把党的二十大精神作为当前和今后做好疾控工作的根本遵循和行动指南；要坚持严的主基调不动摇，开展清廉疾控建设、深入纠治医疗卫生领域腐败和作风问题专项行动，营造风清气正的政治环境；要持续锻造队伍展现疾控新形象，提高人才培养应用。

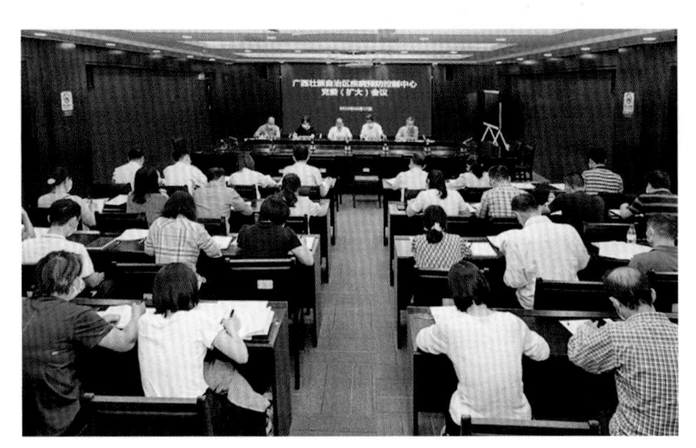
党委（扩大）会议现场

【“以案为鉴，以案促改”暨深化清廉疾控建设警示教育大会】 10月18日，中心召开“以案为鉴，以案促改”暨深化清廉疾控建设警示教育大会。中心党委书记吕炜，中心党委副书记、主任林玫，中心副主任黄兆勇等领导班子成员和党委委员、纪委委员、全体中层干部参加会议。中心纪委书记李红主持会议。

驻自治区卫生健康委纪检监察组四级调研员王宇驰以“疾控系统案例分析”为题，深刻剖析疾控系统违纪违法典型案例。

李红结合会议主题进行总结，并提出3点要求：

一是要清醒认识新时代全面从严治党的新形势，学习贯彻好党的二十大精神；二是要强化责任担当，从严抓好责任落实；三是要坚持问题导向，认真梳理剖析案件暴露出的问题，着力查找问题背后中心体制机制方面的漏洞和不足，有针对性地健全完善相关制度。

与会人员还集中观看了《广西人防系统党员领导干部严重违纪违法典型案件警示》教育片。

【《遏制结核病行动计划（2019—2022年）》终期评估视频会】 11月3日，中心协助自治区卫生健康委举办广西《遏制结核病行动计划（2019—2022年）》终期评估视频会。自治区卫生健康委疾控处及中心结核病防制所相关人员在自治区卫健委视频会议室现场参会，广西14个设区市卫生健康委组织相关工作人员在当地参会。

自治区卫生健康委疾控处处长陆庆林在视频会上讲话，他肯定了广西结防工作近几年取得的成绩，要求广西各地要高度重视此次终期评估工作，并就此次终期评估工作作了重要部署，希望各级卫生健康单位统一筹划，明确职责，按要求开展数据收集和自评，按时提交报告。中心结核病防制所所长梁大斌、副所长崔哲哲在会上介绍了《广西遏制结核病行动计划（2019—2022年）》终期评估方案，并布置了相关工作。

【科所长及支部书记办公会(11月)】 11月14日，中心召开科所长及支部书记办公会。中心领导班子成员、各科所长及党支部书记参加会议。会议由中心主任林玫主持。

党委办公室、综合办公室等分别汇报中心党建、重点工作及近期重要文件、预算执行情况、安全生产及创建节水型单位情况等。中心纪委书记李红通报自治区纪委关于享乐奢靡4个方面突出问题专项整治工作文件精神，并结合中心实际提出工作要求。中心副主任黄兆勇就中心财务预算执行工作提出要求，中心党委副书记李广山就党委工作和科所采购工作进行部署。

林玫传达11月11日国务院联防联控机制电视电话会议孙春兰副总理讲话精神，就近期国务院联防联控机制下发的20条优化新冠疫情防控措施，要求组织学习并贯彻落实。林玫还对年末工作推进、预算执行和防疫史馆筹备等工作进行部署。

中心党委书记吕炜通报自治区卫生健康委党组关于对中心巡察反馈意见整改工作专项督查情况，并提出工作要求。

【2022年第四季度党委理论学习中心组学习会议】 12月9日，中心召开2022年第四季度党委理论学习中心组学习会议。会议由中心党委副书记、主任林玫主持。中心领导班子成员、党委委员、党支部书记参加学习并作交流发言。

会议深入学习《告全党全军全国各族人民书》、中共中央政治局12月6日会议精神、宪法等相关内容。部分党委委员、支部书记领学相关内容。

林玫在总结讲话中强调：一是把学习宣传贯彻党的二十大精神作为今后一段时间政治理论学习主题，全面系统深入学，往深里走、往实里走、往心里走；二是履行职责，继续做好新冠疫情防控工作；三是做好2022年工作总结和2023年重点工作计划，认真对照年度工作计划查漏补缺，做好亮点的总结凝练。

【AFP病例分类诊断专家会】 2022年，按照《省级AFP病例分类专家诊断小组工作规范》等相关文件精神，确保广西AFP病例监测系统快速、敏感、完整地运行，继续维持广西无脊灰状态，广西共召开AFP分类专家诊断会议4次，对2022年监测系统报告的疑似AFP病例241例进行分类诊断，其中237例确诊为AFP病例。未发现脊灰野病毒病例和疫苗衍生病毒病例。

【新冠病毒疫苗AEFI调查诊断专家会】 2022年，根据国家《新型冠状病毒疫苗疑似预防接种异常反应（AEFI）监测与处置方案》要求，中心负责组织调查诊断怀疑与接种新型冠状病毒疫苗有关的受种者死亡、危及生命、持续的或显著的人体伤残或失能、先天性异常或出生缺陷（怀疑受种者母亲孕期接种疫苗所致）等严重AEFI病例。2022年累计召开5次调查诊断专家会，对11例新冠病毒疫苗严重AEFI病例进行因果关联评估，经诊断，11例病例均不属于预防接种异常反应。

防治艾滋病攻坚工程

2022年，按照自治区党委、政府的部署和要求，在自治区卫生健康委的正确领导下，中心狠抓落实，精准施策，持续深入开展宣传“五进”（进社区、进企业、进医院、进校园、进家庭）活动，校内青少年、农村居民和城镇居民艾滋病防治知识知晓率分别维持在95%、90%和90%以上；广西暗娼、男同、吸毒人群干预覆盖率分别为94.7%、95.8%、87.6%，美沙酮维持治疗年保持率为91.4%；探索结合基本公共卫生服务老年人体检工作普及与艾滋病咨询检测，着力解决中老年人艾滋病发现晚的瓶颈问题；联合政法委、公安、民政、司法行政等部门开展艾滋病失访感染者和病人查访及扩大治疗专项行动，广西失访病例数显著下降。

广西开展艾滋病病毒抗体筛查检测比2021年提高27.9%，新发现报告艾滋病感染者和病人比2021年下降12.3%，规范化随访比例为92.5%，报告现存活艾滋病感染者和病人抗病毒治疗覆盖率达91.1%，治疗成功率保持在97%以上的较高水平。

工作进展

1. 加强组织领导，推进第三轮广西防艾攻坚工程。自治区防艾委办公室组织防艾攻坚牵头部门联合召开广西艾滋病防治工作电视电话会议，印发《2022年广西壮族自治区艾滋病防治工作要点》，对广西艾滋病防治工作进行部署。中心按要求组织有关专家将工作任务细化、量化，明确责任，制定并经自治区防艾委会议审议通过《广西防治艾滋病攻坚工程（2021—2025年）八大专项工程实施方案》和《2022年广西防治艾滋病攻坚工程考核评估方案》等两个配套文件，并正式印发。

2. 狠抓工作落实，开展艾滋病防治工作考核评估。自治区防艾委办公室组织开展2021年度广西防治艾滋病攻坚工程考核评估，并将评估结果在广西区内进行通报；加强防艾经费的使用指导，开展防艾资金项目绩效自评；针对艾滋病传染源发现和管控难、群众防治意识不强等突出问题，首次将艾滋病筛查人次数据提高10%以上的指标列入2022年度设区市和自治区卫生健康委绩效考核目标，狠抓扩大筛查工作的落实。

3. 创新开展宣传，推进防治艾滋病宣传教育工作。自治区防艾委印发《关于开展艾滋病防治宣传教育“五进”拓展年活动的通知》，组织各市、各地围绕艾滋病防治宣传教育“进家庭”，全面开展“五进”拓展年活动。中心以多种形式推进防艾宣传“五进”工作，开展警示性宣传教育讲座13场，制作防艾标准化课件；在高校食堂、菜鸟驿站、超市等场所开展宣传活动；投放校园安全套和发放自检试剂设备；举办中职、高职院校在校学生防艾宣传系列活动，覆盖广西青年学生防艾宣传；开展群众文艺表演、防艾义诊、知识展板、防艾宣传视频等“进社区”宣传活动；组织志愿者入门入户“进家庭”，向居民宣传艾滋病防治知识；设计印制4套防艾宣传海报；在动车站、快巴站等车站内LED屏、刷屏机上发布移动防艾宣传视频，宣传覆盖广西14个设区市共33个站点；在广西IPTV、广西试听等媒体开设“艾滋病空中课堂”“广西高校防艾短视频优秀作品展播”等防艾宣传专题，并在新华社 App 广西频道开设《预防艾滋病　健康你我他》专栏；参与广西 2022 年“世界艾滋病日”暨防艾禁毒宣传月活动启动仪式，联合共青团广西区委等部门实施 2022 年禁毒防艾教育小额资助计划，加大对学校艾滋病防治的支持和投入力度，支持 20 所重点高校开展防艾宣传等工作，持续推进学校防治艾滋病宣传教育基地建设。广西建成 40 余所学校防艾宣传教育基地，覆盖 30 个重点地区、示范区和部分重点高校。

4. 扩大筛查治疗，狠抓艾滋病传染源发现和管理。狠抓艾滋病筛查人次数提高 10% 以上绩效目标的落实。加强疫情分析研判，找准目标人群，以增加对重点人群、重点地区主动筛查为主，提高筛查效率，提高经诊断并知晓自身感染状况的艾滋病感染者和病人比例；完善实验室网络建设和管理，提高检测服务可及性。推广艾滋病检测、治疗和救助“一站式”模式，抓好初筛阳性及时确证、及时纳入抗病毒治疗工作，保障抗病毒治疗药品和检测试剂供应，巩固提高治疗成功率，加强对感染者的困难救助和人文关怀。

5. 查访失访病例，最大限度减少艾滋病失访病例。认真贯彻落实自治区党委书记刘宁同志的有关批示要求，狠抓失访和治疗中脱失的病例查访追踪。协助自治区防艾办制定《关于开展广西艾滋病失访感染者和病人排查及扩大治疗专项行动工作的通知》，联合党委政法委、公安、民政、司法行政等部门开展广西艾滋病失访感染者和病人查访及扩大治疗专项行动，采取入户查访、多部门综合运用技术手段调查等方式，区、市、县三级联动，最大限度查找失访病例，并动员进行随访检测和治疗，提高抗病毒治疗覆盖率，广西失访病例明显减少；现场指导或远程指导各市排查及随访信息填报，完成《广西艾滋病失访感染者和病人排查及扩大治疗专项行动工作报告》；建立常态化多部门联合查访机制，持续开展失访病例查访。

6. 探索和推广暴露前后预防用药和重点检测，降低艾滋病高危人群新发感染。探索 HIV 药物预防模式，探索并形成有效的医疗机构、疾控机构和社会组织参与的“三位一体”高风险人群综合干预模式，制定下发《广西壮族自治区艾滋病病毒暴露后预防工作实施方案（试行）》，推广实施 HIV 暴露后预防（PEP）试点工作，对接受服药人员进行随访 HIV 检测；启动双线 HIV 暴露前预防（PrEP）试点项目应用模式，2022 年，项目宣传教育累计覆盖 18 万余人次；探索低档暗娼动员中老年嫖客 HIV 抗体检测和转介治疗新模式，提高检测治疗率。在柳州市、平南县、贵港市开展创新提高暗娼人群预防感染艾滋病防护意识的低档暗娼及中老年嫖客促进 HIV 抗体检测试点研究项目，促进重点人群早检测、早治疗。

7. 聚焦艾滋病综合示范区和基本公共卫生服务老年人体检。2022 年，广西累计完成 1479 万人的 HIV 抗体检测，在第四轮艾滋病综合示范区和基本公共卫生服务老年人体检中取得大突破；第四轮示范区南宁市、柳州市、钦州市、平南县和东兴市通过医疗机构、新报告病例溯源调查、中老年人专项调查、重点人群筛查、互联网预约检测等多种路径，扩大检测覆盖面，HIV 检测数较 2021 年环比上升 46.5%，检测数达当地常住人口的 36.8%；在北流市、横州市探索开展 60 岁及以上人群艾滋病扩大检测及流行病学调查试点工作，共完成现场调查、血样采集 4348 人。

8. 开展哨点监测与疫情评估工作。制定印发《关于开展 2022 年艾滋病哨点监测工作的通知》，督促、指导各地开展艾滋病哨点监测工作；运行 251 个艾滋病哨点，完成样本收集及问卷录入工作约 12 万人次；组织开展新发感染监测，完成哨点新发感染样本的监测及上报工作；收集基础数据开展 2022 年度疫情评估工作，制定印发《关于开展 2022 年艾滋病疫情评估工作的通知》，组织和指导 14 个设区市开展疫情评估工作；根据中国疾病预防控制中心艾防中心部署，完成广西 spectrum 疫情评估工作。

9. 开展第四轮示范区工作。组织 5 个第四轮综合防治示范区制定 2022 年度工作计划及经费预算，并及时跟进技术指导与督导；推动艾滋病扩大检测率先落地实施，示范区所有医疗机构的妇产科、皮肤性病科、肛肠科、泌尿外科、计划生育门诊等重点科室按照“知情不拒绝”原则，为就诊者提供艾滋病和性病检测咨询服务；开展创新模式探索 14 个，有 10 个模式通过全国典型模式初步评审；开展第四轮示范区终期评估，形成终期评估报告上报国家。

10. 指导社会组织参与艾滋病防治技术支持工

作。指导广西 61 个社会组织参与防艾基金项目按照实施方案开展项目，动员和指导广西申报 2023—2024 年社会组织参与防艾基金项目，广西申报 75 个项目，其中 74 个项目通过国家基金办初审。

11.“八桂学者—艾滋病防控关键技术”岗位在八桂学者邵一鸣教授及其团队的带领下，针对广西艾滋病流行趋势和特点，推进四大领域 10 个子课题的各项研究工作，取得一定成绩。邵一鸣教授及其团队发表 SCI 论文 11 篇、中文核心 5 篇；共培养在读博士研究生 3 名、在读硕士研究生 7 名。

12. 开展自治区医疗卫生重点学科艾滋病防制学科建设。2022 年 6 月，自治区卫生健康委通过审批认定“广西壮族自治区医疗卫生重点学科艾滋病防制学科”，实施周期为 5 年（2022 年 7 月至 2027 年 7 月）。艾滋病防制学科依托单位为自治区疾控中心，学科负责人为蓝光华。学科团队通过重点攻关艾滋病综合防控关键技术研究、艾滋病分子流行病学研究、艾滋病防控研究成果转化及推广应用研究等 3 个方向科学研究。中心成立重点学科建设领导小组，制定重点学科实施方案，对重点学科运转经费投入与使用进行严格管理，并开展 4 项科学研究，分别为广西农村中老年人群 HIV 系统进化及分子传播网络研究、广西 MSM 人群 HIV 系统进化及分子传播网络研究、扩大治疗下 HIV 耐药发生监测及预警研究、广西农村地区经异性传播 HIV 分子网络及精准防控策略研究。重点学科在 2022 年共发表学术论文 19 篇，其中 SCI 论文 13 篇；出版专著 1 部；科研课题立项 3 项，招收硕士 3 名。

重要活动

【自治区疾控中心艾滋病防制所专家入选全球主题领域专家前 1% 排名榜】　1 月 5 日，欧洲著名专家库“Expertscape”网站根据 2011—2021 年 10 年来生物医学相关各研究主题领域发表的成果，公布全球专家排名。中心艾滋病防制所沈智勇主任医师和周月姣主任技师在至少艾滋病 6 个主题领域荣誉进榜入全球前 1%。

在艾滋病告知、社会歧视、艾滋病感染、性病、性工作者等主题领域中，沈智勇和周月姣在全球排名进入前 1%。中心艾滋病防制所在自治区卫生健康委和中心的领导与支持下，坚持以问题为导向，深入开展防治艾滋病应用性研究，沈智勇等专家团队长期以来在艾滋病预防、告知、治疗和歧视等多个领域与李晓铭教授、乔杉教授带领的国际合作科研团队进行持续性国内与国际科研合作，获得国家科技重大专项、国家自然科学基金项目等 8 项，获得美国 NIH 合作项目 6 项，在 AIDS 和 AIDS Care 等 SCI/SSCI 期刊发表学术论文超过 150 篇，在科学研究和疫病防治方面取得重大突破。

【举办 2022 年上半年广西艾滋病丙肝防控技术视频会议】　5 月 12 日，中心在南宁市举办 2022 年上半年广西艾滋病丙肝防控技术视频会议。广西各市、县（市、区）疾病预防控制中心分管艾滋病业务主任、分管丙肝业务主任、负责艾滋病业务科所长、实验室科所长、丙肝防控业务科所长共 303 人参加会议。自治区卫生健康委艾防处处长梁慧婷、四级调研员韦海艺、疾控处副处长马锐，自治区疾控中心主任林玫及艾滋病防制所相关业务人员出席会议。会议由中心艾滋病防制所所长蓝光华主持。

会上，林玫肯定了第二轮广西防治艾滋病攻坚工程取得的成绩，指出存在的困难和问题，并对艾滋病防控工作提出 6 点建议：一是做好第四轮全国艾滋病综合防治示范区和《遏制艾滋病传播实施方案（2019—2022 年）》终期评估；二是做好疫情监测和研判；三是强化高危行为人群干预和病例精准随访；四是推动扩大检测工作；五是开展宣传教育；六是加强实验室检测质量控制。梁慧婷强调艾滋病防控工作重点：一是加强组织领导，全面推进防治艾滋病攻坚工程；二是积极扩大筛查和治疗，最大限度发现和管理传染源；三是推动联防联控，强化防艾社会综合治理；四是强化宣传教育，创新开展防治艾滋病宣传；五是加强防治体系建设，提升艾滋病防治综合能力。蓝光华等介绍了广西艾滋病防治工作的进展及下一步工作安排和要求，以及疫情监测与随访工作进展、广西艾滋病检测进展、高危人群综合干预等。

【自治区疾控中心艾滋病防制学科获广西医疗卫生重点学科】　6 月 28 日，自治区卫生健康委员会发布 2021 年自治区医疗卫生重点学科和重点培育学科名单，中心艾滋病防制学科获批为广西医疗卫生重点学科。广西医疗卫生重点学科建设是自治区卫生健康委培养学科带头人队伍，提升广西医学科技竞争力，推动广西医疗卫生技术水平提升的一项重点工程。一直以来，中心始终坚持“人才强中心、科技兴中心”的发展战略，高度重视学科建设工作，此次获批广西医疗卫生重点学科，体现了中心科技工作取得显著成效，对中心完善科研平台体系，促进科研发展具有重要的意义。

【开展党建与艾滋病防控业务融合】 6月29日，中心第十九党支部、南宁市疾病预防控制中心第九党支部赴广西绿城彩虹活动中心，联合开展“预防为主，守护健康”迎“七一”主题党日活动，实地指导“一支部一品牌，一支部一特色”创建工作。中心主任林玫、艾滋病防制所所长蓝光华以及南宁市疾病预防控制中心主任阳世雄、副主任汤洪洋等18名同志参加联建活动。

“人民至上，生命至上，预防为主，守护健康”，是中心第十九党支部的党建品牌，在中心党委的指导下，中心第十九党支部不断将艾滋病防控和党建工作向纵深推进，走深入实。

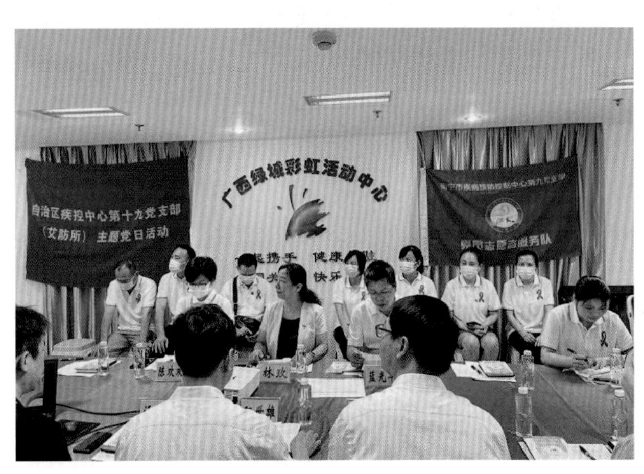

主题党日活动座谈现场

【“八桂学者—艾滋病防控关键技术”岗位研究团队发表研究论文】 8月22日，八桂学者研究团队把握当前艾滋病防治的关键科学技术问题，撰写的研究论文“Genetic network analysis of HIV sexual transmission in rural Southwest China after the expansion of antiretroviral therapy：a population-based study”在*Frontiers in Microbiology*杂志上发表（IF=6.064）。

这是一项在我国广西进行的纵向分子网络研究。基线调查和随访研究分别于2015年和2016—2018年在基线HIV患者和新诊断的HIV患者中进行。采用广义估计方程模型，分别通过新诊断HIV患者（2016—2018年）和基线HIV患者之间的遗传距离的分子网络传播关系，探讨与HIV传播风险相关的因素。本论文的重要性是通过HIV pol基因序列分子传播网络计算，创建了治疗预防HIV传播效果及HIV传播风险的评价方法，比传统现场流行病学调查在物力人力节省方面有很大的优势。

【第五批八桂学者顺利完成自治区考核组聘任中期考核实地核查】 8月24日，自治区经济社会技术发展研究所受自治区科学技术厅委托，对中心聘任的第五批八桂学者邵一鸣研究员进行中期实地考核。考核专家组由组长董柏青教授、艾滋病防治专家、人力资源专家和财务专家等组成。中心主任林玫，艾滋病防制所、人事科等负责人现场参加考核。邵一鸣及其核心团队成员邢辉研究员、阮玉华研究员、廖玲洁研究员、冯毅副研究员、李丹副研究员通过腾讯会议线上参加考核工作。

林玫介绍八桂学者履职期间的岗位职责、提供的配套资助和服务情况以及取得的成效；邵一鸣汇报受聘期间履行艾滋病关键技术的岗位职责、研究成果、成果转化、学术梯队等多个方面的工作情况。同时团队参会人员针对专家组提出的问题进行解答。专家组听取相关报告和答辩后，对中心八桂学者办公场所及实验场所进行现场实地考核，并给予充分肯定。

【举办广西吸毒人群高危干预培训班】 9月21—23日，中心在南宁市举办广西吸毒人群干预培训班。培训班采取线上线下相结合的方式进行，广西14个设区市疾病预防控制中心负责吸毒人群干预工作科所长、68家戒毒药物维持治疗门诊骨干以及中心艾滋病防制所相关人员共120人参加培训。自治区卫生健康委艾防处处长梁慧婷参加开班仪式并讲话。

梁慧婷对广西戒毒药物维持治疗工作提出4点要求：一是进一步加强多部门联合机制，落实戒毒药物维持治疗相关工作要求；二是建立病人转介机制，加强综合干预和宣传教育；三是加强美沙酮药液规范管理，科学统筹做好药品计划；四是加强学习培训，提高工作质量和水平。国家工作组秘书处研究员罗巍、云南药物依赖防治研究所主任张波、自治区禁毒办处长李宾等，分别介绍了国家戒毒药物维持治疗工作最新进展、戒毒药物规范治疗、药品管理、中国禁毒现状及有关应对措施等，中心艾滋病防制所相关专家介绍了戒毒药物维持治疗门诊和针具交换工作指标完成情况及具体工作要求。

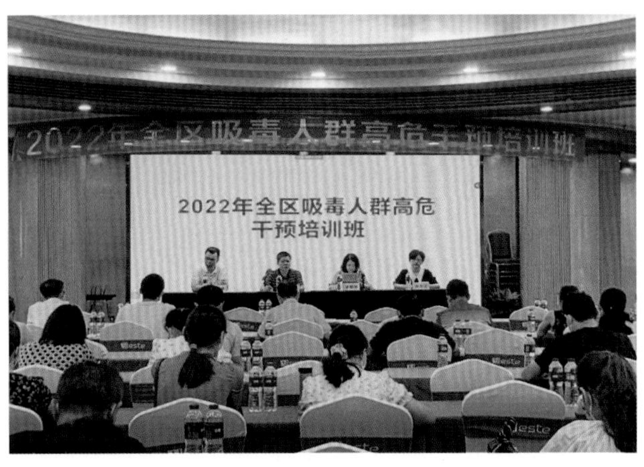

2022 年全区吸毒人群高危干预培训班现场

【举办广西 HIV 检测实验室管理技术培训班】 9 月 26—28 日，中心在南宁市举办广西 HIV 检测实验室管理技术培训班。培训班采取线上线下结合的方式进行，广西艾滋病确证实验室及筛查实验室主要负责人和技术骨干约 200 人参加培训。培训班由中心艾滋病防制所副所长梁淑家主持。

培训班邀请中国疾病预防控制中心艾防中心参比实验室副主任金聪、研究员邢文革，自治区临检中心主任技师周向阳等专家，分别就国内外艾滋病检测技术的进展及实验室网络管理方法、丙型肝炎病毒实验室检测策略、实验室生物安全及质量管理等进行授课。中心艾滋病防制所其他技术人员分别介绍广西艾滋病疫情及防治工作进展、丙肝防控工作进展及下一步工作安排、艾滋病血清学考评结果分析及试剂管理和实验室信息系统管理要求等。

【举办广西易感染艾滋病危险行为人群干预工作培训班】 9 月 27—29 日，中心在南宁市举办广西易感染艾滋病危险行为人群干预工作培训班。培训班采用线上线下相结合的方式进行，广西各市、县（市、区）疾病预防控制中心干预工作负责人或业务骨干 160 余人参加培训。

相关专家介绍了《互联网 + 干预工作指南》具体内容与案例、非职业人群暴露前后预防相关知识和流程、广西艾滋病疫情形势与防治进展、分子流行病学在艾滋病精准干预中的应用进展和广西 HIV 暴露后预防实施方案等，并对广西易感染艾滋病危险行为人群干预工作进行总结分析，部署 2022 年重点干预工作。

【举办广西艾滋病和丙型肝炎疫情监测管理培训班】 11 月 7—11 日，中心在南宁市分两期举办广西艾滋病和丙型肝炎疫情监测管理培训班。广西各市、县（市、区）疾病预防控制中心艾滋病防制科科长、艾滋病和丙型肝炎疫情监测管理业务骨干等共 276 人参加培训。

中心艾滋病防制所所长蓝光华在开班仪式上对艾滋病防控工作提出具体要求，副所长朱秋映通报广西艾滋病疫情监测工作进展，并对下一步疫情监测及随访管理等工作提出建议和要求；相关业务骨干分别就艾滋病病例报告工作要点、哨点监测工作要点、病例随访管理工作要点等内容进行培训。培训班还邀请中国疾病预防控制中心艾防中心丙肝与性病防治室副主任李健授课。

【举办广西艾滋病咨询检测工作培训班】 11 月 8—10 日，中心在南宁市举办广西艾滋病咨询检测工作培训班。培训班采用线上线下相结合的方式进行，广西各市、县（市、区）疾病预防控制中心咨询检测工作负责人或业务骨干 140 余人参加培训。

自治区卫生健康委艾防处处长梁慧婷、中国疾病预防控制中心艾防中心助理研究员王海雪等专家分别介绍了艾滋病扩大检测、第三轮广西防治艾滋病攻坚工程进展和要求、艾滋病扩大检测实施策略等；其他专家介绍了 HIV 接触者溯源咨询方法与技巧、广西艾滋病检测咨询工作进展及工作要求、广西 HIV 暴露后预防实施方案等，并就下一步咨询检测工作进行部署。

【举办广西 HIV 分子流行病学及耐药监测检测技术培训班】 11 月 21—23 日，中心在南宁市举办广西 HIV 分子流行病学及耐药监测检测技术培训班。

培训班采取线上线下相结合的方式进行，广西 32 家疾病预防控制中心和 23 家医院艾滋病实验室的技术人员共 130 人参加培训。

培训班邀请中国疾病预防控制中心艾防中心病毒免疫室副主任邢辉、参比实验室主任技师潘品良、军事医学科学院微生物流行病研究所研究员李敬云、自治区卫生健康委四级调研员卢长等分别就我国主要重组型 HIV 毒株在致病性上的差异及我国 HIV 传播网络监测和干预技术指南（2021 试行版）、HIV-1 病毒载量检测与质量控制、HIV 整合酶抑制剂耐药研究进展等进行授课。

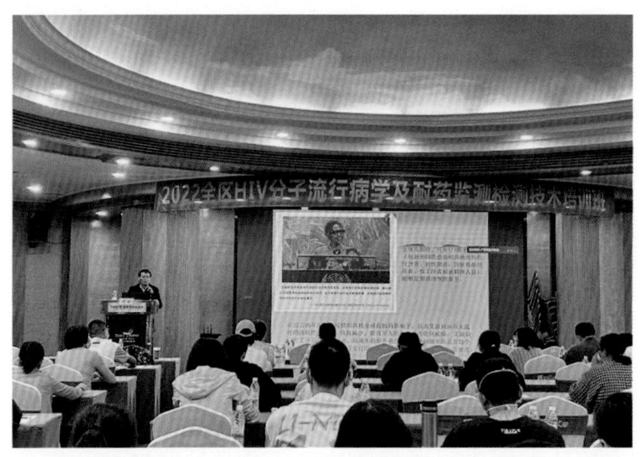

2022 年全区 HIV 分子流行病学及耐药监测检测技术培训班现场

【启动广西“世界艾滋病日”暨防艾禁毒宣传月活动】　11 月 25 日上午，由自治区防艾委主办，中心和南宁市防艾委、南宁市禁毒委等单位联合承办的广西 2022 年“世界艾滋病日”暨防艾禁毒宣传月活动启动仪式在南宁市青秀区南湖街道凤岭北社区举行，自治区副主席、自治区防艾委主任黄俊华出席活动启动仪式。自治区人民政府副秘书长、自治区防艾委副主任唐宁，自治区卫生健康委党组副书记、副主任（正厅长级）王勇，自治区党委宣传部等自治区防艾委成员单位领导陪同参加活动。自治区疾控中心党委副书记李广山和艾滋病防制所相关专家参加本次活动。

2022 年 12 月 1 日是第 35 个“世界艾滋病日”，活动主题是“共抗艾滋　共享健康”，旨在强调每个人都参与进来，携手应对艾滋病流行带来的风险与挑战，倡导全社会共建共治共享。中心艾滋病防制所相关专家在现场向群众发放艾滋病防治知识相关宣传材料。

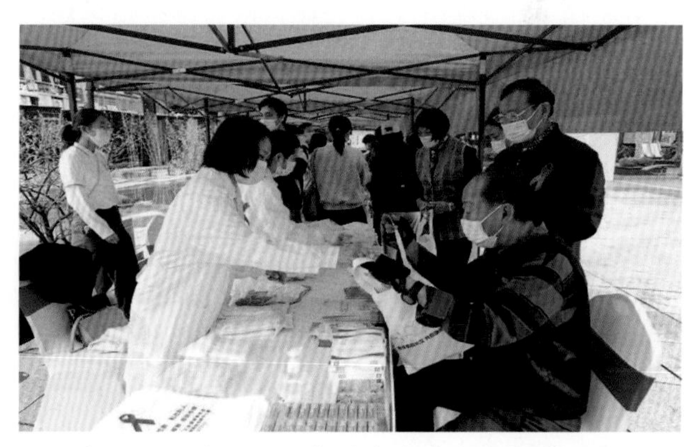

中心艾滋病防制所相关专家在现场向群众发放艾滋病防治知识相关宣传材料

突发公共卫生应急事件处置情况

【柳州市一例 H5N6 禽流感事件调查处置情况】 2021 年 12 月 31 日，柳州市卫生健康委报告，柳州市疾病预防控制中心在对柳州市人民医院送检的不明原因肺炎病例检测标本中，检测出 1 份 H5N6 禽流感病毒标本。接到报告后，柳州市委、市政府高度重视，立即就调查处置、医学治疗等相关工作开展部署。2022 年 1 月 5—6 日，受中心委派，中心急性传染病防制所派出 2 名专家到柳州市开展 H5N6 疫情处置。经调查，患者于 2021 年 12 月 23 日在无明显诱因下出现咳嗽、发热等症状，12 月 29 日到柳州市人民医院住院就诊。患者生命体征稳定，无生命危险。据患者自述无活禽接触史。结合流行病学调查、实验室检测结果综合研判，确认本次事件为一起人感染高致病性禽流感 H5N6 疫情，传染来源尚不明确。

【宁明县新冠疫情调查处置情况】 1 月 16 日 7 时 10 分，中心接到宁明县 1 例本土新冠阳性病例报告后，立即启动应急响应，中心副主任钟革立即带领先遣专家组抵达疫情发生地宁明县爱店镇开展疫情处置工作。截至 1 月 21 日，中心共派出 25 名专业技术人员到宁明县开展流行病学调查、核酸检测等工作。经调查，该病例是 1 月 16 日上午在宁明县例行核酸检测中发现的 1 例新冠无症状感染者。1 月 16 日 23 时 50 分，凭祥市救治中心订正诊断为新型冠状病毒确诊病例（轻型）。该病例已完成 3 剂次新冠病毒疫苗接种，1 月 1—16 日没有离开过爱店镇，主要活动轨迹涉及爱店镇和平街和平大道与云天城货场，活动轨迹单一，为住址与工作地点之间往返。该病例的新冠病毒样本已按规定送到自治区进行基因组测序。经对 51 名密切接触者和 307 名次密切接触者的筛查、大规模核酸检测筛查、疫情外溢排查、环境采样检测等情况的综合分析，疫情传播链条比较清晰，风险人群管控到位，人群感染情况较清晰，外环境未发现阳性样本，疫情平稳可控。1 月 22 日，宁明县疫情警报解除。

【环江毛南族自治县某中学一起流行性腮腺炎暴发疫情调查处置情况】 3 月 19 日 16 时 13 分，中心接到环江毛南族自治县疾病预防控制中心网络报告，环江某中学发生疑似流行性腮腺炎暴发疫情。中心免疫规划所接到报告后第一时间进行电话处置。环江疾病预防控制中心组织免疫规划科专业人员前往该学校对发病情况进行调查核实，发现该学校 3 月 10—19 日出现流行性腮腺炎症状的病例 25 例，波及人口数 633 人，主要原因为学校没有专职校医，没有晨检制度，对常见呼吸道传染病的防控敏感性低；此外，调查发现 25 例病例接种 2 剂次含腮腺炎成分疫苗占 4%，免疫史不详和空白占 32%，接种 1 剂次的占 64%，发病学生年龄在 13 ～ 15 岁，距离接种第一剂次的时间在 10 年以上，抗体水平衰弱，免疫屏障薄弱，易患腮腺炎。该学校流行性腮腺炎暴发疫情临床症状相似，无重症病例，经自治区疾控中心领导部署，与环江疾病预防控制中心沟通并了解疫情情况，指导学校落实疫情防控工作，开展病例搜索，调查病例治疗情况和病例诊断标准，提出当地要严格落实流行性腮腺炎防控建议，学校要严格执行病例隔离期限方能返校，并做出疫情研判分析，提出下一步工作建议。

【大新县某镇一起疑似食用不知名野菜引起的食物中毒事件调查处置情况】 4月5日，中心接到大新县疾病预防控制中心网络报告，大新县某镇发生一起疑似食用不知名野菜引起的食物中毒事件，经监测系统与电话核实，4月4日18时，该镇11人扫墓返回家中一同就餐，其中9人食用不知名野菜炒鸡蛋后约半个小时出现头晕、视物模糊、腹胀等症状，于大新县人民医院就诊，6人经对症治疗后病情平稳，3人出现呼吸困难等严重症状，经ICU治疗抢救无效死亡。4月4日，采集发病人员呕吐物、剩余野菜炒鸡蛋和未经处理的野菜上送自治区疾控中心，经中心食品安全风险监测与评价所接样，送至理化检验所检测，实验室检出钩吻碱，判定为一起误食断肠草引起的钩吻碱中毒死亡事件。

【桂林市一起学校结核病聚集性疫情调查处置情况】 5月19日，桂林市疾病预防控制中心报告桂林市某小学一起学校结核病聚集性疫情。接到报告后，中心于20日派出结核病防制所一名专业技术人员和一名GXFETP学员会同自治区胸科医院临床专家前往现场进行调查处置。根据流行病学调查、病例临床表现和实验室检测结果，判断此次疫情为一起学校结核病聚集性疫情。经过对密切接触者进行筛查，共发现有流行病学关联病例9例，其中1例为确诊病例，8例为临床诊断病例。9例患者中，包括4名老师和5名学生。

【宾阳县某村一起因食用可疑自制药酒引起的食物中毒事件调查处置情况】 6月9日，中心接到宾阳县疾病预防控制中心网络报告，宾阳县某村发生一起因食用可疑自制药酒引起的食物中毒事件。经监测系统与电话核实，了解到6月8日20时，该村村民5人中有3人因饮用自制药酒半小时后陆续出现头晕、呕吐、胸闷和视物不清等症状，1人经抢救无效死亡。未饮用者未发病。6月9日凌晨，采集可疑食品和调料等8份检测样品送至自治区疾控中心，经中心食品安全风险监测与评价所接样，送至理化检验所检测，实验室检出钩吻素子、钩吻素甲，判定本次事件为误服自制外用药酒引起的钩吻碱中毒死亡事件。

培训工作

2022年，中心共举办各类专业技术培训班60余期（未含艾滋病相关培训班），培训专业技术人员6900余人次；培训内容涉及传染病监测及防控技术、慢性病监测及防控技术、实验室检测技术等，培训对象主要为广西各市、县（市、区）疾病预防控制中心专业技术人员。培训学员总体满意度为80%。

【保密知识专题培训班】 1月19日，中心举办保密知识专题培训班。中心全体干部职工参加培训。培训班由中心党委书记吕炜主持。

培训班邀请自治区国家保密局科技处一级调研员李冠键授课。李冠键介绍了保密法规和安全保密管理知识，指出日常工作容易出现泄密的情形，并讲授各项保密措施。吕炜作培训班总结时强调，本次培训内容针对性强，具有可操作性，他要求全体干部职工认真学习领会，增强保密工作意识，提高保密技能，筑牢保密屏障。

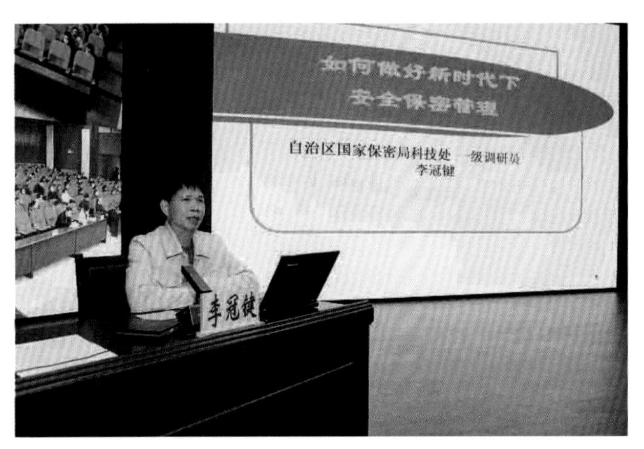

自治区国家保密局科技处一级调研员李冠键授课现场

【特定健康问题监测培训班】 4月25日、4月26日和5月8日，中心分别在来宾市忻城县、桂林市灵川县和柳州市鱼峰区3个监测点举办2022年特定健康问题监测培训班。3个监测点所有参与调查的人员都参加培训和考核。

国家疾病预防控制局2022年首次开展以居民超重肥胖和特定人群贫血作为特定健康问题的哨点监测工作。计划先期在全国范围内建立100个监测哨点，广西有3个国家监测点，分别为来宾市忻城县、桂林市灵川县和柳州市鱼峰区。根据《广西特定健康问题哨点监测工作实施方案》要求，中心负责广西监测工作组织实施。5—6月，开展监测点抽样工作，6月下旬各监测点陆续开展现场调查工作，中心派出指导组对3个哨点进行现场质控与技术指导，内容包括工作经费落实、设备采购、实验室准备、盲样考核、现场组织实施、调查质量控制等。

【广西现场流行病学培训项目（GXFETP）第四期培训班】 5月23—28日，中心举行广西现场流行病学培训项目（GXFETP）第四期开班仪式暨第一次核心理论培训班。培训班以线上线下相结合的方式进行。中心副主任黄兆勇、GXFETP第四期学员、带教导师及GXFETP办公室部分成员共60多人参加培训。

黄兆勇在开班仪式上指出，GXFETP项目在国家FETP及自治区领导、专家的关心关怀及中心各科所的支持下，第一期和第二期共36名学员顺利毕业；第三期20名学员完成第二次核心理论培训，并进入第二次现场实践阶段。黄兆勇对培训工作提出相关要求，希望学员认真贯彻 FETP“干中学”的精神。第四期邀请国家疾病预防控制中心 CFETP 主任马会来、副主任张丽杰、副主任刘慧慧及其他单位老师给学员授课，授课内容包括 CFETP 进展及调查案例、公共卫生监测及数据收集、病例定义和一览表数据质量、数据质量核查、图表制作及展示、暴发调查和 Excel 基本操作解释数据及采取行动等。

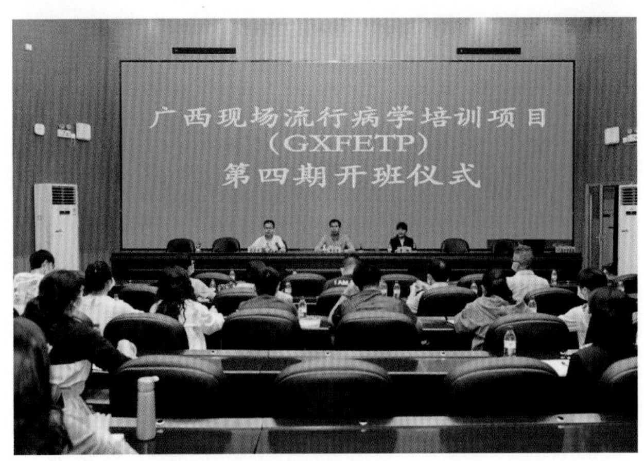

广西现场流行病学培训项目（GXFETP）第四期开班仪式现场

【广西传染病疫情报告管理工作培训班】 5月24—27日，中心在南宁市举办广西传染病疫情报告管理工作培训班。培训班采用线上线下的方式进行。广西各市、县（市、区）疾病预防控制中心传染病疫情管理工作业务骨干共 160 余人参加培训。中心主任林玫出席开班仪式并讲话。

林玫对 2021 年广西传染病疫情报告管理工作取得的成绩给予肯定，同时分析了广西疫情报告管理存在的问题，并提出 4 点要求：一是做好常态化防控形势下新冠疫情信息报告工作；二是持续抓紧抓实抓细传染病报告管理工作；三是进一步提高传染病监测报告和数据分析的能力和水平；四是珍惜本次培训机会，充实理论知识，锻炼统计软件实操能力。相关专家分别对新冠疫情报告技术及要求、传染病报告常见问题及质量评价规则。

【疫苗临床试验、人群观察研究法律法规、规范和技术指导原则培训班】 5月25日，中心举办疫苗临床试验、人群观察研究法律法规、规范和技术指导原则培训班。培训班由中心伦理审查会副主委（主持工作）、医学编辑部科长韩彦彬主持。中心专业技术人员共 60 余人参加培训。

中心疫苗临床研究所所长莫兆军介绍了药物临床试验质量管理规范，讲解了药物临床试验质量管理规范的变化，指出了日常工作容易出现问题的情形，通过案例讲解加深学员对质量管理规范的理解。相关专家解读了疫苗临床试验质量管理指导原则。

【广西慢阻肺高危人群早期筛查与综合干预项目启动暨培训班】 5月25—27日，中心在柳州市举办广西慢阻肺高危人群早期筛查与综合干预项目启动暨培训班。项目点各级卫生健康委（局）及疾病预防控制中心项目负责人，市级培训基地医院负责呼吸系统疾病早期筛查工作指导的医生、肺功能检查技师等共 98 人参加培训。中心副主任钟革、柳州市卫生健康委副主任胡学林、柳州市疾病预防控制中心副主任谢昌平出席项目启动会。

钟革介绍了慢阻肺监测工作的重要意义和目的，并提出 3 点要求：一是统一思想，提高认识，确保项目做成一项民生工程；二是明确责任，确保规范实施并取得实效；三是强化沟通，协同配合，确保项目如期完成。培训班邀请了中日友好医院、中国疾病预防控制中心慢性病中心、自治区人民医院、柳州市工人医院等单位的多名专家，就慢阻肺的流行状况及相关政策、慢阻肺高危筛查项目技术方案、项目工作手册流程与注意事项等内容为学员授课。

【广西疾控系统技术骨干能力提升专题培训班（第一期）】 6月6—12日，中心在四川大学举办 2022 年广西疾控系统技术骨干能力提升专题培训班（第一期）。中心部分中层以上干部，柳州市、桂林市、贵港市、玉林市、贺州市、来宾市、崇左市等 7 个市及所辖县级疾病预防控制中心领导等 106 人参加培训。开班仪式由中心主任林玫主持。结业仪式由中心党委副书记李广山主持，培训班 6 个学习小组均派学员代表汇报学习收获。中心纪委书记李红全程参加本次培训。

培训班邀请自治区卫生健康委二级巡视员王建政、四川大学华西公共卫生学院教授赵莉、四川大学经济学院教授吴永红、四川省疾病预防控制中心副主任周久顺等 8 名专家学者，就学习习近平新时代中国特色社会主义思想、广西疾控工作情况及发展思考、疾控工作相关法律解读等内容授课。其间，全体学员前往汶川映秀镇开展爱党爱国教育及生命教育，到洛带古镇四川客家家风馆现场开展廉政教育和优秀传统文化学习。

【广西免疫规划网络实验室技术培训班】 6月8—11日，中心在南宁市举办广西免疫规划网络实验室技术培训班。广西14个设区市疾病预防控制中心检验科科长、免疫规划实验室检测人员共42人参加培训。中心副主任黄兆勇出席开班仪式并讲话。

黄兆勇肯定了广西免疫规划工作取得的成绩，希望学员能学有所获，提高专业技能，并给各市代表颁发考核优秀证书。邓秋云对《免疫规划针对传染病防控》进行解读；相关专家总结了2021—2022年广西免疫规划网络实验室的工作及存在问题，部署2022年工作，解读《生物安全法》，并就免疫规划针对传染病防控，乙脑、百日咳、麻疹、风疹免疫规划网络实验室监测情况以及ELISA检测的影响因素及其对策等进行培训。

【广西重点地方病防治项目技术培训班】 6月13—15日，中心在桂林市举办2022年广西重点地方病防治项目技术培训班。广西各市、县（市、区）疾病预防控制中心业务骨干150余人参加培训。中心党委副书记李广山、桂林市疾病预防控制中心副主任唐国荣出席开班仪式并讲话。

在开班仪式上，李广山肯定了近年来广西地方病防治工作取得的成效，提出存在的不足，并提出4点要求：一是统筹安排做好2022年的监测工作；二是做好信息报送工作；三是继续加强引导，督促做好宣传工作；四是加强推进清廉疾控建设。各相关专家分别就先天性甲状腺功能减退症的诊疗、氟与儿童口腔健康、碘缺乏病监测、燃煤污染型氟中毒监测、饮水型氟中毒监测等进行培训。

【广西疟原虫镜检技术培训班】 6月13—18日，中心在南宁市举办两期疟原虫镜检技术培训班，广西各市、县（市、区）专业技术人员140余人参加培训。

培训班上，中心寄生虫病防制所所长孟军对学员提出两点要求：一是要认真学习，把收获的知识带到基层中去；二是要加强与医疗机构的合作，发现可疑病例及时上报。培训班分两期进行，相关专家对人体疟原虫生活史、形态学及实验室检测与传疟媒介监测及形态学鉴定等内容进行培训。学员还进行血涂片制作、疟原虫显微镜阅片等相关实验室检测技术实训。

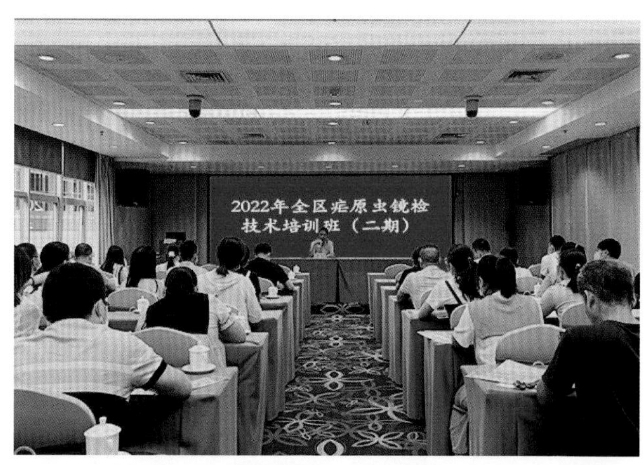

广西疟原虫镜检技术培训班授课现场

【帮扶联系监测对象和脱贫户工作业务培训班】 6月20日，中心在龙胜马堤村举办2022年度帮扶联系监测对象和脱贫户工作业务培训班。中心党委书记吕炜出席培训班并讲话。中心党委副书记李广山，党委委员、工会主席周昌明，各党支部书记及支委参加培训班。

培训班邀请自治区卫生健康委派驻龙胜马堤村第一书记程鹏及驻村工作队员童小捷、陈俏作相关业务培训。吕炜要求各党支部从3个方面扎实做好2022年度乡村振兴工作：一是强化责任担当，压实帮扶责任；二是持续做好跟踪帮扶联系工作；三是进一步加大对马堤村的帮扶力度。

【广西全人群死因监测培训班】 6月21—22日，中心在南宁市举办广西全人群死因监测培训班。广西各市、县（市、区）疾病预防控制中心业务骨干150余人参加培训。自治区卫生健康委疾控处处长陆庆林、自治区疾控中心主任林玫出席开班仪式并讲话。

林玫介绍了死因监测工作的重要意义，肯定了死因监测工作的成绩，指出广西死因监测工作存在的问题，并提出3点希望：一是提高认识，重视死因监测工作；二是提升能力，加强监测数据应用；三是逐级培训，做好技术指导支撑。陆庆林肯定了死因监测工作的进步，同时对广西死因监测工作进行了重要部署，并提出3点要求：一是要充分认识死因监测工作的重要意义；二是要规范工作流程，提高监测质量；三是要加强监督指导，强化责任落实。

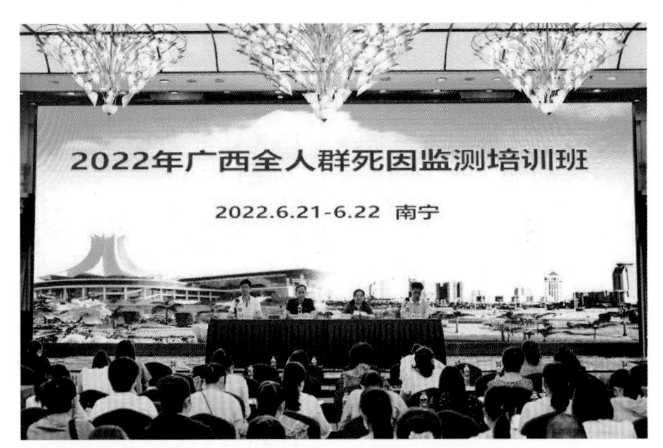

广西全人群死因监测培训班授课现场

【广西农村环境卫生监测项目技术培训班】 6月22—24日，中心在北海市举办广西农村环境卫生监测项目技术培训班，有关项目县（市、区）疾病预防控制中心分管领导和技术骨干共98人参加培训。自治区卫生健康委疾控处处长陆庆林出席开幕式并讲话，北海市卫生健康委副主任谈正昭在培训班开幕式上致辞。

培训班上，相关专家对2021年的环境卫生监测工作作了全面分析和总结，对2022年农村环境卫生监测技术进行解读，并对现场调查方法与表格填写、土壤蛔虫卵检测技术、农村环境卫生监测信息管理系统与数据管理、农村卫生厕所与粪便无害化等进行培训。

【港口区慢阻肺高危人群早期筛查与综合干预项目培训班】 6月24—25日，中心在防城港市举办港口区慢阻肺高危人群早期筛查与综合干预项目培训班。防城港市疾病预防控制中心，港口区卫生健康局、疾病预防控制中心、基层医疗卫生机构负责人及技术骨干共30人参加培训。

培训班邀请防城港市第一人民医院、防城港市疾病预防控制中心多名专家就慢阻肺的流行状况及相关政策、慢阻肺高危筛查项目技术方案、肺功能高危人群及患者干预方案等内容进行授课。港口区疾病预防控制中心副主任文丽艳讲解了港口区慢阻肺现场工作要点。

【广西心脑血管事件报告工作培训班】 6月27—29日，中心在南宁市举办广西心脑血管事件报告工作培训班，来自监测点卫生健康、疾控及医疗机构的100名技术骨干参加培训。自治区卫生健康委疾控处三级主任科员林金钊、中心副主任黄兆勇出席开班仪式并讲话。

黄兆勇回顾广西心脑血管事件报告工作开展历史，肯定了取得的成绩，指出报告质量不高、漏报、迟报等问题。他表示，监测点扩增且报告病种也在增加，希望通过此次培训，提高大家的站位与认识，提升业务能力，圆满完成监测任务。林金钊从绩效考核、报告制度、能力培训等方面提出相关要求，强调要以监测为抓手推进心脑血管疾病防治工作。

培训班邀请国家心血管病中心专家就我国心脑血管疾病流行现状、冠心病和脑卒中诊断、报告卡填写及质控等内容在线授课。

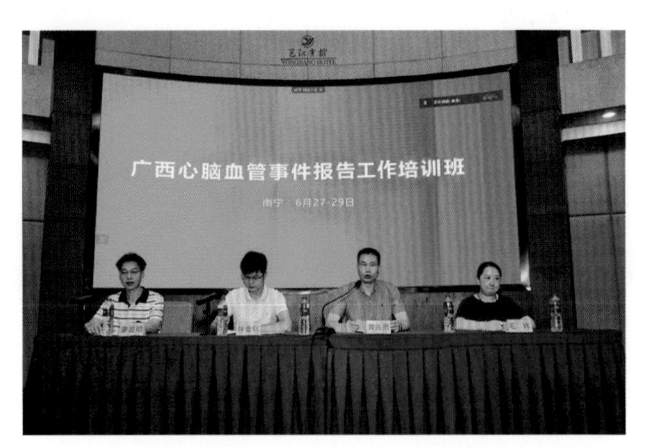

广西心脑血管事件报告工作培训班开班仪式

【广西食品安全风险监测技术骨干能力提升培训班】 6月27—30日，中心在南宁市举办2022年广西食品安全风险监测技术骨干能力提升培训班。广西承担食品安全风险监测项目的市、县（区）疾病预防控制中心技术骨干和市级实验室检验人员共276人参加培训。中心主任林玫出席开班仪式并讲话。

林玫强调了食品安全风险监测工作的重要性，肯定了2021年取得的成绩，指出存在的问题和短板，并提出4点要求：一是要克服麻痹思想，确保责任到人；二是要克服侥幸心理，确保工作到位；三是要克服疲劳情绪，确保长期作战；四是要克服传统思维，确保工作质量。培训班邀请河池市、百色市等学员代表进行食品安全风险监测工作交流。相关专家就食品安全风险监测检验方法、相关实验技术要求等进行培训。

【广西重点寄生虫病防治技术培训班】　6 月 27—30 日，中心在南宁市举办 2022 年广西重点寄生虫病防治技术培训班。广西相关市、县（市、区）疾病预防控制中心分管领导和寄生虫防制业务骨干近 100 人参加培训。

相关专家对广西 2016—2021 年广西重点寄生虫病监测及防治试点工作情况、广西重点寄生虫病监测及防治试点工作方案、肝吸虫病原学知识及防治方法、土源性线虫病原学知识及防治方法、常见肠道寄生虫卵形态学特点、重点寄生虫病检测技术理论知识等内容进行培训。培训班设置了分会场，对肝吸虫病、土源性线虫病防治试点工作开展讨论。

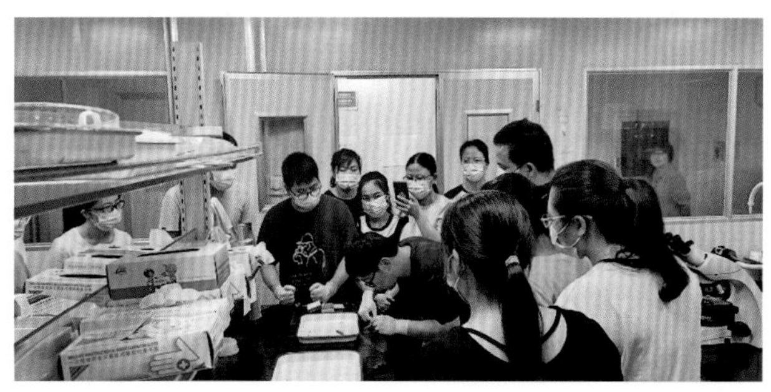

广西重点寄生虫病防治技术培训班老师在为学员作实操授课

【消防安全知识培训班】　6 月 28 日，中心举办 2022 年“消防安全月”消防安全知识培训班。中心主任林玫、纪委书记李红及全体干部职工参加培训。培训班由中心党委副书记李广山主持。培训班以理论与实战相结合的方式进行。

培训班邀请南宁市青秀区消防救援大队林富士教官讲授消防安全知识，并开展模拟火灾应急疏散和灭火实操演练。林富士运用视频案例以案说法，深入浅出地讲了消防安全工作的重要性、初期火灾处置、灭火器使用等消防常识；用“血的教训”警示大家要高度重视消防安全。课堂知识授课后，通过模拟实验楼、应急物资储备楼发生火灾，组织开展应急疏散演练和灭火实操演练。

【广西居民营养与健康监测工作启动会暨培训班】6 月 28—29 日，中心在桂林市举办广西居民营养与健康监测工作启动会暨培训班。广西各监测县卫生健康局负责人、疾病预防控制中心分管领导、业务科所负责人及相关工作人员共 140 余人参加培训。

相关专家解读了《2022 年广西居民营养与健康状况监测工作方案》，并分别就现场调查工作要求、膳食调查流程和注意事项、信息系统使用、实验室检测等进行培训。

【广西疾控机构新冠疫情防控方案（第九版）视频培训班】　6 月 30 日，中心举办广西疾控机构新冠疫情防控方案（第九版）视频培训班，中心全体业务人员在主会场参加培训，广西各市、县（市、区）疾病预防控制中心通过视频参加培训。中心主任林玫、党委副书记李广山、副主任黄兆勇、纪委书记李红出席培训班。

培训班邀请中国疾病预防控制中心研究员王丽萍线上授课，解读国家发布的第九版新型冠状病毒肺炎防控方案。中心相关专家分别讲解新冠疫情信息管理、新冠实验室检测相关要求、生物安全和质量控制等内容。

林玫在讲话时指出：一是进一步提高认识，落实责任；二是要加强疫情监测和形势研判，做好技术支撑工作；三是加强对新方案的培训和宣传贯彻。黄兆勇在作培训总结时要求各级疾病预防控制中心按照第九版防控方案要求，抓好学习培训，切实做好新冠疫情防控工作。

【广西健康素养监测技术培训班】　7 月 4—6 日，中心在南宁市举办 2022 年广西居民健康素养监测技术培训班，广西各市、县卫生健康委（局）、疾病预防控制中心及基层卫生院负责健康素养监测工作的分管领导、技术负责人及业务骨干共 200 余人参加培训，自治区卫生健康委宣传处副处长陈国堂

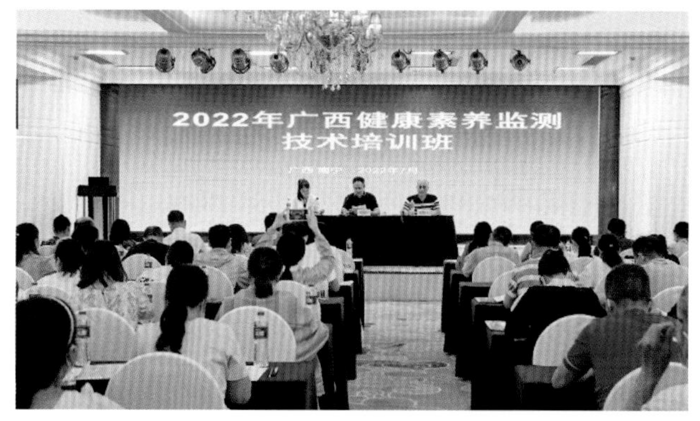

广西健康素养监测技术培训班现场

出席开班仪式并讲话。

培训班上，陈国堂强调了健康素养监测工作的重要性，总结了广西健康素养监测工作取得的成效，并对存在的问题提出建议。中心健康教育与传媒科科长蒙晓宇等相关专家分别从总体方案设计、绘图技能、调查技巧及网络填报等方面进行讲解。梧州市疾病预防控制中心、博白县卫生健康局等医疗卫生机构分别介绍健康素养监测工作经验。

【广西免疫规划工作培训班】 7月4—7日，中心在南宁市举办2022年广西免疫规划工作培训班。广西14个市疾病预防控制中心分管领导，广西各市、县（市、区）疾病预防控制中心免疫规划科科长及相关人员共150人参加培训。自治区卫生健康委疾控处主任科员林金钊、中心副主任黄兆勇出席开班仪式并讲话。

林金钊肯定了广西免疫规划以及新冠疫苗接种所取得的成绩，指出当前免疫规划工作存在的问题和困难，要求各级疾病预防控制中心加强免疫规划规范化管理，扎实开展预防接种，继续推进数字化预防接种门诊建设。黄兆勇肯定了广西免疫规划及新冠疫苗接种所取得的成绩，对下一步工作提出6点要求：一是抓好安全接种；二是做好疫苗接种；三是加强信息化管理；四是积极推进数字化预防接种门诊规范化建设；五是加强培训和业务指导；六是加大力度推进老年人新冠疫苗接种。相关专家对新冠疫苗接种及免疫规划等内容进行总结和介绍。学员还到南宁市兴宁区金桥社区卫生服务中心等数字化预防接种门诊学习预防接种相关工作内容。

【广西结核病防治规划培训班】 7月11—14日，中心在南宁市举办广西结核病防治规划培训班。广西各市、县（市、区）疾病预防控制中心、结核病防治所（院）、结核病定点医院结防科科长和业务骨干共250余人参加培训。中心副主任黄兆勇出席开班仪式并讲话。

黄兆勇对广西结核病防治工作取得的成效给予肯定，并指出广西结核病防治工作存在的问题和不足，要求各级结防机构根据国家和自治区的要求，以问题为导向，抓住关键环节，创新防治措施，进一步降低广西结核病疫情。相关专家就耐药结核病防治、信息统计监测、重点人群结核病主动筛查、学校结核病防控、结核病健康促进工作等内容进行培训。培训班邀请自治区胸科医院吕康言主任医师、刘桑副主任医师讲解抗结核药物使用、结核病诊疗质量控制及主动筛查质量控制等内容。

【广西地方病实验室检测技术培训班】 7月13—15日，中心在玉林市举办广西地方病实验室检测技术培训班，广西14个设区市及79个县（市、区）疾病预防控制中心从事地方病实验室检测人员共145人参加培训。玉林市疾病预防控制中心副主任陆沛超出席培训班。

培训班上，各相关专家就碘缺乏病实验室检测、实验室质量控制、地方性氟中毒实验室检测等内容进行讲解；各学员就地方病实验室检测过程中存在的困难及问题进行讨论；学员还前往玉林市疾病预防控制中心实验室对地方病实验室检测过程中的关键步骤和技术难点进行实地现场操作。

【广西结核病实验室检测技术及质量管理培训班】 7月13—15日，中心在南宁市举办广西结核病实验室检测技术及质量管理培训班。广西各市、县（市、区）疾病预防控制中心结防科科长和结核病定点医院实验室骨干、结核病防治所（院）实验室负责人共220余人参加。中心副主任黄兆勇出席开班仪式并讲话。

黄兆勇对“十三五”期间广西结核病防治工作取得的成效予以肯定，同时指出广西结核病防控工作存在的不足，希望学员能认真学习，充分沟通，相互借鉴，提升结核病检测技术的水平。相关专家就结核病实验室工作进展以及下一步的重点工作内容、结核病防控研究进展、结核病防治工作技术指南、结核病涂片与培养、结核病药敏检测技术和质量控制、菌株运输管理、实验室生物安全、分子能力验证考核等相关内容进行培训。

【广西疾控机构卫生应急培训班】 8月15—17日，中心在南宁市举办广西疾控机构卫生应急能力培训班。广西各市、县（市、区）疾病预防控制中心卫生专业技术人员共120余人参加培训。培训班采用线上线下相结合的方式进行。中心副主任钟革出席开班仪式并讲话。

在开班仪式上，钟革对广西疾控机构卫生应急能力建设提出 3 点要求：一是要提高认识，加强传染病卫生应急队伍建设与管理；二是要做好示范，充分发挥卫生应急队伍的带动作用；三是要加强信息交流，联防联控，提高广西各类传染病的卫生应急处置能力。广西中医药大学等单位的相关专家就 Joinpoint 回归模型和 ARIMA 模型在传染病发病趋势分析及疫情预测的应用、传染病疫情调查处置能力评价等内容进行授课。

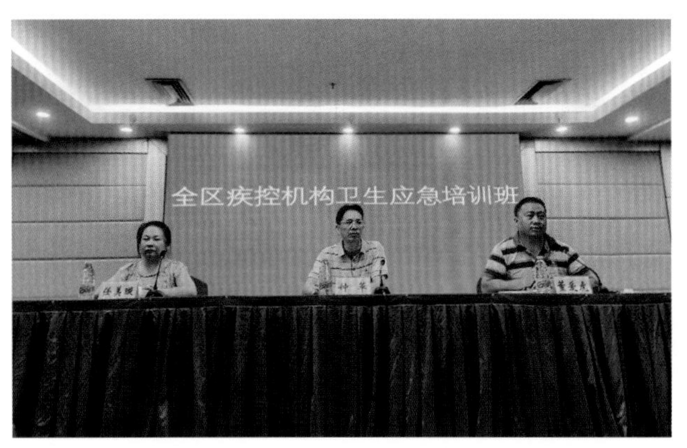

广西疾控机构卫生应急培训班开班仪式现场

【广西食品安全事故流行病学调查技术培训班】 8 月 22—25 日和 9 月 6—9 日，中心分别在来宾市和百色市举办 2022 年第一期和第二期广西食品安全事故流行病学调查技术培训班。

培训班邀请中国疾病预防控制中心李海蛟博士就中国毒蘑菇多样性、毒蘑菇中毒防控要点及样品采集要求等进行授课；来宾市和桂林市学员代表分享了现场调查处置食源性疾病暴发事件的经验。相关专家就食品安全事故流行病学调查技术、食源性疾病暴发调查步骤与思路、食品安全事故流行病学调查各个环节的处理方式等进行授课。

【广西现场流行病学培训项目第四期第 2 阶段核心理论培训班】 8 月 24 日至 9 月 1 日，中心举办广西现场流行病学培训项目（GXFETP）第四期第 2 阶段核心理论培训班。中心副主任黄兆勇，GXFETP 第四期学员、带教导师以及 GXFETP 办公室部分成员共 52 人参加培训。

黄兆勇对培训工作提出 3 点要求：一是希望各位学员充分统筹课程学习和单位业务工作的关系；二是希望学员在责任导师的指导下，积极撰写各类专题调查方案、专题调查报告、工作简讯、新闻稿等；三是希望各位带教导师认真履行职责，按照项目工作计划与安排等，做好学员培训全程指导。

培训班采取线上线下相结合的方式进行，邀请国家疾病预防控制控中心教育处处长马会来等专家授课。

【重组人乳头瘤病毒九价疫苗与 Gardasil ®9 免疫原性比较Ⅲ期临床试验研究者培训班】 8 月 31 日，中心在永福县举办由云南沃森技术股份有限公司 / 上海泽润生物科技有限公司申办的重组人乳头瘤病毒九价疫苗与 Gardasil ®9 免疫原性比较Ⅲ期临床试验启动会暨研究者培训班。项目负责机构主要研究者及协调员、质控员、永福县疾病预防控制中心现场研究者、云南沃森技术股份有限公司代表、上海泽润生物科技有限公司代表约 100 人参加培训。

培训内容包括药物临床试验质量管理规范、临床试验方案、现场标准操作规程、临床试验质量控制以及相关表格填写等。同时，在现场开展流程演练并考核，考核结果达到预期目标和培训要求。

【广西新冠疫情流调处置经验交流暨流调培训视频会】 9 月 2 日，中心采用线上线下相结合的方式，在南宁市举办广西新冠疫情流调处置经验交流暨流调培训视频会。广西各市、县（市、区）疾病预防控制中心专业技术人员 1200 多人参加培训。培训会由中心主任林玫、副主任黄兆勇主持，自治区卫生健康委副主任庞军出席开班仪式并讲话。

在培训会上，庞军对广西卫生应急能力建设提出相关要求。各有关专家就北海市、崇左市、东兴市疫情概况及处置、新冠疫情流调溯源组织架构、新冠疫情处置案例分析、新冠疫情流调报告质量控制等进行培训和经验交流。

林玫在总结培训会时指出疫情处置过程中存在的问题，并提出 3 点建议：一是提高政治站位，认真做好应对疫情的准备，履行疾控职责；二是坚持在实践中学习运用，不断提高流调工作质量；三是学习领会培训会内容，做好当地疫情防控指挥部的参谋。

【广西疾控机构卫生检验检测质量管理培训班】 9 月 5—7 日，中心在南宁举办广西疾控机构卫生检验检测质量管理培训班。广西 90 多个市、县（市、区）疾病预防控制中心质量管理和实验室检测人员共 200 余人参加培训。中心副主任黄兆勇出席开班仪式并讲话。

黄兆勇肯定了各疾控机构在实验室质量控制和生物安全管理方面取得的成绩，指出广西疾控实验室在检验检测机构资质认定、食品安全风险监测能力验证考核、新型冠状病毒核酸检测室间质评和实验室生物安全管理工作方面存在的不足和挑战。相关专家对《食品安全风险监测技术机构质量评价细则（试行）》进行解读，讲解了食品安全监测工作中理化和微生物检测的质量控制要求等。

【广西放射卫生检测能力比对技术培训班】 9月5—7日，中心在南宁市举办广西放射卫生检测能力比对技术培训班。中心以及自治区职业病防治研究院、广西各市疾病预防控制中心、放射卫生技术服务机构相关业务人员共 70 人参加培训。中心副主任黄兆勇出席开班仪式。

培训班上，中国疾病预防控制中心辐射安全所放射化学研究室主任吉艳琴研究员、自治区疾控中心放射卫生防护所副所长赵新春等分别就总 α 总 β 放射性测量比对技术、2021 年广西放射卫生检测能力比对作了工作总结，对 2022 年广西放射卫生检测能力比对技术方案、外照射个人剂量监测比对技术等内容进行讲解。

【广西饮用水和环境卫生监测数据录入审核技术培训班】 9月5—7日，中心在柳州市举办 2022 年广西饮用水和环境卫生监测数据录入审核技术培训班，广西各市、县（市、区）疾病预防控制中心卫生专业技术人员 140 余人参加培训，部分代表采取线上形式参加培训。柳州市疾病预防控制中心副主任潘榕在开班式上致辞。

培训班邀请中国疾病预防控制中心农村改水技术指导中心李洪兴研究员就监测数据审核、评价与统计分析进行线上授课。相关专家分别就广西城乡饮用水和环境卫生监测进展及存在问题、饮用水水质监测数据录入审核技术、农村环境卫生监测信息系统与数据管理等方面进行授课。培训班还邀请南宁市、柳州市、桂林市疾病预防控制中心进行水质监测工作和数据审核经验交流。

【广西慢性病综合防控能力培训班】 9月6—8日，中心在南宁市举办 2022 年广西慢性病综合防控能力培训班。广西各市、县（市、区）疾病预防控制中心业务骨干共 133 人参加培训。中心副主任黄兆勇出席开班仪式并讲话。

黄兆勇介绍了广西慢性病防控工作情况，并提出 4 点意见和建议：一是继续加强慢性病监测和数据分析利用，掌握主要慢性病发病、患病、死亡状况及危险因素；二是加强干预，控制危险因素；三是提升广西各级疾控机构的慢性病防控能力；四是做好评估督导工作，及时发现问题、解决问题。相关专家分别就广西慢性病综合防控、慢性病监测、全民健康生活方式行动等进行介绍和培训。培训班还邀请广西医科大学第二附属医院临床营养科主任蒋志雄就营养健康食堂建设方面授课。

【公共场所健康危害因素监测和空气污染对人群健康影响监测项目技术培训班】 9月7—9日，中心在南宁市举办 2022 年广西公共场所健康危害因素监测和空气污染对人群健康影响监测项目技术培训班。中心相关业务科所、承担公共场所健康危害因素监测项目的南宁等 6 个监测城市的疾病预防控制中心以及承担空气污染对人群健康影响监测项目的 13 家医疗机构有关领导和技术骨干共 90 余人参加培训。中心纪委书记李红出席开班仪式并讲话。

培训班上，李红对监测工作取得的成绩给予肯定，并对工作的开展提出相关要求。培训内容包括公共场所卫生标准体系、常用现场采样和检测仪器设备介绍以及公共场所健康危害因素监测和空气污

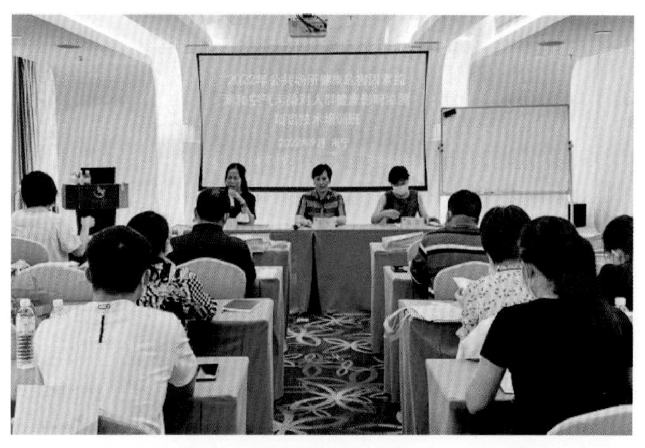

公共场所健康危害因素监测和空气污染对人群健康影响监测项目技术培训班开班仪式现场

染对人群健康影响监测项目2021年项目工作分析、2022年工作方案及数据资料审核等。

【广西营养知识技能培训班】 9月7—9日，中心在南宁市举办广西营养知识技能培训班。广西开展农村义务教育学生营养改善计划学生营养健康状况监测与评估工作的10个设区市及39个监测县（市、区）疾病预防控制中心的业务骨干共67人参加培训。

培训班上，相关专家解读了《农村义务教育学生营养改善计划膳食指导与营养教育工作方案》和《农村义务教育学生营养改善计划营养干预试点方案》，并对2021年广西工作进行总结。培训班邀请中国疾病预防控制中心营养与健康所副研究员徐培培线上讲授《学生营养健康监测评估数据分析及使用》，广西医科大学公共卫生学院儿少卫生与妇幼保健学教研室主任李春灵教授线下讲授《中小学营养健康教育策略》。

【伦理审查专题培训班】 9月13日，中心举办伦理审查专题培训班。中心伦理审查委员会相关人员参加培训。

在培训班上，中心疫苗临床研究所副所长莫毅介绍了药物临床试验机构管理规定，讲解了预防用疫苗临床试验不良事件分级标准指导原则。中心伦理审查委员会副主委（主持工作）、医学编辑部科长韩彦彬解读涉及人的生物医学研究伦理审查办法。中心其他专家讲授药物临床试验伦理审查工作的指导原则，该内容对规范和指导伦理委员会的药物临床试验伦理审查工作，提高药物临床试验伦理审查工作质量具有重要意义。

【广西饮用水卫生监测技术培训班】 9月13—15日，中心在南宁市举办广西饮用水卫生监测项目技术培训班。广西各市、县（市、区）疾病预防控制中心从事饮用水卫生监测工作的相关领导和科室负责人员共230余人参加培训。中心党委副书记李广山出席开幕式并讲话。

培训班邀请中国疾病预防控制中心环境与健康相关产品安全所张岚研究员、安徽省疾病预防控制中心单晓梅主任技师分别就新发布的《生活饮用水卫生标准》（GB 5749—2022）和拟发布的新版《生活饮用水标准检验方法》进行解读。

【玉溪沃森生物技术有限公司13价肺炎球菌多糖结合疫苗批间一致性临床研究启动会暨研究者培训班】 9月20日，中心在全州县举办由玉溪沃森生物技术有限公司申办的13价肺炎球菌多糖结合疫苗批间一致性临床研究启动会暨研究者培训班。项目负责机构主要研究者及协调员、质控员、全州县疾病预防控制中心现场研究者、玉溪沃森生物技术有限公司代表50余人参加培训。

培训内容包括药物临床试验质量管理规范、临床试验方案、现场标准操作规程、临床试验质量控制以及相关表格填写等。同时，在现场开展流程演练，并进行考核，考核结果达到预期目标和培训要求。

【广西乙肝监测技术培训班】 9月20—22日，中心在百色市田阳区举办广西乙肝监测技术培训班。桂林市、百色市、崇左市疾病预防控制中心免疫规划工作技术人员，兴安县等6个项目县（区）疾病预防控制中心免疫规划科科长及项目负责人，以及项目地区辖区内综合医疗机构防保科负责人共50人参加培训。百色市田阳区卫生健康委主任覃真环和田阳区疾病预防控制中心主任罗江萍出席开幕式。

覃真环肯定了田阳区在开展国家乙肝监测项目的工作成效，希望进一步提高辖区各医疗机构乙肝监测工作的质量控制水平。相关专家总结和分析了2021年和2022年上半年广西乙肝监测工作情况和国家乙肝监测点工作情况，并落实下一步重点工作任务。培训班邀请右江民族医学院附属医院感染科主任覃后继等专家就乙肝监测工作防控进展及成效、乙肝监测要求、乙肝临床诊断及治疗等进行授课。其他项目县（区）分别对辖区内乙肝监测工作做了经验介绍。

【中国儿童青少年脊柱侧弯流行病学调查项目广西培训班】 9月25—27日，中国疾病预防控制中心慢性病中心在南宁市举办2022年中国儿童青少年脊柱侧弯流行病学调查项目广西培训班，南宁市西乡塘区、百色市右江区、鹿寨县、忻城县4个项目调查点的工作人员约50人参加培训。中国疾病预防控制中心慢性病中心监测室副主任张梅、自治区疾控中心副主任钟革出席开班仪式并讲话。

在开班仪式上，钟革介绍了项目的背景和重要意义，并提出3点意见和建议：一是提高认知，重视脊柱侧弯调查工作；二是认真负责，高质量完成调查工作；三是相互配合，切实提升调查工作效能。北京大学人民医院脊柱外科主任刘海鹰通过视频介绍实施地区的工作经验。中国疾病预防控制中心慢性病中心主任吴静等相关领导专家通过视频对调查的相关技术内容进行讲解。

【广西放射卫生检测与评价技术培训班】 9月26—28日，中心在南宁市举办2022年广西放射卫生检测与评价技术培训班。中心以及自治区职业病防治院、广西14个设区市疾病预防控制中心、91个县疾病预防控制中心放射卫生分管领导、科室负责人和专业技术人员共190余人参加培训。中心党委副书记李广山参加开班仪式。

培训班以线上线下相结合的方式开展。培训班邀请广东省职业病防治院耿继武主任医师、中国疾病预防控制中心辐射安全所朱卫国研究员和吉艳琴研究员，分别就放射防护基础知识、放射诊断建设项目放射性职业病危害评价技术等进行培训和讲解。相关专家剖析了广西各市放射卫生工作存在的问题，并提出工作建议。

【广西血吸虫病监测技术培训班】 9月27—30日，中心在宾阳县举办广西血吸虫病监测技术培训班。南宁市、宾阳县等27个相关市、县（市、区）疾病预防控制中心血（寄）防站分管领导、业务骨干约90人参加培训。中国疾病预防控制中心寄生虫病预防控制所所长周晓农、自治区卫生健康委疾控处主任科员梁银连、宾阳县卫生健康局局长梁松出席开班仪式。中心副主任钟革出席开班仪式并讲话。

培训班上，钟革介绍了广西血吸虫病防治工作历程和取得的成绩以及存在的问题，并针对监测工作提出3点意见和建议：一是加强组织领导，提高血防工作的忧患意识；二是加强人才培养与储备，确保血防工作的持续性；三是有机结合民生工程，合力共促血防大业。周晓农就全球、全国血吸虫病防治现况、工作进展、挑战与机遇、未来展望等问题进行深入剖析；相关专家对网络直报、全民健康系统以及血吸虫病监测技术进行培训。

【广西疾控机构生物安全管理培训暨安全生产、新冠疫情防控工作视频会】 10月13日，中心召开广西疾控机构生物安全管理培训暨安全生产、新冠疫情防控工作视频会。广西各市、县（市、区）疾病预防控制中心通过线上方式参会。中心领导班子及全体业务人员在主会场参会。会议由中心党委书记吕炜主持。

会议邀请国家卫生健康委科技教育司生物安全处负责人伍竞成通过视频就实验室生物安全监管及相关文件政策进行授课。中心主任林玫就生物安全、疫情防控等工作进行部署，并要求进一步做好生物安全管理，抓好安全生产，做好信访保障。吕炜作总结发言，他要求各单位将各项任务落实到位，切实提高政治站位，确保安全工作万无一失。

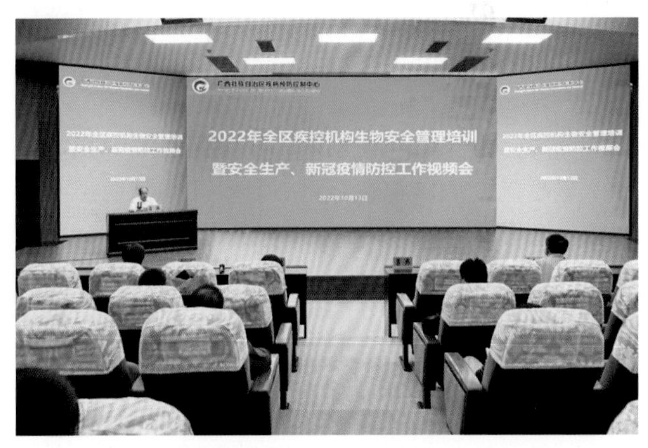

广西疾控机构生物安全管理培训暨安全生产、新冠疫情防控工作视频会现场

【重组肠道病毒71型疫苗（汉逊酵母）Ⅰ期临床试验研究者培训班】 10月21日，中心在柳州市融水县召开重庆博唯佰泰生物制药有限公司重组肠道病毒71型疫苗（汉逊酵母）Ⅰ期临床试验研究者培训班暨启动会。项目负责机构主要研究者，协调员、质控员、融水县疾病预防控制中心现场研究者，乡镇卫生院相关工作人员，重庆博唯佰泰生物制药有限公司代表及重庆美莱德生物医药有限公司代表共约100人参加培训。

培训内容包括药物临床试验质量管理规范、疫苗介绍、质量控制、试验方案、操作流程等。理论培训后，全体研究者开展入组流程演练，熟悉流程操作和各类表卡填写，并进行考核，考核结果达到预期目标和培训要求。

【广西疾控系统技术骨干能力提升专题培训班（第二期）】 10月24—30日，中心在四川大学举办广西疾控系统技术骨干能力提升专题培训班（第二期）。中心副主任黄兆勇、部分中层干部和业务骨干，百色市、北海市、钦州市、梧州市、防城港市、南宁市各级疾病预防控制中心主要领导及业务骨干共99人参加培训。开班仪式由中心副主任黄兆勇主持。结业仪式由中心工会主席周昌明主持，5个学习小组代表分别汇报学习收获。

培训班邀请自治区卫生健康委二级巡视员王建政、四川大学华西公共卫生学院教授赵莉、四川大学经济学院教授吴永红、四川省疾病预防控制中心副主任周久顺等8名专家学者，就广西重点传染病防控情况及疾控体系建设思考、学习习近平新时代中国特色社会主义思想等内容进行授课。培训期间，全体学员先后到成都市博物馆、江姐纪念馆开展现场教学活动。

【13价肺炎球菌结合疫苗（多价结合体）在2月龄（最小满6周龄）和3月龄婴幼儿中的免疫原性和安全性的Ⅲ期临床试验研究者培训班】 10月28—29日、11月5—6日、11月10—11日，中心分别在南宁市武鸣区、南宁市宾阳县、柳州市鹿寨县召开复星安特金（成都）生物制药有限公司13价肺炎球菌结合疫苗（多价结合体）在2月龄（最小满6周龄）和3月龄婴幼儿中的免疫原性和安全性的Ⅲ期临床试验启动会暨研究者培训班。中心疫苗临床研究所、申办方、监察方及研究现场项目人员3个培训班约330人参加培训。

培训内容包括药物临床试验质量管理规范、试验疫苗背景介绍、临床试验方案、现场操作流程、质量控制要点等。

【健康促进科普宣传及新媒体采编技术培训班】 10月31日，中心举办健康促进科普宣传及新媒体采编技术培训班。中心党委书记吕炜、中心副主任钟革、中心健康促进与宣传教育青年工作队全体队员参加培训。

吕炜在开班仪式上作动员发言并提出要求，他要求青年干部要坚持以问题为导向，注重“转识成智”，做本领高强的实干者；要用解说传递知识之美，讲好疾病预防科普新故事，做健康科普的传播者；要用心感应时代脉搏，做勇于开拓的奋进者。

相关专家围绕科普短视频采编技巧为大家授课。钟革在总结讲话时希望中心青年干部职工要发挥新媒体传播优势，将疾病预防控制实践经验融入科普，将科普意识渗透到大家的日常工作中。

【广西学生常见病和健康影响因素监测与干预技术培训班】 10月31日至11月2日，中心在贵港市举办广西学生常见病和健康影响因素监测与干预技术培训班。培训班采用线上线下相结合的形式进行。广西各市、县（市、区）疾病预防控制中心负责学校卫生工作的技术骨干约130人参加线下培训，200余人参加线上培训。培训班由中心营养与学校卫生所副所长周为文主持，贵港市疾病预防控制中心副主任韦发双出席开班仪式并讲话。

2022年学生常见病和健康影响因素监测与干预项目覆盖广西所有县（市、区），且首次启用广西学生常见病监测信息管理系统。相关专家分别就2022年工作方案、2022年监测重点内容、教室环境卫生监测要点、中小学生体格发育测量要点、监测数据录入管理等进行讲解。培训班邀请广西医科大学附属口腔医院曾晓娟教授、自治区妇幼保健院副主任医师邱汝彪分别讲授龋齿防治知识和脊柱侧弯异常监测要点。

【广西寄生虫病防治技术高级师资培训班】 10月31日至11月4日，中心在南宁市举办广西寄生虫病防治技术高级师资培训班，广西14个设区市及相关县（市、区）疾病预防控制中心技术骨干约50人参加培训。中心副主任钟革出席开班仪式并讲话。

钟革表示，在各级党委和政府的领导下，在几代寄防人员的不懈努力下，广西寄生虫病防治工作方面取得了巨大成就。但是，也应清醒地认识到当前广西面临的挑战，广西寄生虫病防治工作依然任重道远。培训班邀请中国疾病预防控制中心博士生导师陈家旭研究员、浙江省血吸虫病防治中心闻礼永主任医师等进行理论授课。培训班还就常规检测方法进行实践操作，以加强学员的镜检技术水平。

【广西免疫规划综合业务培训班（第一期）】 11月7—10日，中心在南宁市举办2022年广西免疫规划综合业务培训班（第一期）。培训班采用线上线下的方式进行。广西各市、县（市、区）疾病预防控制中心免疫规划科业务骨干共122人参加培训。中心主任林玫出席开班仪式并讲话。

林玫肯定了广西免疫规划工作对广西经济发展和儿童健康作出的贡献，并对广西免疫规划工作提出5点要求：一是规范管理，确保预防接种安全有效；二是有序推进疫苗接种工作，达到保护人民群众生命安全的目的；三是强化疫情预警和研判，做好疫苗针对传染病的防控；四是加强免疫规划工作业务培训和检查指导工作；五是进一步推进数字化预防接种门诊建设。各相关专家介绍了2021年广西免疫规划工作总结、2022年工作要点及广西数字化接种门诊建设进展情况及工作要求。

【广西疾控机构理化检验技术培训班】 11月7—10日，中心在来宾市举办广西疾控机构理化检验技术培训班。广西14个设区市及业务开展相关的县（市、区）疾病预防控制中心技术骨干约100人参加培训。中心副主任黄兆勇、来宾市疾病预防控制中心主任何名聪出席开班仪式并讲话。

黄兆勇肯定了广西理化检验工作取得的成效，指出理化检验工作开展过程中的薄弱环节和今后的发展方向。何名聪介绍了来宾市疾病预防控制中心的基本情况及理化检验工作开展情况。

培训班介绍了食品安全风险监测理化检验工作中常见问题，并提出解决方案及要求；介绍盲样考核所涉及的食品中总砷、无机砷、总汞、有机汞的检测技术；对2022年度新开展的项目食品中米酵菌酸的测定和动物源性食品中 β－受体阻断剂残留的测定等都进行了讲解。

【国家致病菌识别网年度总结会暨国家致病菌识别网实验室技术强化培训班】 11月7—12日，由自治区卫生健康委主办，自治区疾控中心承办，梧州市疾病预防控制中心协办的广西2022年国家致病菌识别网年度总结会暨国家致病菌识别网实验室技术强化培训班在梧州市举办。广西14个设区市疾病预防控制中心分管领导、实验室、流行病骨干人员和23家监测哨点医院临床、检验等专业技术人员共120余人参加培训。中心副主任钟革出席开班仪式并讲话。

钟革肯定了广西致病菌识别网的工作，并提出3点工作要求：一是要认识到位；二是要认真学习；三是要学以致用。中国疾病预防控制中心传染病预防控制所所长阚飙博士作了“推进传染病的实验室网络化监测与预警”的主题发言。中国疾病预防控制中心传染病预防控制所（国家致病菌识别网办公室主任）崔志刚博士等专家分别就国家致病菌识别网工作进展及监测数据应用、疑难菌株的分离与鉴定等进行授课，广西已入网的10个设区市分别对本市开展致病菌识别网工作进行总结介绍。

【广西免疫规划综合业务培训班（第二期）】 11月14—17日，中心在南宁市举办2022年广西免疫规划综合业务培训班（第二期）。培训班采用线上线下的方式进行。桂林市、柳州市等7个市及所辖县（市、区）疾病预防控制中心免疫规划科业务骨干130余人参加培训。中心纪委书记李红出席开班仪式并讲话。

李红肯定了广西免疫规划工作所取得的成绩，并对学员提出相关培训要求。相关专家介绍了2021年广西免疫规划工作总结、2022年工作要点及广西数字化接种门诊建设进展情况及工作要求等。

【广西放射卫生监测项目质量控制技术培训班】 11月15—16日，中心在南宁市举办2022年广西放射卫生监测项目质量控制技术培训班。中心和广西14个设区市疾病预防控制中心从事放射卫生相关业务科室负责人和技术骨干共26人参加培训。

培训班上，相关专家分别就2022年广西职业性放射性疾病监测工作、放射性危害因素监测工作的进展情况作了报告，并提出监测数据录入、审核、上报过程的注意事项。南宁市、柳州市、桂林市、玉林市、贵港市、百色市等6个市疾病预防控制中心代表分享放射卫生监测项目工作经验。

【广州瑞贝斯人用狂犬病疫苗（Vero）Ⅲ期临床试验研究者培训班暨启动会】 11月15—16日，中心分别在柳州市和融水县召开广州瑞贝斯人用狂犬病疫苗Ⅲ期临床试验研究者培训班暨启动会。项目负责机构主要研究者及协调员、质控员、柳州和融水现场研究者、广州瑞贝斯药业有限公司代表、北京证实卫生科技有限公司代表150余人参加培训。

培训内容包括药物临床试验质量管理规范、质量控制、试验方案、操作流程等。理论培训后，全体研究者开展入组流程演练，熟悉流程操作和各类表卡填写，并进行考核，考核结果达到预期目标和培训要求。

【广西丙型肝炎防治业务综合培训班】 11月16—18日，受自治区卫生健康委疾控处委托，中心在南宁市举办广西丙型肝炎防治业务综合培训班。广西14个设区市疾病预防控制中心分管领导、负责丙肝防治业务科长、实验室科长以及相关医院分管领导、临床医生和实验室业务骨干共110人参加培训。自治区卫生健康委疾控处副处长李润泉、自治区疾控中心党委副书记李广山出席开班仪式并讲话。

李广山肯定了广西落实丙肝防控措施所取得的成绩，指出存在的问题和困难，并要求各地要加快推进消除丙肝公共卫生危害工作机制落地，加强疫情信息管理和监测，规范丙肝疫情报告管理，开展宣传教育，扩大检测和转介治疗，同时要做好医防协同，推动工作落实。李润泉就广西丙肝防控提出相关意见和建议。中心艾滋病防制所所长蓝光华、副所长陈欢欢等专家分别介绍广西丙型肝炎防控工作进展及工作安排，并就丙型肝炎抗病毒治疗和管理工作进行授课。

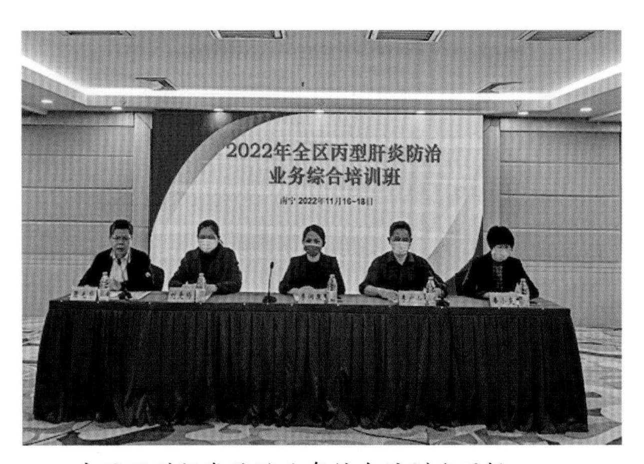

广西丙型肝炎防治业务综合培训班现场

【广西狂犬病暴露后规范化处置技术培训班】 11月22—24日，中心在南宁市举办2022年广西狂犬病暴露后规范化处置技术培训班。广西各市、县（市、区）疾病预防控制中心专业技术人员90余人参加培训。

培训内容涉及狂犬病防控、新冠疫情防控等重点急性传染病领域。授课专家分别就广西人间狂犬病疫情防控及展望、贵州省人间狂犬病疫情及控制、广西动物狂犬病的防控等内容进行培训。

【流感人感染动物源性流感暨其他重点传染病防控及监测技术培训班】 11月23—25日，中心在南宁市举办流感人感染动物源性流感暨其他重点传染病防控及监测技术培训班。培训班以线上线下相结合的方式开展，广西各市、县（市、区）疾病预防控制中心负责流感等重点传染病防控的专业技术人员230余人参加培训。中心主任林玫出席培训班并讲话。

培训内容包括流感、新冠、手足口、猴痘、病毒性腹泻、登革热等重点急性传染病内容，授课专家回顾和展望新冠疫情防控情况、总结和初评估广西2021—2022年度流感监测病原学监测，并对手足口病疫情监测及防控、猴痘疫情监测与防控等进行专题报告。

【广西结核病监测数据分析应用培训班】 11月23—25日，中心在南宁市举办广西结核病监测数据分析应用培训班。广西各市、县（市、区）疾病预防控制中心和结核病定点医院统计监测人员90余人参加培训。中心纪委书记李红出席开班仪式并讲话。

李红肯定了广西结防工作成效：一是结核病疫情逐年下降，各项考核指标完成良好；二是结核病监测系统运行良好，能较准确地提供监测数据。她同时指出了广西目前结核病统计监测工作中存在的问题，并提出相关工作要求。中心结核病防制所所长梁大斌汇报了2022年广西结核病防治工作进展，部署下一步的重点任务。相关专家就TB/HIV双重感染手工报表和专报一致性分析、全民健保结核病子系统使用方法、学校结核病防控等进行授课。

【广西健康教育与健康促进技能培训班】 11月28日至12月1日，中心在南宁市举办2022年健康教育与健康促进技能培训班，广西14个设区市疾病预防控制中心健康教育骨干160余人参加培训。中心党委书记吕炜出席培训班并讲话。

吕炜强调，2022年是党的二十大召开之年，在新的起点，我们要更加紧密团结在以习近平同志为核心的党中央周围，我们要坚定信心、踔厉奋发，大力推进健康县区建设民生工程。他提出3点要求：一是要担当实干；二是要实事求是；三是要在变局中开新局，进一步推动广西健康素养促进工作开展。相关专家就广西健康教育管理信息数字化平台、健康县区建设工作要点等进行授课。培训班还组织学员代表就健康信息化管理及健康县区建设工作进行案例分享和经验交流。

【2022年度党务干部能力提升专题培训班】 11月30日，中心举办2022年度党务干部能力提升专题培训班。中心党委书记吕炜出席培训并作总结讲话。中心纪委书记李红，党委委员周昌明、党支部书记及支委70余人参加培训。培训班由中心党委副书记李广山主持。

培训班邀请自治区直属机关工委党校党委书记、校长赵修安，自治区党委老干部局机关党委专职副书记周滢照进行专题培训。

吕炜在总结讲话中就进一步抓好基层党务工作提出4点要求：一是深入贯彻落实党中央、自治区党委关于加强基层党建的工作要求，完善上下贯通、执行有力组织的体系；二是创新思路方法，有效推动党建工作走在前、做表率；三是壮实基层党建之基，打造素质过硬的党务干部队伍；四是把抓落实作为开展党建工作的主要方式贯穿始终，扎实推进基层党建各项重点任务落地见效。

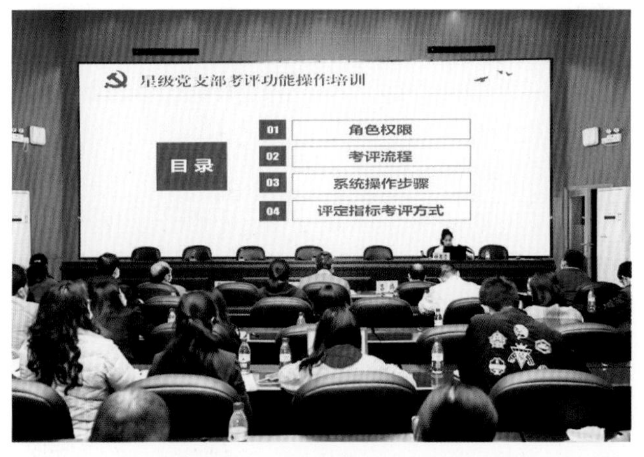

2022年度党务干部能力提升专题培训班授课现场

【广西人体生物监测项目技术培训班】 12月13—15日，中心在南宁市举办广西人体生物监测项目技术培训班。有关项目市、县（区）疾病预防控制中心分管领导和技术骨干40余人参加培训。中心党委副书记李广山出席培训班开幕式并讲话。

培训班邀请中国疾病预防控制中心环境所有关专家通过网络远程对2022年国家人体生物监测项目工作方案进行解读，并就调查对象抽样、问卷系统操作及质量控制等进行培训。培训班还安排各项目县（区）疾病预防控制中心代表对开展相关工作进行经验交流。

【云南沃森新型冠状病毒变异株mRNA疫苗（S蛋白嵌合体）Ⅲa期临床试验研究者培训班】 12月14日，中心在全州县疾病预防控制中心召开评价新型冠状病毒变异株mRNA疫苗（S蛋白嵌合体）序贯加强免疫接种的免疫原性和安全性的随机、盲法、阳性对照Ⅲa期临床试验研究者培训班暨启动会。项目负责机构主要研究者及协调员、质控员、全州现场研究者、云南沃森生物技术股份有限公司代表、北京思睦瑞科医药信息咨询有限公司代表50余人参加培训。

培训内容包括药物临床试验质量管理规范、疫苗介绍、质量控制、试验方案、操作流程等。理论培训后，全体研究者开展入组流程演练，熟悉流程操作和各类表卡填写，并进行考核，考核结果达到预期目标和培训要求。

【广西消毒与病媒生物防制技术培训班】 12月15—17日，中心在南宁市举办广西消毒与病媒生物防制技术培训班，广西各市、县（区）疾病预防控制中心的消毒和媒介业务技术骨干150余人参加培训。中心副主任钟革参加开幕式并讲话。

培训班上，钟革强调，广西新冠疫情防控取得良好效果，离不开大家的群策群力。新形势下，疾控工作面临的压力和技术要求并未减少，对专业技术人员的业务水平提出更高要求，医院监测、病媒生物防制、登革热等传染病防控仍需同时进行。他希望通过培训，进一步提高广西疾控专业技术人员的疫情消毒处置、病媒生物监测及防制能力。培训班邀请上海市疾病预防控制中心病媒生物防控专家冷培恩等分别对蝇类监测和种类鉴定以及蚊虫的分类鉴定、标本制作和监测防制技术等进行授课。中心消杀与媒介防制所所长唐小兰就新冠疫情防控消毒技术要求、疫情防控措施优化后的消毒工作等对进行培训。

【四价重组人乳头瘤病毒（6/11/16/18型）疫苗（汉逊酵母）Ⅲ期临床试验研究者培训班】 12月16日，中心在柳州市鹿寨县召开上海博唯生物科技有限公司/重庆博唯佰泰生物制药有限公司四价重组人乳头瘤病毒（6/11/16/18型）疫苗（汉逊酵母）Ⅲ期临床试验研究者培训班暨启动会。项目负责机构主要研究者及协调员、质控员、鹿寨县疾病预防控制中心现场研究者、上海博唯生物科技有限公司/重庆博唯佰泰生物制药有限公司代表、北京思睦瑞科医药科技股份有限公司代表约100人参加培训。

培训内容包括药物临床试验质量管理规范、疫苗介绍、质量控制、试验方案、操作流程等。理论培训后，全体研究者开展入组流程演练，熟悉流程操作和各类表卡填写，并进行考核，考核结果达到预期目标和培训要求。

【采购内控工作专题培训班】 12月27—30日，中心举办采购内控工作专题培训班。中心各科所负责采购工作的人员参加培训。

培训班解读《政府采购法》《政府采购框架协议采购方式管理暂行办法》《政府采购需求管理办法》等文件，并对政府采购基础知识、落实强化采购人的主体责任及履约验收中政府采购当事人职责等进行讲解，对重要条款、采购内控管理环节结合实际案例进行重点阐述。

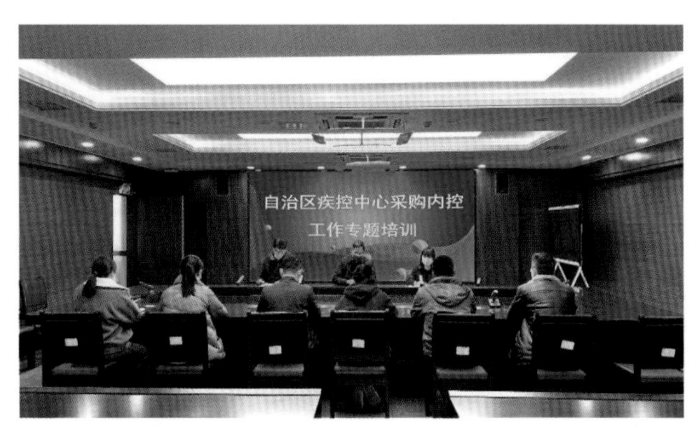

采购内控工作专题培训班现场

科学研究

知识产权

2022年，中心申请各种类型的专利3项，其中实用新型专利2项，发明专利1项；申请软件著作权3项，获得软件著作权授权2项；获得专利授权4项，均为外观设计专利。

【病原体检测综合平台V1.0】 本平台分公众平台、采集平台、管理后台三大模块，具备预约、标本采集、标本检测、结果反馈、系统管理等多个功能，可实现新冠病毒采样信息收集、实验室检测流程监控、样品信息检测及结果报告、检测结果查询和打印等需求。

【物资采购管理信息系统V1.0】 本系统实现了中心物资采购、出入库、领用、消耗闭环管理，达到物资管理全过程留痕的目标，规范了中心物资的采购与管理工作。

【核酸扩增实验室空气采样装置】 本产品用于收集核酸扩增实验室内的实验桌面或核酸提取仪内的空气，其设计要点为产品形状，最能表明设计要点的图片或照片为立体图。

【PCR管操作架】 本产品用于放置PCR管，方便在操作过程中观察到管内液面、液体、加液位置或吸液位置，其设计要点为产品形状，最能表明设计要点的图片或照片为立体图。

【移液器枪头收集桶】 本产品用于收集移液器操作后的废弃枪头，其设计要点为产品形状，最能表明设计要点的图片或照片为立体图。

【移液器枪头】 本产品用于套在移液器上吸取样本，其设计要点为产品形状，最能表明设计要点的图片或照片为立体图。

2022年中心软件著作权一览表

序号	软件名称	登记号	证书号	授权日	著作权人
1	病原体检测综合平台V1.0	2022SR0644745	软著登字第9598944号	2022年5月26日	广西壮族自治区疾病预防控制中心
2	物资采购管理信息系统V1.0	2022SR0526201	软著登字第9480400号	2022年4月26日	广西壮族自治区疾病预防控制中心

2022 年中心专利一览表

序号	专利号/申请号	专利名称	专利类型	申请日	授权日	专利权人	发明人
1	ZL 2021 3 0683396.5	核酸扩增实验室空气采样装置	外观设计	2021 年 10 月 19 日	2022 年 4 月 15 日	广西壮族自治区疾病预防控制中心	梁亮、邓秋云、刘巍、邓丽丽、陈世毅
2	ZL 2021 30683383.8	PCR 管操作架	外观设计	2021 年 10 月 19 日	2022 年 4 月 19 日	广西壮族自治区疾病预防控制中心	刘巍、张勇、朱贞、韦敬航、梁亮
3	ZL 2021 3 0683382.3	移液器枪头收集桶	外观设计	2021 年 10 月 19 日	2022 年 4 月 19 日	广西壮族自治区疾病预防控制中心	梁亮、刘巍、邓丽丽、马宇燕、秦月
4	ZL 2021 3 0683391.2	移液器枪头	外观设计	2021 年 10 月 19 日	2022 年 4 月 19 日	广西壮族自治区疾病预防控制中心	梁亮、刘巍、陈琨、韦一知、秦月

科研立项

2022 年，中心继续执行“科技兴中心”方针策略，积极推动科学研究开展，进一步加强和规范科研立项管理，科研立项取得较好的成绩。

中心组织科研人员申报科研课题 30 项，其中申报国家自然科学基金 14 项、广西各类课题 16 项；获科研课题立项 11 项，其中获国家自然科学基金课题 2 项，广西医疗卫生适宜技术开发与推广应用项目 2 项，自治区卫生健康委自筹经费计划课题 7 项。

2022 年中心获科研课题立项一览表

序号	课题名称	课题来源	课题类别	课题负责人
1	rpoB Ser450 和 rpoB His445 位点突变利福平耐药结核菌株的空间－分子特征及侵袭力机制研究	国家自然科学基金委员会	国家自然科学基金地区科学基金项目	崔哲哲
2	基于系统进化和 HIV-TRACE 的西部农村地区 HIV 异性传播路径及二代传播精准防控策略研究	国家自然科学基金委员会	国家自然科学基金地区科学基金项目	陈怡
3	广西孕妇膳食土榨花生油曝露黄曲霉毒素风险评估	自治区卫生健康委	广西医疗卫生适宜技术开发与推广应用项目	钟延旭
4	广西 H5N6 亚型禽流感死亡病例危险因素研究	自治区卫生健康委	广西医疗卫生适宜技术开发与推广应用项目	王晶
5	盐业体制改革 5 年后广西食盐加碘情况及人群碘营养风险评估	自治区卫生健康委	西医类自筹经费科研课题	罗兰英
6	广西艾滋病病毒非职业暴露后预防	自治区卫生健康委	西医类自筹经费科研课题	吴雨霏
7	基于免疫学检测的结核病发病风险人群生物学预警指标体系建立研究	自治区卫生健康委	西医类自筹经费科研课题	周崇兴
8	广西 HIV 感染人群原发性耐药分析及传播研究	自治区卫生健康委	西医类自筹经费科研课题	何芹
9	新冠新形势下广西诺如病毒感染疫情病原分子特征研究	自治区卫生健康委	西医类自筹经费科研课题	唐梅荣
10	广西非结核分枝杆菌的分子流行病学研究	自治区卫生健康委	西医类自筹经费科研课题	叶婧
11	广西农田土壤重金属污染健康风险监测与评估研究	自治区卫生健康委	西医类自筹经费科研课题	许露曦

论文选粹

2022年，中心发表学术论文83篇，其中SCI收录20篇，发表在北大中文核心期刊23篇，科技核心期刊19篇，其他21篇。SCI文章影响因子总计达90.72，单篇最高影响因子16.126，论文在*EMERGING INFECTIOUS DISEASES*、*Infectious Diseases of Poverty*、*Journal of Hospital Infection*、*Frontiers in Immunology*等杂志上发表。

【New variant of vibrio parahaemolyticus，sequence type 3，serotype O10：K4，China，2020】 第一作者：黄彦、王红、杜悦，通讯作者：林玫、石云良，SCI，IF=16.126，*EMERGING INFECTIOUS DISEASES* 第28卷，第6期，第1261-1264页。

Abstract In 2020, a new serotype of Vibrio parahaemolyticus O10: K4 emerged and caused several outbreaks and sporadic cases in Guangxi, China. Phylogenetic analysis indicated that those strains are new variants of the sequence type 3 pandemic clone. The new serotype may become dominant, warranting enhanced investigations and surveillance.Vibrio parahaemolyticus is a halophilic bacterium distributed naturally in marine and estuarine environments. It is one of the most common bacterial pathogens leading to outbreaks and illness in China (1). In Guangxi, China, V. parahaemolyticus is the second most common cause of foodborne disease outbreaks. A large proportion of the V. parahaemolyticus isolated during outbreaks have been O3: K6 and its serovariants, and these serovariants belonged to the pandemic clone (2). A total of 49 V. parahaemolyticus serovariants that belonged to the pandemic clone have been identified (3). The strains of that clone have characteristics of tdh+, trh−, toxRS/new+ (a unique toxRS sequence), and orf8+/− (the orf8 sequence of f 237 phage) (2). Furthermore, it is speculated that the appearance of derived serotypes (e.g., O4: K68, O1: K36, and O1: KUT), all of which have genetic markers and molecular profiles similar to those of the O3: K6 pandemic strains, is a selective response to host immunologic pressure of the pandemic O3: K6 serotype of V. parahaemolyticus (2, 4). In 2010, a laboratory-based foodborne disease surveillance system, which included municipal-level and prefecture-level monitoring laboratories, was established in Guangxi. Serotyping, pulse-field gel electrophoresis, and whole-genome sequencing are now routine methods used in this surveillance system when V. parahaemolyticus is isolated during outbreaks. In 2019, a total of 6 serotypes of V. parahaemolyticus were isolated and identified during outbreaks, and O3: K6 was predominant (68%, 42/62). We report a new serotype of V. parahaemolyticus, O10: K4, which emerged in 2020 and caused infections in the Beibu Gulf area of Guangxi. O10: K4 has since become the predominant (71%, 20/28) V. parahaemolyticus serotype in Guangxi.

【Treatment outcomes of HIV patients with hepatitis B and C virus co-infections in Southwest China：An observational cohort study】 第一作者：朱秋映，通讯作者：朱金辉，SCI，IF=10.485，*Infectious Diseases of Poverty* 第11卷，第7期，第1-7页。

Abstract Background: Antiretroviral therapy (ART) has reduced mortality among people living with HIV (PLWH) in China, but co-infections of hepatitis B virus (HBV) and hepatitis C virus (HCV) may individually or jointly reduce the efect of ART. This study aimed to evaluate the impacts of HBV/HCV coinfections on treatment drop-out and mortality among PLWH on ART. Methods: A retrospective cohort study analysis of 58 239 people living with HIV (PLWH) who initiated antiretroviral therapy (ART) during 2010—2018 was conducted in Guangxi Province, China. Data were from the observational data-base of the National Free Antiretroviral Treatment Program. Cox proportional hazard models were ftted to evaluate the efects of baseline infection of HBV or HCV or both on death and treatment attrition among PLWH. Results: Our study showed high prevalence of HBV (11.5%), HCV (6.6%) and HBV-HCV (1.5%) co-infections. The overall mortality rate and treatment attrition rate was 2.95 [95% confdence interval (CI) 2.88–3.02] and 5.92 (95% CI 5.82–6.01) per 100 person-years, respectively. Compared with HIV-only patients,

HBV-co-infected patients had 42% higher mortality [adjusted hazard ratio (aHR) =1.42; 95% CI 1.32–1.54], HCV-co-infected patients had 65% higher mortality (aHR=1.65; 95% CI 1.47–1.86), and patients with both HCV and HBV co–infections had 123% higher mortality (aHR=2.23; 95% CI 1.87–2.66). Conclusions: HBV and HCV coinfection may have an additive efect on increasing the risk of all–cause death among PLWH who are on ART. It is suggested that there is need for primary prevention and access to efective hepatitis treatment for PLWH.

【Bactericidal efficacy of a low concentration of vaporized hydrogen peroxide with validation in a BSL-3 laboratory】 第一作者：陶春爱，通讯作者：孙贵娟，SCI，IF=8.9，*Hournal of Hospital Infection* 第 5 卷，第 127 期，第 51–58 页。

Abstract Background: Highly infective pathogens are cultured and studied in biosafety laboratories. It is critical to disinfect these laboratories thoroughly in order to prevent laboratory infection. A whole-room, non-contact, reduced corrosion disinfection strategy using hydrogen peroxide was proposed and evaluated. Aim: To evaluate the bactericidal efficacy of 8% and 10% vaporized hydrogen peroxide (VHP) in a laboratory setting, with spores and bacteria used as bioindicators. Methods: Spores of Bacillus atrophaeus and Bacillus stearothermophilus, along with Escherichia coli, Staphylococcus aureus and Staphylococcus albus bacteria were placed in pre-selected locations in a sealed laboratory, and an OXY-PHARM NOCOSPRAY2 VHP generator was applied. Spore killing efficacy was evaluated qualitatively, bactericidal efficacy was analysed quantitatively, and the mean log10 reduction was determined. Finally, the optimized disinfection strategy was verified in a biosafety level 3 (BSL–3) laboratory. Findings: Significant reductions in microbial load were obtained for each of the selected spores and bacteria when exposed to VHP 8% and 10% for 2e3 h. S. aureus was found to be more resistant than E. coli and S. albus. Tests with VHP 8% and exposure for > 3 h showed a 100% kill rate for B. atrophaeus on surfaces and equipment in the BSL–3 laboratory. Conclusion: The VHP generator has good diffusivity and low corrosiveness, and is a timesaving method for removal of disinfectant residue. This study provides reference for the precise disinfection of air and the surfaces of objects in biosafety laboratories under various conditions.

【Hair levels of steroid，endocannabinoid，and the ratio biomarkers predict viral suppression among people living with HIV/AIDS in China】 第一作者：刘帅凤，通讯作者：沈智勇，SCI，IF=6.314，*Clinica Chimica Acta* 第 535 卷，第 1 期，第 143–152 页。

Abstract Background: Predicting viral suppression early is crucial to improving treatment outcomes among people living with HIV/AIDS (PLWH) in clinics. Viral suppression is affected by stress, making stress indicators a potential predictive factor. Most of previous studies used the self-report questionnaire as stress indicators, but there were great drawbacks due to its subjective. In contrast, end products of neuroendocrine systems such as hypothalamic-pituitaryadrenal (HPA) and hypothalamic-pituitary-gonadal (HPG) axes and endogenous cannabinoid system (ECS) that involved in regulating stress as objective stress indicators are urgently needed to predict viral suppression. Therefore, this study aimed to investigate whether neuroendocrine indictors can strongly predict viral suppression among PLWH in China. Methods: This cross-sectional study recruited 1198 PLWH on antiretroviral therapy (ART) in Guangxi, China. The concentrations of steroids (i.e., cortisol, cortisone, dehydroepiandrosterone, testosterone and progesterone) and endocannabinoids (i.e., N-arachidonoyl-ethanolamine and 1–arachidonyl glycerol) in hair were quantitated using the LC–APCI+–MS/MS method. To screen biomarkers that were used to predict viral suppression, association between hair biomarkers and viral suppression was examined by Mann-Whitney U test and partial correlation analyses. Receiver operating characteristic (ROC) curves and binary logistic regression based on the optimal classification threshold determined with ROC curves were used to estimate the prediction effects of the screened biomarkers on viral suppression (HIV-1 RNA<200 copies/mL). Results: Hair levels of dehydroepiandrosterone (DHEA), and N-arachidonoyl-ethanolamine (AEA), and the cortisol to DHEA ratio exhibited significant intergroup differences (*P*s<0.05) and were correlated with HIV viral load (*P*s<0.05). Hair DHEA concentrations strongly predicted viral suppression, showing good classification performance (area under the ROC curve=0.651, *P*<0.01) and strong predictive utility (adjusted odd ratio=2.324, 95 % confidence interval=1.211–4.899, *P*<0.05) with an optimal threshold of 10.5 pg/mg. A hair AEA concentration of 2.4 pg/mg was the optimal threshold for predicting viral suppression based on good classification performance (area under the ROC curve=0.598, *P*<0.05) and predictive power (adjusted odd ratio=2.124, 95 % confidence interval=1.045–4.244, *P*<0.05). In hair levels of cortisol to DHEA, viral suppression was observed to be highly predictive, with a threshold of 10.5 pg/mg being optimal for classification (area under the ROC curve=0.624, *P*<0.05) and prediction (adjusted odd ratio=0.421, 95 % confidence interval=0.201–0.785, *P*<0.05). Conclusion: Hair levels of DHEA, and AEA and the cortisol to DHEA ratio were screened and verified to have significant predictive power with optimal thresholds for predicting viral suppression in a large-scale cohort. The data may provide new insights into predictors of successful virological outcomes and inform public health intervention and clinical practice to assist PLWH in achieving and sustaining viral suppression.

【Genetic network analysis of HIV sexual transmission in rural Southwest China after the expansion of antiretroviral therapy：A population-based study】 第一作者：陈欢欢，通讯作者：蓝光华、阮玉华，SCI，IF=6.064，*Frontiers in Immunology* 第 2022 卷，第 13 期，第 1–12 页。

Abstract Background: This study is used to analyze the genetic network of HIV sexual transmission in rural areas of Southwest China after expanding antiretroviral therapy (ART) and to investigate the factors associated with HIV sexual transmission through the genetic network. Materials and methods: This was a longitudinal genetic network study in Guangxi, China. The baseline survey and follow-up study were conducted among patients with HIV in 2015, and among those newly diagnosed from 2016 to 2018, respectively. A generalized estimating equation model was employed to explore the factors associated with HIV transmission through the genetic linkage between newly diagnosed patients with HIV (2016–2018) and those at baseline (2015–2017), respectively. Results: Of 3, 259 identified HIV patient sequences, 2, 714 patients were at baseline, and 545 were newly diagnosed patients with HIV at follow-up. A total of 8, 691 baseline objectives were observed by repeated measurement analysis. The prevention efficacy in HIV transmission for treated HIV patients was 33% [adjusted odds ratio (AOR) : 0.67, 95% confidence interval (CI) : 0.48–0.93] . Stratified analyses indicated the prevention efficacy in HIV transmission for treated HIV patients with a viral load (VL) of<50 copies/ml and those treated for 4 years with a VL of<50 copies/ml to be 41 [AOR: 0.59, 95%CI: 0.43–0.82] and 65% [AOR: 0.35, 95% CI: 0.24–0.50] , respectively. No significant reduction in HIV transmission occurred among treated HIV patients with VL missing or treated HIV patients on dropout. Some factors were associated with HIV transmission, including over 50 years old, men, Zhuang and other nationalities, with less than secondary schooling, working as a farmer, and heterosexual transmission. Conclusion: This study reveals the role of ART in reducing HIV transmission, and those older male farmers with less than secondary schooling are at high risk of HIV infection at a population level. Improvements to ART efficacy for patients with HIV and precision intervention on high-risk individuals during the expansion of ART are urgently required.

【Tuberculosis among ambulatory people living with HIV in Guangxi，China：A longitudinal study】 第一作者：梁大斌、崔哲哲，通讯作者：林玫，SCI，IF=4.614，*International Journal of Environmental Research and Public Health* 第 2022 卷，第 19 期，第 12280 页。

Abstract Background: This study aims to determine the prevalence of TB among ambulatory people living with HIV in Guangxi, which experienced the biggest HIV epidemic in China. Methods: We undertook a longitudinal study in five HIV/AIDS designated hospitals randomly selected from Guangxi; all newly diagnosed HIV/AIDS outpatients from 2019 to 2021 were screened for TB and interviewed with a questionnaire. Results: A total of 4539 HIV/AIDS outpatients were enrolled, with 2886 (63.6%) men and 1653 (26.4%) women. The prevalence of TB/HIV coinfection was 0.8%, with a clear downward trend from 1.3% in 2019 to 0.4% in 2021 (P=0.0011). The prevalence of LTBI was 24.3%, with no significant differences from 2019 to 2021. The percentages of AIDS, comorbidity, nine symptoms and abnormal chest X-ray of TB were higher than those of the other PLWH. Conclusion: The prevalence of TB among ambulatory people with HIV in Guangxi was 14 times higher than the general population, and the annual declined TB prevalence indicated the effectiveness of TB and HIV control and prevention over recent years. The findings proved that symptom screening was insufficient for TB diagnosis and highlighted the importance of systematic TB screening at every visit to a health facility.

【Space-Time distribution characteristics of tuberculosis and its socioeconomic factors in Southern China from 2015 to 2019】 通讯作者：林玫、崔哲哲，SCI，IF=4.177，*Infection and Drug Resistance* 第 200 卷，第 15 期，第 2603–2616 页。

Abstract Purpose: Guangxi is a high prevalence area of tuberculosis (TB) in China, urgent needing of further TB reduction. Our purpose is to analyze the epidemiological characteristics of TB in Guangxi and analyze the relationship between socioeconomic factors and TB from the dimensions of time and space to provide evidence to effectively prevent and control TB. Patients and Methods: We performed a retrospective analysis of the epidemiology of TB. Moran's index (I) was used for spatial autocorrelation analysis, and space-time scanning was used to detect temporal, space, and space-time clusters of TB. A Bayesian space-time model was used to analyze related factors of the TB epidemic at the county level in Guangxi. Results: From 2015 to 2019, a total of 233, 623 TB cases were reported in Guangxi. The majority of TB cases were in males; the reported incidence of TB was the highest in people aged ≥ 65 years. By occupation, farmers were the most frequently affected. The overall reported incidence of TB decreased by 4.95% during this period. Tuberculosis occurs all year round, but the annual reporting peak is usually from March to July. Spatial autocorrelation analysis showed that the reported incidence of TB in 2015–2019 was spatially clustered (Moran's I>0, P<0.05); Kulldorff's scan revealed that the space-time cluster (log-likelihood ratio=2683.76, relative risk=1.60, P<0.001) was mainly concentrated in northern Guangxi. Using Bayesian space-time modeling, socioeconomic and healthcare factors are related to the high prevalence of TB. Conclusion: The prevalence of TB is influenced by a space-time interaction effect and is associated with socioeconomic and healthcare status. It is necessary to improve the economic development and health service in areas with a high TB prevalence.

【Epidemiology of influenza virus reinfection in Guangxi, China: A retrospective analysis of a nine-year influenza surveillance data: Characteristics of influenza virus reinfection】 第一作者：王晶、蒋丽娜，通讯作者：谭毅，SCI，IF=3.623，*International Journal of Infectious Diseases* 第 120 卷，第 135–141 页。

Abstract Background: Epidemiological characteristic profile of the reinfection of the influenza virus has not been well described. Methods: This study included all influenza cases of Guangxi, China from January 2011–December 2019 that were recorded in the National Notifiable Infectious Disease Reporting Information System (NIDRIS) within 24 hours after diagnosis. Results: A total of 53, 605.6 person-months and the median time of 8.7 months were observed for reinfection. The median age at the first influenza virus infection was 4.5 (interquartile range=2.0–7.5) years. The cumulative reinfection incidence was 2% at 6 months, 4% at 12 months, 5% at 24 months, and 7% after 59 months. Living in the rural area (hazard ratio [HR] =1.37 [95% confidence interval (CI), 1.29–1.45]), age ≤6 years (HR=11.43 [95% CI, 9.47–13.80]) were independent risk factors associated with influenza reinfection. Among 49 patients experiencing two laboratory tests, 32 patients (65.3%) were found to be infected with different virus types. The interval between two consecutive laboratory-confirmed episodes of the four groups differed (*P*=0.148): the maximum was 72.9 months and the minimum was 1.2 months. Conclusions: The reinfection of the influenza virus in Guangxi was independently and positively associated with living the rural area and younger age. The unusually high frequency of reinfection points to a need for further prospective longitudinal studies to better investigate the sufficient impact on different subtypes.

【Nonstudent young men put students at high risk of HIV acquisition in Guangxi, China: A phylogenetic analysis of surveillance data】 第一作者：江河，通讯作者：邵一鸣，SCI，IF=3.835，*Open Forum Infectious Diseases* 第 9 卷，第 3 期，ofac042 页。

Abstract Background: We sought to identify students and their sexual partners in a molecular transmission network. Methods: We obtained 5996 HIV protease and reverse transcriptase gene sequences in Guangxi (165 from students and 5831 from the general populations) and the relevant demographic data. We constructed a molecular transmission network and introduced a permutation test to assess the robust genetic linkages. We calculated the centrality measures to describe the transmission patterns in clusters. Results. At the network level, 68 (41.2%) students fell within the network across 43 (8.1%) clusters. Of 141 genetic linkages between students and their partners, only 25 (17.7%) occurred within students. Students were more likely than random permutations to link to other students (odds ratio [OR], 7.2; *P*<0.001), private company employees aged 16–24 years (OR, 3.3; *P*=0.01), private company or government employees aged 25–49 years (OR, 1.7; *P*=0.03), and freelancers or unemployed individuals aged 16–24 years (OR, 5.0; *P*<0.001). At the cluster level, the median age of nonstudents directly linked to students (interquartile range) was 25 (22–30) years, and 80.3% of them had a high school or higher education background. Compared with students, they showed a significantly higher median degree (4.0 vs 2.0; *P*<0.001) but an equivalent median Eigenvector Centrality (0.83 vs 0.81; *P*=0.60). Conclusions: The tendency of genetic linkage between students and nonstudent young men and their important position in the HIV transmission network emphasizes the urgent need for 2–pronged public health interventions based on both school and society.

【Impacts of HIV-1 subtype diversity on long-term clinical outcomes in antiretroviral therapy in Guangxi, China】 第一作者：江河，通讯作者：林玫、邵一鸣，SCI，IF=3.73，*JAIDS* 第 89 卷，第 5 期，第 583–591 页。

Abstract Background: Comprehensively estimating the impacts of HIV–1 subtype diversity on long-term clinical outcomes during antiretroviral therapy (ART) can help inform program recommendations. Methods: The HIV–1 sequence data and clinical records of 5950 patients from all 14 prefectures in Guangxi, China, during 2008–2020 were included. Evolutional trends of CD4+ T-lymphocyte count and viral load were explored, and the effects of HIV–1 subtypes on clinical outcomes were estimated by the Cox proportional hazards model. The polymorphisms involved in drug resistance mutation were analyzed. Results: Compared with patients with CRF07_BC, patients with CRF01_AE and CRF08_BC showed poor immunologic and virologic responses to antiretroviral therapy. Although the median expected time from ART initiation to virologic suppression for all patients was approximately 12 months, patients with CRF01_AE and CRF08_BC had a long time to achieve immune recovery and a short time to occur immunologic failure, compared with patients with CRF07_BC. Adjusted analysis showed that both CRF01_AE and CRF08_BC were the negative factors in immune recovery and long-term mortality. In addition, CRF08_BC was a negative factor in virologic suppression and a risk factor of virologic failure. This poor virologic response might result from the high prevalence of drug resistance mutation in CRF08_BC. Conclusions: Compared with patients with CRF07_BC, patients with CRF01_AE could benefit more from immediate ART, and patients with CRF08_BC are more suitable for PI-based regimens. These data emphasize the importance of routine HIV-1 genotyping before ART, immediate ART, and personalized ART regimens to improve the prognosis for patients undergoing ART.

【Geographical distinctions of longevity indicators and their correlation with climatic factors in the area where most Chinese Yao are distributed】 第一作者：陆华湘，SCI，IF=3.738，*INTERNATIONAL JOURNAL OF BIOMETEOROLOGY*第 66 卷，第 1 期，第 97–110 页。

Abstract Longevity research is a hot topic in the health feld. Considerable research focuses on longevity phenomenon in Bama Yao Autonomous County, which has a typical karst landform and is located in Southwest China. This study aims to illustrate the spatial feature of longevity indicators in other Yao areas, to analyze the correlation between climatic factors and longevity indicators, and to provide new clues and targets for further longevity studies. We collect and integrate population, climate, and terrain data into a spatial database. The main analysis methods include spatial autocorrelation, high/low clustering, and multiscale geographically weighted regression (MGWR). Two longevity clusters are identifed in Guijiang River Basin (longevity index (LI%) : 2.49 ± 0.63) and Liujiang River Basin (LI%: 2.13 ± 0.60). The spatial distribution of longevity indicators is autocorrelative (Moran's I=0.652, *P*<0.001) and clustered signifcantly (Z score=4.268, *P*<0.001). MGWR shows that the atmospheric pressure signifcantly afects the spatial distribution of LI% [estimate value (EV) =-0.566, *P*=0.012], centenarity index (CI%) (EV=-0.425, *P*=0.007), UC (EV=-0.502, *P*=0.006), and CH (EV=-0.497, *P*=0.007). Rainfall signifcantly afects the spatial distribution of LI% (EV=0.300, *P*=0.003) and CI% (EV=-0.191, *P*=0.016). The spatial distribution of the main longevity indicators shows signifcant heterogeneity and autocorrelation, and they cluster in the Guijiang River and Liujiang River basins. Atmospheric pressure and rainfall may contribute to the longevity phenomenon through complex mechanisms. The longevity phenomenon in the Yao nationality in Guijiang River Basin requires further study to improve our understanding of the health efect of meteorological, environmental, and social conditions on longevity.

【基于分子网络的广西壮族自治区 HIV 传播热点和跨地区传播特征分析】 第一作者：江河，通讯作者：蓝光华，中文核心，《中华流行病学杂志》第 43 卷，第 9 期，第 1423–1429 页。

摘要 目的：基于分子网络分析广西 HIV 传播热点和跨地区传播特征，为优化艾滋病精准防控策略提供证据。方法：整合 1997—2020 年采集的 5996 条广西 HIV pol 区序列和 165534 条公开发表的非广西 HIV pol 区序列，使用 HIV-TRACE 工具以 0.5% 成对基因距离阈值构建分子网络。结果：进入广西 HIV 传播热点分子网络的序列比例为 31.5%（1886/5996）。在 HIV 跨地区传播分子网络中，省内连接占 51.6%，国内连接占 48.0%（2430/5062），国际连接占 0.4%（19/5062）。与广西跨地区连接的主要地区为广东省（49.5%，1212/2449）、北京市（17.6%，430/2449）、上海市（6.9%，168/2449）、四川省（5.7%，140/2449）、云南省（4.2%，102/2449）、陕西省（3.8%，93/2449）、浙江省（2.8%，69/2449）、海南省（2.0%，49/2449）、安徽省（1.5%，37/2449）和江苏省（1.3%，33/2449），其余地区与广西跨地区连接比例均＜1.0%。进入广西 HIV 传播热点分子网络风险较高的影响因素包括≥ 50 岁（相比于 25 ～ 49 岁，aOR=1.68，95%CI：1.46 ～ 1.95）、男性（相比于女性，aOR=1.21，95%CI：1.05 ～ 1.40）、未婚（相比于已婚，aOR=1.18，95%CI：1.00 ～ 1.39）、高中及以上文化程度（相比于初中及以下，aOR=1.21，95%CI：1.04 ～ 1.42）和男男性传播（相比于异性性传播，aOR=1.77，95%CI：1.48 ～ 2.12）。跨地区连接风险较高的影响因素包括男性（相比于女性：

aOR=1.74，95%CI：1.13～2.75），高中及以上文化程度（相比于初中及以下，aOR=1.96，95%CI：1.43～2.69）、自由职业/待业/退休（相比于农民，aOR=1.50，95%CI：1.07～2.11）、男男性传播（相比于异性性传播，aOR=3.28，95%CI：2.30～4.72）。结论：广西存在HIV传播热点，广西与国内地区组成复杂的跨地区传播网络。后续研究应针对分子网络分析推断的高风险人群开展社会网络调查，及时识别隐匿传播链，减少HIV二代传播。

【一起海陆边境城市新冠病毒肺炎疫情暴发溯源调查】 第一作者：居昱、钟延旭，通讯作者：林玫、钟革，中文核心，《疾病监测》第37卷，第12期，第1-3页。

摘要 目的：分析2021年12月广西海陆边境城市（东兴市）一起新冠疫情暴发的流行特征及溯源过程，为今后类似疫情应急处置及科学溯源提供科学依据。方法：按照《新型冠状病毒感染的肺炎病例流行病学调查方案（第八版）》对病例开展流行病学调查，用实时荧光定量RT-PCR法对标本进行新冠病毒核酸筛查，阳性标本进行全基因组测序和系统发育分析。采用R4.1.3统计软件进行数据统计分析，用Logistic回归分析感染的相关因素。结果：本次疫情累计感染病例20例，波及6个家庭，平均潜伏期4.6±2.2天。接种疫苗是新冠续发感染的保护因素（已接种RR=0.19，95%CI=0.05～0.63；已加强RR=0.18，95%CI=0.05～0.67）。获得19例病例新冠病毒基因组有效序列，与武汉参考株（NC_045512）序列相比，本起疫情病例新冠病毒基因组序列存在35～36个核苷酸突变位点，属于VOC/Delta变异株（AY.57进化分支），新冠病毒刺突（S）蛋白均存在相同的11个氨基酸突变位点，与全球新冠病毒基因组数据库（GISAID）中越南上传的2条新冠病毒基因组序列高度同源。结论：本起疫情是一起由渔民外出作业接触越南籍境外人员感染导致本地社区传播，今后应加强边境村民管理和边境流行株监测，尽早发现并处置疫情。

【广西2015—2020年腹泻患者诺如病毒流行特征及相关因素分析】 第一作者：钟延旭，通讯作者：蒋玉艳，中文核心，《中华疾病控制杂志》第23卷，第2期，第146-150页。

摘要 目的：分析2015—2020年广西诺如病毒流行特征及变化趋势，为诺如病毒监测和防控提供科学依据。方法：通过全国食源性疾病监测报告系统收集广西11家食源性疾病哨点医院2015—2020年监测数据，采用R4.0.3软件进行描述和统计分析，包括流行曲线、卡方检验、趋势卡方检验等方法，诺如病毒相关因素采取Logistic回归分析，分别计算OR值及95%置信区间，统计检验水准为$P<0.05$。结果：共检出1008例诺如病毒病例，阳性检出率12.75%（1008/7903），小于5岁儿童（OR=1.43，95%CI=1.13～1.82）及20～45岁（OR=1.45，95%CI=1.13～1.87）为高风险人群，病例以秋季（OR=1.29，95%CI：1.08～1.53）高发，夏季低发（OR=0.67，95%CI：0.55～0.80），旅游地区（桂林市）为高发地区（OR=1.41，95%CI：1.10～1.80）。水产品（OR=1.40，95%CI：1.03～1.91）、肉类和乳类制品（OR=1.31，95%CI：1.06～1.61）是诺如病毒感染风险食品。新冠疫情防控措施可导致诺如病毒发生下降61%（OR=0.39，95%CI：0.31～0.49），诺如病毒检出率总体呈下降趋势（趋势χ^2=85.33，$P<0.001$）。此外，就诊时间延长可导致诺如病毒检出率下降19%～23%（OR24-48小时=0.81，95%CI=0.70～0.95；OR＞48小时=0.77，95%CI=0.63～0.93）。结论：广西诺如病毒流行具有季节性和地域性，近6年腹泻病人检出率呈下降趋势。低龄儿童是高发人群，海产品的摄入增加诺如病毒发生风险，新冠疫情防控措施大幅度降低诺如病毒发生概率。今后应加强对海产品等重点食品的监测，同时重点筛查早期就诊病例，提高诺如病毒监测水平，确保人群健康。

【广西2010—2019年学校传染病突发事件流行特征分析】 第一作者：李曦亮，通讯作者：李永红，中文核心，《现代预防医学》第49卷，第1期，第17-20页。

摘要 目的：分析广西学校传染病突发事件的流行特征，为制定学校传染病预防控制策略提供科学依据。方法：通过国家突发公共卫生事件报告管理信息系统，收集整理2010—2019年广西学校传染病突发事件网络直报数据，应用描述流行病学方法进行分析。结果：2010—2019年广西共报告学校传染病突发事件1822起，报告发病99173例，涉及人数2349537人，报告死亡46例，罹患率为4.22%，病死率为0.46‰。事件数居5位的传染病依次为流行性感冒、水痘、手足口病、流行性腮腺炎和其他感染性腹泻，共占总数的93.58%。高峰出现在3—6月和9月至次年1月份。小学、幼儿园和初中是事件发生的主要场所，占事件总数的91.49%。结论：呼吸道传染病是目前影响广西学校传染病突发事件的首要因素，加强学校儿童疫苗接种、疫情监测、疫情报告与防控，可有效防止或减少突发公共卫生事件的发生。

【基于麻疹病毒IgG抗体酶联免疫吸附试验的尿素变性亲和力检测方法建立】 第一作者：秦月，通讯作者：刘巍，中文核心，《中国疫苗和免疫》第28卷，第1期，第30-34页。

摘要 目的：建立基于麻疹病毒（Measles virus，MV）IgG抗体酶联免疫吸附试验（ELISA）试剂盒的尿素变性亲和力检测方法。方法选取2018—2019年广西MV IgG阳性的麻疹病例血清标本，采用亲和力试剂盒检测MV IgG亲和力。选择低和高亲和力血清标本各6份，在ELISA酶标板中加入尿素处理后，检测IgG浓度，计算1gG浓度下降率；在亲和力试验中改变尿素条件，计算高低亲和力标本的相对亲和力指数（Relative avidity index，RAI）比值，确定本研究方法的最优实验条件。选择100份血清标本同时采用本研究建立的方法和成品试剂盒检测MV IgG亲和力，计算检测一致率。结果6份低亲和力和6份高亲和力血清标本RAI分别为24%～39%，67%～86%；当4mol/L（pH 6.4 ～ 7.4）、5mol/L（pH 6.4 ～ 7.4）和6mol/L（pH 6.4～7.0）的尿素处理酶标板，MV IgG浓度下降率≤48.67%；当尿素条件为4mol/L（1～40min），5moLL(1～20min)，6mol/L(1～5min)时，IgG浓度下降率≤47.53%；尿素条件为6mol/L（pH 7.0）和6moL/L（5min）时RAI比值分别为2.30和2.43。本研究亲和力试验的尿素处理最优条件为6mol/L（pH 7.0）的尿素在37℃作用5min；该方法与成品试剂盒的亲和力检测一致率为92%。结论：本研究建立的基于MV IgC抗体ELISA试剂盒的尿素变性亲和力检测方法简便可行且结果可靠。

2022年中心发表论文一览表

序号	科（所）	通讯作者	第一作者	论文题目	期刊名称	期卷页码	期刊级别
1	微生物检验所、结核病防制所	林玫、石云良	黄彦、王红、杜悦	New variant of Vibrio parahaemolyticus，sequence type 3，serotype O10：K4，China，2020	Emerging Infectious Diseases-	第28卷，第6期，第1261-1264页	SCI
2	结核病防制所	林玫	梁大斌、崔哲哲、	Tuberculosis among ambulatory people living with HIV in Guangxi，China：A longitudinal study	International Journal of Environmental Research and Public Health	第2022卷，第19期，第12280页	SCI
3	结核病防制所	林玫	梁大斌、崔哲哲	Tuberculosis among ambulatory people living with HIV in Guangxi，China：A longitudinal study	International Journal of Environmental Research and Public Health	第2022卷，第19期，第12280页	SCI
4	艾滋病防制所	沈智勇	刘帅凤	Hair levels of steroid，endocannabinoid，and the ratio biomarkers predict viral suppression among people living with HIV/AIDS in China	Clinica Chimica Acta	第535卷，第1期，第143-152页	SCI

续表

序号	科（所）	通讯作者	第一作者	论文题目	期刊名称	期卷页码	期刊级别
5	结核病防制所	林玫	梁大斌、崔哲哲	Tuberculosis among ambulatory people living with HIV in Guangxi，China：A longitudinal study	International Journal of Environmental Research and Public Health	第 2022 卷，第 19 期，第 12280 页	SCI
6	艾滋病防制所	蓝光华、阮玉华	陈欢欢	Genetic network analysis of HIV sexual transmission in rural Southwest China after the expansion of antiretroviral therapy：A population-based study	Frontiers in Immunology	第 2022 卷，第 13 期，第 1-12 页	SCI
7	艾滋病防制所	沈智勇	刘帅凤	Hair zidovudine concentrations predict virologic outcomes among people living with HIV/AIDS in China	AIDS Research and Human Retroviruses	第 2022 卷，第 16 期，第 1885-1896 页	SCI
8	艾滋病防制所	合作作者	朱秋映	Virologic failure and all-cause mortality among older people living with HIV/AIDS in South China	AIDS Care	第 7 卷，第 17 期，第 1-6 页	SCI
9	科研与培训科	合作作者	林康明	Evaluation of malaria standard microscopy and rapid diagnostic tests for screening-Southern Tanzania，	China CDC Weekly	第 4 卷，第 28 期，第 605-608 页	SCI
10	结核病防制所	林玫、崔哲哲	合作作者	Space-time distribution characteristics of tuberculosis and its socioeconomic factors in Southern China from 2015 to 2019	Infection and Drug Resistance	第 200 卷，第 15 期，第 2603-2616 页	SCI
11	消杀与媒介防制所	孙贵娟	陶春爱	Bactericidal efficacy of a low concentration of vaporized hydrogen peroxide with validation in a BSL-3 laboratory	Journal of Hospital Infection	第 5 卷，第 127 期，第 51-58 页	SCI
12	急性传染病防制所	谭毅	王晶、蒋丽娜	Epidemiology of influenza virus reinfection in Guangxi，China：A retrospective analysis of a nine-year influenza surveillance data：Characteristics of influenza virus reinfection	International Journal of Infectious Diseases	第 120 卷，第 135-141 页	SCI
13	艾滋病防制所	邵一鸣	江河	Nonstudent young men put students at high risk of HIV acquisition in Guangxi，China：A phylogenetic analysis of surveillance data	Open Forum Infectious Diseases	第 9 卷，第 3 期，ofac042 页	SCI
14	艾滋病防制所	林玫、邵一鸣	江河	Impacts of HIV-1 subtype diversity on long-term clinical outcomes in antiretroviral therapy in Guangxi，China	JAIDS	第 89 卷，第 5 期，第 583-591 页	SCI

续表

序号	科（所）	通讯作者	第一作者	论文题目	期刊名称	期卷页码	期刊级别
15	艾滋病防制所	沈智勇	刘帅凤	The relationship of hair glucocorticoid levels to immunological and virological outcomes in a large cohort of combination antiretroviral therapy treated people living with HIV	BMC Infectious Diseases	第22卷，第268期，第1-8页	SCI
16	艾滋病防制所	朱金辉	朱秋映	Treatment outcomes of HIV patients with hepatitis B and C virus co-infections in Southwest China：An observational cohort study	Infectious Diseases of Poverty	第11卷，第7期，第1-7页	SCI
17	结核病防制所	合作作者	崔哲哲	Changing antibiotic prescribing practices in outpatient primary care settings in China：Study protocol for a health information system-based cluster-randomised crossover controlled trial	PLOS ONE	第17卷，第1期，e0259065页	SCI
18	艾滋病防制所	合作作者	陆华湘	Populations at high risk of cervical cancer in Guangxi：Findings from two screening projects in a minority area of South China	Journal of Medical Screening	第29卷，第1期，第44-52页	SCI
19	艾滋病防制所	合作作者	陆华湘	Geographical distinctions of longevity indicators and their correlation with climatic factors in the area where most Chinese Yao are distributed	International Journal of Biometeorology	第66卷，第1期，第97-110页	SCI
20	艾滋病防制所	合作作者	陆华湘	Prevalence and spatial heterogeneity of Trichomonas vaginalis infection among the female population and association with climate in Guangxi Zhuang Autonomous Region，Southern China	ACTA Tropica	第255卷，第255期，第106204页	SCI
21	免疫规划所	杜进发	陈加贵	2010—2020年广西甲型病毒性肝炎流行病学特征分析	公共卫生与预防医学	第33卷，第6期，第47-50页	科技核心
22	寄生虫病防制所	刘健	合作作者	2016—2019年广西灵山县人群华支睾吸虫感染情况分析	中国寄生虫学与寄生虫病杂志	第40卷，第5期，第673-676页	中文核心
23	结核病防制所	黄敏莹	合作作者	2010—2021年广西TB/HIV双重感染监测及结核检测情况分析	应用预防医学	第28卷，第5期，第414页	中文非核心
24	艾滋病防制所		江河	艾滋病抗病毒治疗生存风险评分研究进展	应用预防医学	第28卷，第5期，第491-495页	中文非核心

续表

序号	科（所）	通讯作者	第一作者	论文题目	期刊名称	期卷页码	期刊级别
25	急性传染病防制所	康宁	闭福银	2019年广西7份本地感染登革病毒E基因特征分析	现代预防医学	第49卷，第18期，第3421—3425页	中文核心
26	急性传染病防制所	康宁	康宁	2019—2021年广西流感监测结果分析	现代预防医学	第49卷，第18期，第3440—3445页	中文核心
27	艾滋病防制所	蓝光华	罗柳红	广西2004—2019年初始抗病毒治疗儿童HIV感染者生长发育情况分析	中国热带医学	第22卷，第9期，第791—796页	科技核心
28	微生物检验所		诸葛石养	不同来源金黄色葡萄球菌溶血素基因分布分析	中国热带医学	第28卷，第9期，第643—645页	科技核心
29	艾滋病防制所	阮玉华	罗柳红	广西壮族自治区2004—2019年初始抗病毒治疗儿童HIV感染者死亡和脱失情况分析	中华流行病学	第43卷，第9期，第1430—1435页	中文核心
30	艾滋病防制所	蓝光华	江河	基于分子网络的广西壮族自治区HIV传播热点和跨地区传播特征分析	中华流行病学杂志	第43卷，第9期，第1423—1429页	中文核心
31	慢性非传染性疾病防制所	合作作者	廖显明	我国老年人慢性病共病的现状和应对策略	应用预防医学	第28卷，第2期，第191—194页	中文非核心
32	结核病防制所	梁大斌	黄敏莹	广西近十年结核病防治工作成就与展望	中国临床新医学	第15卷，第8期，第671—676页	科技核心
33	急性传染病防制所	闭福银	康宁、陈华凤	2020—2021年广西Victoria系乙型流感病毒的抗原性及基因特性分析	疾病监测	第37卷，第8期，第1078—1086页	中文核心
34	急性传染病防制所	陈敏玫	王静	登革热病例病程中后期登革病毒带毒研究	热带医学杂志	第22卷，第8期，第1133—1135页	科技核心
35	环境卫生与地方病防制所		王芬芬	2017—2020年广西壮族自治区沿海地区碘缺乏病监测情况调查	中华地方病学杂志	第41卷，第8期，第659—663页	中文核心
36	消杀与媒介防制所	唐小兰	陶春爱	广西民营医院消毒效果监测	中国消毒学杂志	第38卷，第8期，第613—615页	中文核心
37	慢性非传染性疾病防制所		滕有明	2014—2020年广西儿童青少年伤害死亡流行特征分析	疾病监测	第37卷，第7期，第912—916页	中文核心
38	寄生虫病防制所		冯向阳	广西疟疾媒介按蚊的研究现状和发展	中国热带医学	第22卷，第7期，第691—694页	科技核心
39	急性传染病防制所	林玫、王晶	合作作者	2016—2020年广西诺如病毒所致感染性腹泻疫情流行病学分析	疾病监测	第49卷，第12期，第2271—2280页	中文核心
40	环境卫生与地方病防制所		廖敏	2020年广西实现消除碘缺乏病目标评估结果分析	中国地方病防治杂志	第37卷，第3期，第224—227页	中文非核心

续表

序号	科（所）	通讯作者	第一作者	论文题目	期刊名称	期卷页码	期刊级别
41	食品安全风险监测与评价所	蒋玉艳	石萌萌	2015—2020年广西毒蘑菇中毒事件流行病学分析	中国食品卫生杂志	第34卷，第3期，第611-613页	中文核心
42	广西病毒性肝炎防治研究重点实验室	蒋智华	胡莉萍	肝癌相关hsa-miR-483-5p的靶基因预测及生物信息学分析	应用预防医学	第28卷，第2期，第102-106页	中文非核心
43	理化检验所	蒙浩洋	陈广林	广西桂圆肉食品安全风险调查分析	中国卫生工程学	第21卷，第2期，第220-222页	中文非核心
44	预防医学门诊部	罗静霞	罗静霞	间接酶联免疫吸附试验检测免疫人群 血清狂犬病病毒抗体的效能评价	实用预防医学	第29卷，第3期，第295-298页	科技核心
45	预防医学门诊部		曾雪梅	2016—2020年南宁市华支睾吸虫感染状况调查	预防医学论坛	第28卷，第3期，第169-171页	中文非核心
46	免疫规划所	刘巍	秦月	基于麻疹病毒IgG抗体酶联免疫吸附试验的尿素变性亲和力检测方法建立	中国疫苗和免疫	第28卷，第1期，第30-34页	中文核心
47	广西病毒性肝炎防治研究重点实验室	方钟燎、蒋智华	合作作者	Toll样受体（TLR）基因多态性与华支睾吸虫易感性的关联研究	应用预防医学	第28卷，第1期，第6-10页	中文非核心
48	消杀与媒介防制所		马海芳	2020年广西白纹伊蚊幼虫抗药性调查	中华卫生杀虫药械	第28卷，第1期，第18-20页	科技核心
49	信息管理科	宫晨	韩姗珊	2016—2020年广西法定传染病流行特征分析	现代预防医学	第49卷，第3期，第552-556页	中文核心
50	环境卫生与地方病防制所		黎勇	2016—2020年广西壮族自治区农村户厕及粪便处理监测结果分析	现代预防医学	第21卷，第1期，第1-5页	中文非核心
51	结核病防制所	崔哲哲	周崇兴	广西各级结核病防治机构人力资源调查分析	医学动物防制	第38卷，第2期，第108-111页	科技核心
52	寄生虫病防制所	刘健	黄光华	2016—2019年广西灵山县土源性线虫感染监测分析	热带医学杂志	第22卷，第1期，第137-140页	科技核心
53	艾滋病防制所	邵一鸣	江河	HIV传播网络分析方法及测量指标研究进展	中华流行病学杂志	第43卷，第1期，第123-127页	中文核心
54	环境卫生与地方病防制所	钟格梅	许露曦	桂东南某河流铊污染后人群铊暴露状况初步调查	环境卫生学杂志	第12卷，第1期，第30-35页	科技核心
55	应急办公室	李永红	李曦亮	广西2010—2019年学校传染病突发事件流行特征分析	现代预防医学	第49卷，第1期，第17-20页	中文核心
56	急性传染病防制所	林玫、李永红	王晶	广西1例本地新冠病例感染的溯源调查	病毒学报	第38卷，第1期，第33-40页	科技核心

续表

序号	科（所）	通讯作者	第一作者	论文题目	期刊名称	期卷页码	期刊级别
57	急性传染病防制所	林玫、钟革	居昱、钟延旭	一起海陆边境城市新冠病毒肺炎疫情暴发溯源调查	疾病监测	第37卷，第12期，第1-3页	中文核心
58	艾滋病防制所	朱秋映	李博	2015—2020年广西新报告不同民族HIV/AIDS流行特征分析	国际病毒学杂志	第29卷，第6期，第511-515页	中文核心
59	信息管理科	杨继	宫晨	2016—2021年广西壮族自治区手足口病流行特征及时空聚集性分析	疾病监测	第37卷，第11期，第1436-1441页	中文核心
60	急性传染病防制所	曾竣	唐梅荣	广西1例人感染H9N2所致毒株的全基因组分子特征	中华实验和临床病毒学杂志	第22卷，第11期，第1493-1497页	科技核心
61	食品安全风险监测与评价所	蒋玉艳	钟延旭	广西2015—2020年腹泻患者诺如病毒流行特征及相关因素分析	中华疾病控制杂志	第23卷，第2期，第146-150页	中文核心
62	急性传染病防制所		廖驰真	2021年南宁市腹泻病例非伤寒沙门菌血清分型及药敏分析	中国卫生检验杂志	第32卷，第21期，第2561-2564页	科技核心
63	结核病防制所		周崇兴	结核分枝杆菌基因分型及命名规则	华西医学	第37卷，第11期，第1742-1748页	科技核心
64	免疫规划所	刘巍	梁亮	广西中越边境口岸地区首次分离到1株Nam Dinh病毒	中国病原生物学杂志	第17卷，第10期，第1121-1124页	中文核心
65	应急办公室	李永红	任美璇	2010—2020年广西其他感染性腹泻突发公共卫生事件的流行特征与空间聚集性	广西医学	第44卷，第20期，第2397-页	中文核心
66	免疫规划所	杜进发	合作作者	2021年广西壮族自治区北部1～59岁侗族人群乙型肝炎血清流行病学调查	中国疫苗和免疫	第28卷，第5期，第544-549页	中文核心
67	卫生毒理与功能检验所	张洁宏	覃辉艳	缫丝水对老龄大鼠氧化应激水平的改善作用	实验动物与比较医学	第42卷，第5期，第393-400页	科技核心
68	健康教育与传媒科		周荣军	国内公共卫生视角下健康素养研究进展	中国卫生标准管理	第13卷，第18期，第189-193页	科技核心
69	理化检验所	蒙华毅	蒙华毅	绿茶中6种重金属元素的质谱分析	广东化工	第49卷，第18期，第201-202页	中文非核心

续表

序号	科（所）	通讯作者	第一作者	论文题目	期刊名称	期卷页码	期刊级别
70	食品安全风险监测与评价所	钟延旭	合作作者	广西桂平市 2016—2020 年活产新生儿不良出生结局影响因素	中华疾病控制杂志	第 26 卷，第 9 期，第 1050−1056 页	中文核心
71	艾滋病防制所	蓝光华	梁能秀	广西高校 HIV 自检试剂领取学生艾滋病知识知晓率及自检结果反馈情况分析	应用预防医学	第 28 卷 第 4 期 第 334−336 页	中文非核心
72	预防医学门诊部	谭静		流行性感冒疫苗研究进展及不良反应监测	今日健康	第 21 卷，第 8 期，第 274−275 页	中文非核心
73	消杀与媒介防制所	唐小兰	卢桂宁	空气消毒机的研究进展	应用预防医学	第 28 卷，第 3 期，第 303−306 页	中文非核心
74	急性传染病防制所	谭毅	张超	2014—2019 年广西手足口病重症病例流行特征分析	医学动物防制	第 38 卷，第 6 期，第 594 页	科技核心
75	预防医学门诊部		谭静	人用精制狂犬病疫苗预防狂犬病的疗效观察	中国典型病例	第 17 卷，第 6 期，第 039−040 页	中文非核心
76	预防医学门诊部		曾雪梅	华支睾吸虫病诊断技术研究进展	右江医学	第 50 卷，第 5 期，第 388 页	中文非核心
77	营养与学校卫生所	周为文	任轶文	2019 年广西贫困地区学生营养状况分析	应用预防医学	第 28 卷，第 2 期，第 133−135 页	中文非核心
78	艾滋病防制所	蓝光华	蓝光华	HIV 感染儿童抗病毒治疗效果影响因素研究进展	应用预防医学	第 28 卷，第 1 期，第 89−90 页	中文非核心
79	综合办公室		陈玉柱	基于高通量测序的油茶地区人群肠道菌群多样性	中国微生物学杂志	第 34 卷，第 1 期，第 6 页	科技核心
80	环境卫生与地方病防制所	钟格梅	韦日荣	2020 年广西城乡生活饮用水偏硅酸、钙、镁监测结果分析	应用预防医学	第 28 卷，第 6 期，第 539−541 页	中文非核心
81	环境卫生与地方病防制所		廖敏	2021 年广西甲状腺功能正常成人血清碘医学参考值范围初探	应用预防医学	第 28 卷，第 6 期，第 515−517 页	中文非核心
82	慢性非传染性疾病防制所		罗水英	含糖饮料对儿童青少年代谢的影响及控制策略研究进展	应用预防医学	第 28 卷，第 6 期，第 570−575 页	中文非核心
83	艾滋病防制所	蓝光华	李春英、梁能秀	广西 HIV 阳性 MSM 性取向告知现状和原因调查研究	应用预防医学	第 28 卷，第 6 期，第 518−520 页	中文非核心

大事记

1 月

2 日 中心主任、驻东兴市疫情处置工作组临时党支部书记林玫，中心副主任、驻东兴临时党支部副书记钟革与驻东兴临时党支部全体党员到东兴第一党支部纪念碑、中越人民革命烈士纪念碑开展主题党日活动。

4 日 中心 BSL-3 实验室获得国家卫生健康委同意继续从事新型冠状病毒相关实验活动批复。

5 日 中心派急性传染病防制所、应急办公室相关专业技术人员到柳州市对一例 H5N6 禽流感事件开展疫情调查处置。

5—11 日 中心派出疫苗临床研究所技术专家分别赴宾阳县、柳州市疾病预防控制中心对承接的相关临床试验项目进行督导。

8—12 日 中心派出疫苗临床研究所相关人员赴融安县疾病预防控制中心对承接的一项 3 期随机、双盲，以安慰剂作为对照的临床研究项目开展临床试验现场建设及培训督导。

9—14 日 中心疫苗临床研究所派员赴四川攀枝花市、富顺县、自贡市疾病预防控制中心进行疫苗临床试验现场技术指导。

11—12 日 中心委派急性传染病防制所 1 名专家到扶绥县调查处置一起实验室新冠病毒污染事件。

11—24 日 中心党政领导班子及部分职能科所负责人春节前分组登门慰问离退休老干部，给他们送去节日的问候与祝福。

12 日 中心支援东兴市疫情防控队圆满完成支援任务，平安返回南宁。中心先后派出 73 名专业技术人员在东兴开展流调、重点人群排查、消杀、实验室检测和疫情分析研判等工作。

12 日 中心食品安全风险监测与评价所、健康促进与宣传教育青年工作队、国家突发急性传染病防控队（广西）专业技术人员组 3 个集体获自治区卫生健康系统 2019—2020 年度“广西青年文明号”集体称号。

12—18 日 中心派出寄生虫防制所等相关科所专业技术人员分别赴河池市、崇左市协助自治区新冠肺炎疫情防控工作领导小组指挥部检查广西健康码运行保障落实情况。

12—13 日 中心派出寄生虫防制所专业技术人员赴龙胜开展肝吸虫病防治项目合作相关工作。

13—14 日 中心党委副书记李广山、纪委书记李红带领中心各党支部支委，赴龙胜马堤村走访调研慰问 23 户结对帮扶户，同时开展民族团结进步及健康素养宣传活动。

14 日 中心派应急办公室相关专业技术人员前往崇左市开展腹泻疫情调查处置。

15—19 日 中心委派急性传染病防制所 2 名专家到隆林县处置 1 例入境人员新冠病毒检测阳性疫情，指导风险人员研判、三区划分等工作。

16 日 中心接到宁明县 1 例本土新冠阳性病例报告后，派出中心副主任钟革以及多名专业技术人员到宁明县开展流行病学调查、核酸检测等工作。

17—21 日 中心疫苗临床研究所相关技术人员赴柳江疾病预防控制中心进行智飞绿竹四价流脑

疫苗 3 期临床试验第二剂接种现场指导。

19 日 中国合格评定国家认可委员会评审专家组一行对中心进行实验室认可评审。本次评审共通过实验室检验检测项目 14 大类 22 个分类共 909 项参数和 58 个产品检验能力。

19 日 中心召开自治区重点实验室绩效评估考核会，对广西重大传染病防控与生物安全应急响应重点实验室和广西病毒性肝炎防治研究重点实验室进行考核评估。

19—22 日 中心派出急性传染病防制所等科所专家到玉林市、贵港市对广西春运新冠疫情防控进行督查。

21 日 自治区公安厅网安总队副总队长蒋斌生、支队长覃恪一行 8 人到中心开展涉疫系统网络安全指导工作。

25 日 中心党委成立 9 个家访小组，分别前往中心领导班子成员、各科所负责人家中开展廉政家访活动。

25 日 中心召开党史学习教育总结会议。中心党委书记吕炜作总结讲话，中心党委副书记李广山主持会议。中心其他领导班子成员、党委委员、各党支部书记和全体党员参加会议。

25 日 中心召开全体党员大会，增补 1 名中心党委委员。大会由中心党委书记吕炜主持，中心党委班子成员、正式党员共 186 人参加会议。

26 日 驻自治区卫生健康委纪检监察组副组长全能等一行 4 人到中心开展深入纠治医疗卫生领域腐败和作风问题专项督查工作，中心党委书记吕炜，中心党委副书记、主任林玫及班子成员、中心相关科所负责人陪同检查。

27 日 自治区人力资源社会保障厅二级巡视员杨春华莅临中心，看望慰问中心主任、国务院政府特殊津贴专家林玫，并向她致以节日的祝愿。

28 日 中心党委召开党史学习教育专题民主生活会。自治区卫生健康委党组成员、副主任庞军，驻委纪检监察组副组长曹金国，基层卫生处处长刘德诚到会指导。中心领导班子成员参加会议，中心党委委员和中心相关科所人员列席。

28 日 中心举办广西各级疾控中心新冠疫情流调工作交流培训会。自治区“两公一局一委”联合流调队队员、自治区核心流调队队员以及各科所疫情防控现场人员，各市、县（市、区）疾病预防控制中心代表参加会议。会议由中心副主任钟革主持。

29 日 自治区卫生健康委党组书记、主任廖品琥到中心慰问疫情防控人员，并向广西各级疾病预防控制中心同志致以诚挚的问候。

29—30 日 中心纪委开展落实中央八项规定精神、公务用车封存及疫情防控等明察暗访监督检查。

1—12 月 中心抽调免疫规划所等科所多名专业技术人员常驻自治区新冠疫情防控指挥部，参与指导广西各地新冠疫苗接种工作。

1—12 月 中心结核病防制所派出专业技术人员对广西各市、县现场开展结核病指导或督导、疫情处置等工作。

1—12 月 中心组织指导广西 107 个县（市、区）按季度开展传染病自查工作，每季度自查机构 445 家，累计调查病例数 20123 例。广西各县（市、区）按时按质完成季度自查工作，中心及时汇总、统计相关数据并上报国家。

1—12 月 中心质量管理科组织中心相关实验室参加中国疾病预防控制中心、国家碘缺乏病参照实验室等 10 家单位组织开展的考核 26 批 47 份样本 34 个参数 98 个数据，考核结果均为满意或合格。

2 月

4 日 百色市德保县报告一名深圳务工返乡人员新冠病毒核酸检测结果为阳性。接到自治区疫情防控指挥部及自治区卫生健康委的指令后，中心主任林玫、副主任黄兆勇立即率专家赶赴德保县，现场指导疫情工作。

4—6 日 中心共派出 67 人分赴德保、田阳、靖西等地，参与指导当地疫情防控工作。同时，广西 12 个设区市的疾控支援队伍在中心组织下，迅速组建由疾控和公安部门人员组成的联合流调队，有序开展流调工作。

5 日 中心派出移动检测车和检测人员到达德保县，迅速投入核酸检测工作中。

5 日 根据广西新冠疫情防控工作需要，中心号召所有干部职工回到工作岗位。广大干部职工响应号召，提前结束春节假期，返回工作岗位，参与疫情防控工作。

7 日 中心接到自治区疫情防控指挥部紧急通

知，协助德保县开展新冠病毒核酸检测工作。中心党委书记吕炜、党委副书记李广山召集40余名专业技术人员迎接从德保县运抵中心的2辆装载核酸检测样本的运输车、65箱检测样本进实验室检测。

11日 国家联防联控机制综合组广西工作组、自治区疾控中心、百色市卫生健康委全体党员，成立支援隆林县新冠疫情防控流调组联合临时党支部。

12日 经中心党委审批同意，中心派驻百色右江疫情防控工作组成立新冠疫情防控（右江区）临时党支部。

12日 中心疫情防控关心关爱工作组联系抗疫人员家属送来前线队员们所需的保暖衣物等物资，中心统一运送到一线抗疫队员手中。

14日 经自治区卫生健康委直属机关党委批复同意，成立派驻百色市田阳区新冠疫情防控流调组联合临时党支部。

16日 中心党委驻德保临时党支部在德保县德福社区开展“感党恩”红色教育基地主题党日活动。临时党支部书记林玫、德福社区党委书记韦佳奇出席活动并讲话。

27日 建设银行广西分行联合下属子公司建信人寿广西分公司向中心抗疫人员定向无偿提供为期3个月的抗疫意外伤害保险。

3月

1—5日 中心疫苗临床研究所派出专家赴兴安县、全州县、灵川县疾病预防控制中心开展相关临床试验项目质量控制督导。

1—24日 中心结核病防制所组织参加中国疾病预防控制中心举办的2022年“世界防治结核病日”主题宣传活动，指导广西开展“3·24世界防治结核病日”宣传活动，并收集各地活动实况，剪辑上报国家。

2—9日 中心派出寄生虫病防制所相关技术人员分别赴忻城县、宾阳县、宜州区、罗城仫佬族自治县和融水苗族自治县开展春季血防查灭螺技术指导工作。

3—9日 中心派出急性传染病防制所等科所专业技术人员到防城港市疾病预防控制中心培训和指导新冠病毒基因组序列测定和溯源工作。

4—6日 中心疫苗研究所副所长、主要研究者黄腾赴宾阳县开展智飞绿竹四价脑炎3期临床试验的研究者培训工作，并启动项目。

5日 中心团委联合自治区职业病防治研究院团委在南宁开展“青春志愿行　环保我先行”学雷锋志愿服务暨新时代文明实践活动。

7—9日 中心派出寄生虫病防制所相关技术人员到罗城开展基本公共卫生技术指导。

8日 中心第七党支部全体党员及支部所在科所人员联合宾阳县疾病预防控制中心到宾阳县古辣镇古辣社区以“争疾控先锋，创健康环境”为主题开展科普宣传活动。

9—11日 中心党委办公室、健康教育与传媒科、慢性非传染性疾病防制所联合桂林市疾病预防控制中心、龙胜各族自治县疾病预防控制中心等单位到龙胜马堤乡马堤村开展健康示范区（村）创建工作调研。

10日 中心联合广西药用植物园开展“党团共建聚合力，携手共进促发展”主题党日暨主题团日活动。自治区卫生健康委党组成员、广西药用植物园党委书记缪剑华，中心党委书记吕炜出席活动并讲话。

11日 中心结核病防制所协助自治区卫生健康委编制印发《2022年中央补助广西重大传染病防控经费疾病预防控制项目（结核病防治项目）实施方案》。

15—18日 中心派出寄生虫病防制所相关人员赴桂林市、贵港市、贵港桂平市、南宁武鸣区参加自治区工业和信息化厅化学武器核查工作疫情防控安全保障工作。

16日 自治区卫生健康委党组党建工作现场考评第四考核组到中心开展2021年度党建工作现场考评。中心党委书记吕炜及党委办公室、综合办公室等有关科所负责人陪同检查考评。

16—18日 中心疫苗临床研究所派出项目协调员赴宾阳县疾病预防控制中心开展相关临床试验项目EDC数据库录入指导工作。

17—18日 受自治区疫情防控指挥部委派，中心急性传染病防制所派出1名专业技术人员到桂林市指导1例区外关联新冠病例疫情处置。

21日 中心党委召开2022年第一季度中心党委理论学习中心组集中学习会，中心党委全体成员、各党支部书记、各科所长参加学习。会议由中心党委书记吕炜主持。

3 月 21 日至 4 月 3 日　中心派出急性传染病防制所、消杀与媒介防制所等科所多名专业技术人员到梧州市藤县指导“3.21 坠机事件”相关疫情防控处置工作。

29 日　中心召开深入纠治医疗卫生领域腐败和作风问题暨“以案促改”专项行动工作推进会。中心党委书记吕炜出席会议并讲话，专项行动领导小组成员、各党支部书记、各中层干部、专项行动工作专班全体人员参加会议。

3—4 月　中心派出寄生虫病防制所、消杀与媒介防制所、急性传染病防制所等科所多名专业技术人员赴东兴市、凭祥市、钦州市、岑溪市、那坡县、灵山县等地指导新冠疫情处置工作。

3 月　中心派出疫苗临床研究所相关技术人员到宾阳县、鹿寨县、三江侗族自治县、融水苗族自治县、钟山县等地开展相关疫苗临床试验项目现场技术指导。

3 月　中心先后多批次派出相关科所专业技术人员参加自治区对口支援边境口岸地区新冠疫情防控医疗卫生工作队开展疫情防控工作。

4 月

9—24 日　中心委派相关科所专业技术人员参加自治区党代会新冠疫情防控专班。

12 日　中心举办广西疾控信息系统丙肝管理功能视频培训会，推进中国疾病预防控制信息系统中新开发的丙肝管理功能在广西全面上线使用。

12 日　中心召开深入纠治医疗卫生领域腐败和作风问题暨“以案促改”专项行动警示教育大会。自治区卫生健康委直属机关党委专职副书记陈彦出席会议并现场授课。中心领导班子成员及其他领导干部职工参加会议。

12—13 日　中心 BSL-3 实验室顺利通过 CNAS 生物安全三级实验室定期监督评审和变更评审。

13 日　中心派出相关技术人员对丙肝哨点设置和监测内容进行调整，共设置医院丙肝哨点 14 个，人群丙肝哨点 10 个，广西丙肝哨点监测工作全面启动。

13 日　中心疫苗临床研究所派项目协调员赴柳州市疾病预防控制中心开展相关临床试验项目现场数据澄清工作。

13 日　中心召开 2022 年党的工作暨党风廉政建设和反腐败工作会议。中心党委书记吕炜出席会议并讲话，中心领导班子成员、党委委员、党支部书记及全体中层干部参加会议。

14 日　中心召开 2021 年度党支部书记述职评议会议。中心党委书记吕炜，党委副书记、主任林玫，党委委员及 22 个党支部支委参加会议。

17 日　中心援沪防控队员黄波、魏超、梁林涵随第二批广西援沪医疗队奔赴上海。中心党委书记吕炜、党委副书记李广山及相关科所人员到机场送行。

17—29 日　中心派出寄生虫病防制所相关专业技术人员赴罗城开展基本公共卫生技术指导工作。

20 日　中心纠治医疗卫生领域腐败和作风问题暨“以案促改”专项行动工作专班召开工作会议，就重点工作进行再研究、再部署。中心班子成员、专项行动工作专班全体人员参加会议。

22 日　中心食品安全风险监测与评价所获自治区食品安全委员会办公室、自治区市场监管局颁发的“广西食品安全工作先进集体”荣誉称号，蒋玉艳获“广西食品安全工作先进个人”荣誉称号。

25 日　中心联合自治区职业病防治研究院等单位承办 2022 年《职业病防治法》宣传周广西活动启动仪式。中心党委副书记李广山参加启动仪式。

26—28 日　中心在“五一”节前开展专项监督检查，督促干部职工绷紧纪律弦，持续深化“从严”态势。

27 日　中心第二十二党支部与南宁市东葛社区卫生服务中心联合开展“全国疟疾日”系列健康宣传教育活动，宣传主题为“防止疟疾输入再传播，共创无疟世界”。

28 日　中心在中国疾病预防控制中心辐射防护与核安全医学所组织开展的 2021 年度国家级放射卫生检测能力比对工作中，取得优异成绩。

28—29 日　中心组织相关科所负责人和生物安全技术专家对中心 BSL-3 实验室等实验室及相关区域开展实验室生物安全和安全生产专项检查。

29 日　中心举行广西青年文明号授牌仪式。

自治区卫生健康委直属机关党委专职副书记陈彦、中心党委书记吕炜出席授牌仪式并讲话，中心党委副书记、主任林玫主持授牌仪式。

4月 中心在南宁地铁1号线正式启动“桂在有你”每个人是自己健康第一责任人地铁主题列车健康宣传活动，宣传健康素养知识和疫情防控知识，进一步打通科普服务最后一公里。

4月 中心免疫规划所组织开展“4·25全国儿童预防接种日”主题宣传活动，制作免疫规划相关动画宣传视频，在地铁车厢、站台宣传国家免疫规划政策及预防接种相关知识。

4月 中心派出应急办公室相关专家为中越边境友好交流活动提供技术支持。

5月

3—31日 中心结核病防制所组织11人次驻点来宾市和百色市6个县（区）指导开展老年人等重点人群结核病主动筛查工作，推动完成2021年度筛查工作。

6日 中心主任林玫带队赴自治区大数据发展局考察交流，自治区大数据发展局二级巡视员杨俭等全程参加考察交流活动。中心副主任黄兆勇、副主任钟革等参加考察交流活动。

7日 中心团委联合广西药用植物园团委等多家单位团委、团支部开展“喜迎二十大　永远跟党走　奋进新征程”主题团日活动。

8—27日 中心临床疫苗研究所派人到贺州市、柳城县、融安县、钟山县、宾阳县疾病预防控制中心开展相关临床试验项目现场督导。

10日 中心团委组织全体团员、各科所青年代表集中观看庆祝中国共产主义青年团成立100周年大会实况直播。中心党委副书记李广山一同观看直播。

12—19日 中心派出寄生虫病防制所相关专业技术人员赴天等县、贵港市、桂平市和玉林市开展血防查灭螺技术指导工作。

13日 中心召开新冠疫情防控工作领导小组会议，中心党委书记吕炜及领导班子成员、各科所主要负责人参加会议。会议由中心主任林玫主持。

14—17日 中心急性传染病防制所等相关科所专业技术人员受自治区疫情防控指挥部委派，到河池市宜州区处置新冠疫情。

15日 自治区卫生健康委、自治区疾控中心等单位承办的广西2022年全民营养周暨“5·20中国学生营养日”主题宣传活动在南宁启动。中心党委副书记李广山出席启动仪式并讲话。

15日 由自治区卫生健康委、自治区疾控中心主办的第29个“防治碘缺乏病日”主题宣传活动在柳州市举行。活动主题是“智慧人生健康路，科学补碘第一步”。

16日 自治区卫生健康委深入纠治医疗卫生领域腐败和作风问题专项行动督查组第四组到中心开展专项行动深入排查阶段督查。中心党委书记吕炜，中心党委副书记、主任林玫及班子成员参加督查座谈会。

18日 中心举行广西公共卫生应急技术中心（中国－东盟疾病预防控制交流合作中心）大楼项目奠基暨开工仪式。自治区副主席黄俊华及相关部门负责同志，自治区卫生健康委党组书记、主任廖品琥，中心党委书记吕炜出席开工仪式并致辞。由中心主任林玫主持开工仪式。

19日 中心召开供应商、招标代理机构集体廉洁约谈会暨组织签订廉洁诚信承诺书。中心主任林玫、纪委书记李红相关科所工作人员以及30多名驻邕设备、试剂耗材供应商、招标代理机构代表参加会议。

20日 中心党建引领五级联建助力脱贫地区乡村振兴、共创龙胜马堤乡马堤村健康示范村正式启动。中心党委书记吕炜、副主任钟革等出席启动仪式。

20日 广西中医药大学副校长吴琪俊一行6人到中心开展毕业生就业情况调研。中心党委副书记李广山及综合办公室等相关科所人员参加调研座谈。座谈会由中心副主任黄兆勇主持。

23日 中心蒋智华主任医师团队完成的成果《广西人体重点寄生虫病监测体系建立及应用》获2021年度广西科学技术进步奖二等奖。

24日 自治区疾控中心、中国疾病预防控制中心传染病预防控制所分别作为第一、二完成单位完成的“华南边境省份重点细菌性传染病监控体系构建与应用”项目获2021年中华预防医学会科学技术奖科技奖三等奖，完成人为林玫、王鑫、董柏青等。

24日 由广西医科大学第二附属医院院长罗杰峰、广西中医药大学公共卫生与管理学院院长董柏青等单位领导专家组成的广西卫生系列职称制度改革调研组一行莅临中心进行调研座谈。中心主任林玫、副主任钟革参加调研座谈。

25日 自治区大数据发展局二级巡视员杨俭带队到中心调研交流广西疫情防控管理一体化平台相关系统及数据对接工作。中心主任林玫、副主任黄兆勇等参加调研交流座谈会。

25日 广西医科大学公共卫生学院与中心续约实习教学基地合作协议，协议有效期为5年。

26日 中心召开2022年上半年中层干部集体廉政谈话会议。中心党委书记吕炜、纪委书记李红对中心所有中层干部进行集体廉政谈话。中心领导班子成员和中层干部参加会议。

30日 广西援沪医疗队圆满完成任务，平安凯旋。黄波、魏超、梁林涵随队一同返回南宁。自治区党委、政府在南宁吴圩国际机场举行欢迎仪式。中心纪委书记李红及有关科所人员参加欢迎仪式。

30日 中心承办的广西公共卫生医师资格考试实践技能考试基地通过国家医学考试中心的复评审，正式成为国家医师资格考试实践技能考试基地（公共卫生类别）。

30—31日 中心派出寄生虫病防制所相关专业技术人员赴横州市、宾阳县开展寄生虫病防治试点情况督导。

31日 中心参加由自治区爱卫办、健康广西推进办组织的“世界无烟日”宣传活动。中心党委书记吕炜、纪委书记李红带领中心健康促进与宣传教育工作队和控烟专家15人开展现场义诊及烟草危害健康宣传活动。

5月 中心免疫规划所以优秀成绩通过中国疾病预防控制中心组织的省级乙脑网络实验室检测质量控制考核，参加考核人员梁亮、韦一知获得由中国疾病预防控制中心病毒病所颁发的荣誉证书。

5月 中心派出免疫规划所、寄生虫病防制所等相关科所专业技术人员赴河池市、贺州市等地参与指导广西2022年高考考前新冠疫情防控检查。

5—6月 自治区食品药品审评查验中心对三江侗族自治县、鹿寨县、柳江区疾病预防控制中心承接的相关临床试验项目开展现场视察，中心派出疫苗临床研究所相关人员赴现场进行迎检指导并接受视察。

6月

1日 中心召开清廉疾控建设工作启动暨廉政教育大会。自治区卫生健康委党组成员、副主任庞军，驻自治区卫生健康委纪检监察组副组长、一级调研员曹金国，自治区卫生健康委疾控处处长陆庆林，自治区卫生健康委直属机关党委副书记、机关纪委书记郑志大，中心领导班子成员出席会议，中心全体干部职工参加会议。

6—15日 中心疫苗临床研究所派员赴柳州市、全州县、灵川县、融安县、柳城县等疾病预防控制中心开展相关临床试验项目质量控制及现场督导工作。

7日 中心援沪医疗队队员黄波、魏超、梁林涵3人结束隔离观察。中心党委书记吕炜及党委委员、工会主席周昌明等前往隔离休整点迎接队员回家。

9日 南宁市疫情防控指挥部派出南宁市第一人民医院周碧燕等3人组成的专家组，到中心开展新冠病毒核酸检测实验室专项督查。中心党委书记吕炜及相关科所人员陪同检查。

16日 经多次征集意见及修订，中心出台《菌（毒）种及生物样本资源外部使用管理规定》，与中心程序文件《菌种、毒种（株）和阳性标本管理程序》（GXCDC/QP41）互为补充。

17日 中心组织健康促进与宣传教育青年团队赴龙胜马堤村开展乡村振兴健康宣传行动。

18—23日 中心承办2022年广西公共卫生医师资格实践技能考试，广西1000余名考生参加考试。

20—25日 中心疫苗临床研究所一行3人赴四川岳池、自贡、富顺疾病预防控制中心对自治区疾控中心担任组长单位的成都所11价HPV三期临床试验和痢疾双价三期临床试验开展现场督导工作。

20—27日 中心派出寄生虫病防制所专业技术人员分别赴桂林市、北流市、恭城瑶族自治县、灵山县、钦州市钦南区等地开展土食源性寄生虫病监测技术督导。

22 日 中心与广西中信恒泰工程顾问有限公司党支部联合举行廉政教育活动，中心主任林玫及项目专班工作人员，广西中信恒泰工程顾问有限公司董事长陆霖、党支部书记甘江幸及驻场工作人员参加活动。

22 日 中心紧急抽调传染病防治、环境卫生、病媒控制与消杀等技术专家，会同自治区卫生监督所相关人员组成3个工作组，分别赴柳州市、桂林市、梧州市等受洪涝灾害严重的 7 个设区市开展灾后防疫指导工作。

22—23 日 中心急性传染病防制所派出 4 名技术人员到贵港市检查指导手足口病、病毒性腹泻、流感等重点传染病监测工作。

24 日 中心与中国预防性病艾滋病协会合作在南宁市武鸣区、梧州市藤县开展既往报告丙肝病例随访管理试点项目工作。

24 日 中心召开党委理论学习中心组学习会议。自治区卫生健康委直属机关党委专职副书记陈彦出席会议并作指导，中心党委书记吕炜主持会议并讲话，党委理论学习中心组成员参加会议。

24 日 中心举办网络信息安全工作会议。中心各科所负责人及信息管理员 44 人参加会议。中心党委书记吕炜出席会议并讲话。

27 日 中心组织开展 2022 年“安全生产月”专题学习活动。活动由中心主任林玫主持，中心党委副书记李广山、副主任黄兆勇、纪委书记李红以及中心全体干部职工参与学习。

27 日 自治区食品药品审评查验中心赴贺州市、钟山县疾病预防控制中心对中心承接的相关临床试验项目开展现场视察。中心疫苗临床研究所派出 3 人到现场迎检指导并接受视察。

28 日 自治区卫生健康委发布 2021 年自治区医疗卫生重点学科和重点培育学科名单，中心艾滋病防制学科、结核病防制学科获批为广西医疗卫生重点学科。学科建设周期为 2022 年 7 月至 2027 年 7 月。

28 日 中心党委书记吕炜，中心党委副书记、主任林玫带领中心党政领导班子成员及相关科所负责人分别走访慰问新中国成立前离休和“光荣在党 50 年”老党员。

28—29 日 中心顺利通过自治区卫生健康委行政审批办公室组织 5 名评审专家和 2 名卫生监督员对中心进行的职业卫生技术服务机构资质（核技术工业应用）现场评审。

29 日 中心纪委分批次组织中层以上干部及部分重点岗位人员前往中共南宁市委党校反腐倡廉警示教育基地开展廉政教育活动。中心党委副书记、主任林玫，中心党委副书记李广山，中心纪委书记李红参加活动。

29 日 中心第十九党支部、南宁市疾病预防控制中心第九党支部联合开展“预防为主，守护健康”迎“七一”主题党日活动。中心主任林玫参加联建活动。

29 日 由中心承办的国家突发急性传染病防控队（广西）在百色市开展为期 4 天的鼠疫应急演练和拉动训练，中心 37 名队员参加演练。

6 月 中心派出应急办公室、急性传染病防制所、寄生虫病防制所等科所专业技术人员到东兴处置新冠疫情，开展现场流行病学调查溯源、三区划分、风险评估等工作。

7月

1 日 中心召开庆“七一”喜迎党的二十大暨 2022 年年中工作会议。中心党委书记吕炜出席会议并讲授专题党课，中心党委副书记、主任林玫作中心 2021 年度和 2022 年上半年工作报告，部署 2022 年下半年工作。

4 日 中心召开 2022 年度内部控制领导小组工作会议，中心党政领导班子成员、各科所主要负责人参加会议。

4—7 日 中心寄生虫病防制所派专业技术人员赴上林县开展输入性疟疾防控工作调查。

6 日 自治区党委网信办、自治区公安厅督导检查组一行 11 人到中心开展网络安全专项检查及网络安全“扫雷”现场检查。中心主任林玫、党委副书记李广山及相关科所负责人陪同检查。

6—21 日 中心寄生虫病防制所派专业技术人员赴岑溪市、北流市、贵港市、田东县开展寄生虫病监测点督导和寄生虫病防治技术指导。

7 日 中心结核病防制所在武宣县东乡镇举办“生命至上 全民行动 共享健康 终结结核——2022 年关注结核病 · 关爱老年人”主题宣传活动。

中心主任林玫出席活动并讲话。

7—8 日　中心安全生产和消防安全领导小组办公室组织相关人员对广西公共卫生应急技术中心大楼建设项目、唐城路危旧房改项目开展建筑工地安全生产专项检查。

11—17 日　中心疫苗临床研究所派员赴武鸣区、宾阳县、兴安县等地疾病预防控制中心对相关临床试验项目开展现场评估及建设指导。

11—17 日　中心疫苗临床研究所派员赴全州县疾病预防控制中心对沃森 13 价肺炎临床试验项目开展项目启动培训及入组接种指导工作。

12—29 日　中心先后派出 5 批次共 89 人参与北海市疫情防控，并组织协调由自治区、市、县（市、区）三级疾病预防控制中心组成的 1200 余人的工作团队驻扎北海，开展疫情防控工作。

13 日　中心组织离退休人员观看爱国主义教育电影《长津湖之水门桥》。离退休人员约 60 人参与观影。

13 日　南宁市南湖派出所一行 2 人到中心开展危险化学品安全管理专项检查。

13—15 日　中心疫苗临床研究所派员赴岑溪市、兴安县、融安县等地疾病预防控制中心对相关临床试验项目开展质量控制督导、技术指导及问题整改督导工作。

18—19 日　自治区卫生健康委到中心开展巡察反馈意见整改工作专项督查，委党组巡察工作领导小组成员、人事处处长刘勇出席督查汇报会并讲话，中心党委书记吕炜、副主任黄兆勇、纪委书记李红参加督查汇报会。

18—19 日　中心后勤服务保障科组织相关人员对中心在建项目建筑工地开展疫情防控专项检查。

20 日　中心组织党员干部及其家属参观广西民族博物馆广西家庭家教家风主题展，中心党委书记吕炜、副主任黄兆勇、纪委书记李红、部分科所主要负责人及其家属共 40 余人参加活动。

21 日　国家卫生健康委、海关总署和国家中医药管理局召开全国消除疟疾工作表彰视频会议，中心寄生虫病防制所获先进集体荣誉称号，中心李锦辉（退休）、黎军获先进个人荣誉称号。

28 日　中心驻北海新冠疫情处置临时党支部召开党员大会。中心党委副书记、主任、临时党支部书记林玫出席会议，中心副主任、临时党支部副书记钟革主持会议。中心驻北海新冠疫情处置临时党支部 36 名党员参加会议。

29 日　中心党委开展“木棉春风”读书会主题党日活动。中心第一、二、三、四、五党支部全体党员参加读书会。

29 日　自治区科学技术厅发布 2021 年度广西大型科研仪器开放共享绩效考核结果，中心作为参与考核的管理单位，在 2021 年度广西大型科研仪器开放共享绩效考核中被评为优秀等级。

7 月　中心免疫规划所参加中国疾病预防控制中心乙脑参比实验室检测质量控制考核，考核结果为优秀。

7 月　中心免疫规划所组织开展“7·28 世界肝炎日”主题宣传活动，制作相关动画宣传视频，在地铁车厢、站台等地方宣传国家免疫规划政策及预防肝炎相关知识。

7—8 月　自治区疫情防控指挥部委派中心急性传染病防制所、应急办公室等科所相关人员到北海市、崇左市调查处置新冠疫情。

7—8 月　中心党委开展重点科所、重点岗位人员廉政家访活动。

7—9 月　中心应急办公室派员赴百色市、河池市和柳州市开展传染病报告管理专题调研工作，对近 5 年广西法定传染病报告质量和管理现状交叉检查未覆盖的县（市、区）及医疗机构进行技术指导。

8 月

1—6 日　中心派出免疫规划所、疫苗临床研究所相关人员赴博白县、宾阳县疾病预防控制中心现场核查北京科兴新冠疫苗项目资料，并开展相关指导工作。

3 日　南宁市生态环境保护综合行政执法支队、青秀区生态环境局执法支队四大队一行 5 人对中心 BSL-3 实验室进行生态环境安全专项检查。

4 日　中心党委副书记李广山带领中心志愿服务队到南宁市桃源南社区开展“双报到”新时代文明实践志愿服务活动。

12—14 日　中心派出急性传染病防制所等相关科所专业技术人员赴北海市开展新冠复阳病例调查工作。

15日 中心结核病防制所完成广西结核病信息系统建设并实现上线试运行，通过指导广西20个县（区）启用系统在线录入各项数据，初步实现数据信息共享。

15—19日 自治区食品药品审评查验中心赴柳城县、融安县疾病预防控制中心对中心承接的默沙东公司9价HPV疫苗男性临床试验项目（V503-052）开展现场视察，中心疫苗临床研究所派员迎检指导并接受视察。

16日 中心完成广西3个国家监测点柳州市鱼峰区、桂林市灵川县和来宾市忻城县的特定健康问题的现场监测工作。

17日 中心召开第四届中国－东盟疾病防控合作论坛筹备工作会。综合组、外宾组、会务组等相关负责人参加会议。会议由中心副主任黄兆勇主持。

19日 中心召开行风建设社会监督专题座谈会。会议邀请多家企业和个人参会，就中心行风建设与发展提出意见和建议。中心主任林玫、党委副书记李广山、副主任黄兆勇以及相关科所负责人参会。会议由中心纪委书记李红主持。

20日 国家突发急性传染病防控队（广西）抗疫队伍33名队员携检测车、消杀车等5台专业车辆前往海南省，驰援新冠疫情防控工作。

22日 中心举办广西疫苗冷链存储温度动态监控信息平台正式上线启动仪式，自治区卫生健康委党组成员、副主任庞军，自治区卫生健康委疾控处处长陆庆林，中心党委书记吕炜、主任林玫、副主任黄兆勇及相关业务人员出席现场启动仪式。

22日 广西老年人健康素养监测现场调查工作正式拉开序幕。中心慢性非传染性疾病防制所相关技术人员经过3个多月的业务培训、现场督导及考核等，顺利完成监测工作任务。

23日 自治区卫生健康委科教处副处长何晨带领专家组一行5人对中心生物安全三级实验室开展生物安全专项检查。中心党委书记吕炜出席迎检座谈会。

23—26日 中心派出消杀与媒介防制所等相关科所技术人员赴来宾市、柳州市、河池市参加农贸市场疫情防控专项督导。

24日 自治区经济社会技术发展研究所受自治区科学技术厅委托，对中心聘任的第五批八桂学者邵一鸣研究员进行中期实地考核。邵一鸣通过中期考核。

26—28日 中心派出消杀与媒介防制所等相关科所技术人员赴钦州市参加平陆运河开工启动仪式疫情防控评估工作。

29日 自治区卫生健康委党组成员、副主任庞军及财务处处长邓军等一行3人莅临中心开展预算执行调研，并组织召开调研座谈会。中心党委书记吕炜、副主任黄兆勇、纪委书记李红陪同调研。

30日 中心完成的《疾病预防控制机构卫生应急队伍建设规范》《疾病预防控制机构卫生应急物资储备规范》两项地方标准由自治区市场监管局正式发布。

31日 中心寄生虫病防制所派出专业技术人员赴东兰县开展血吸虫病防治工作交叉检查指导。

8月 中心结核病防制所组织柳江区拉堡镇柳西街道申报中国疾病预防控制中心牵头的“创建无结核社区国家级试点”并获批，该街道为广西唯一一个创建无结核社区试点地区。项目实施周期为2022—2027年。

8月 中心派出急性传染病防制所等相关科所技术专家先后到东兴市、南宁市、靖西市、桂林市等地开展疫情防控工作。

8月 中心疫苗临床研究所派员分别赴永福县、鹿寨县、三江侗族自治县等地疾病预防控制中心对相关临床试验项目开展质量控制督导、技术指导及项目稽查工作。

8—9月 中心寄生虫病防制所多次派出专业技术人员赴龙胜开展肝吸虫病感染情况及中间宿主调查及检测工作。

8—10月 中心派出7人参加国家高等级病原微生物实验室生物安全培训，7人完成线上15天理论培训，2人完成线下15天实操培训并结业，5人线下实操培训因疫情未能正常开展，计划2023年完成。

8—11月 中心免疫规划所派专家参加广西实验室病原微生物实验室安全检查、实验室质量控制和生物安全管理考评工作。

9月

1日 中心联合来宾市、忻城县疾病预防控制中心到忻城县新圩乡龙岑村开展“喜迎党的二十大为民服务送健康”青年文明号进乡村活动。中心团委书记林可亮率中心健康促进与宣传教育青年工作队青年文明号志愿者参加活动。

1 日 中心第十八党支部及来宾市、忻城县疾病预防控制中心一行 30 余名党员和积极分子到都宜忻游击队革命现场教学基地开展主题教育。

1—30 日 中心将相关科普公益短视频投放至南宁市地铁 1 ～ 4 号线车厢和车站、广西移动电视，开展为期一个月的全民健康生活方式月“三减三健”科普视频传播活动。

2 日 中心 33 名国家突发急性传染病防控队（广西）援琼新冠疫情防控队员圆满完成任务，顺利返回南宁。自治区卫生健康委党组成员、副主任庞军，自治区卫生健康委、自治区疾控中心有关领导一同迎接凯旋队伍。

2 日 中心纪委组织全体干部职工开展“学勤廉榜样，做时代先锋”主题观影活动，观看电影《我的父亲焦裕禄》。观影活动由中心主任林玫主持。

6 日 中心党委副书记、主任林玫带领中心第二、第九党支部一行 13 人与百色市疾病预防控制中心党总支、田阳区疾病预防控制中心党支部联合开展“喜迎二十大　共谋新发展”联建共建及疾控相关工作调研活动。

8 日 中心举办 2022 年道德讲堂活动。中心党委书记吕炜，中心党委副书记、主任林玫，中心纪委书记李红出席活动，中心全体干部职工及部分退休干部参加活动。

8 日 根据国家自然科学基金网站信息，中心喜获两项 2022 年度国家自然科学基金项目，分别是 rpoB Ser450 和 rpoB His445 位点突变利福平耐药结核菌株的空间 - 分子特征及侵袭力机制研究项目和 HIV-TRACE 的西部农村地区 HIV 异性传播路径及二代传播精准防控策略研究项目。

9 日 中心 BSL-3 实验室迎接并顺利通过国家卫生健康委检查组对中心开展的高等级病原微生物实验室生物安全飞行检查。

14—16 日 由国家疾病预防控制局、自治区人民政府共同主办的第四届中国 - 东盟疾病防控合作论坛在南宁市召开。论坛采用线上线下相结合、视频连线互动的形式举办，境外嘉宾包括东盟 10 国国家卫生部疾病防控机构官员及专家和东盟秘书处代表、WHO 专家等通过线上出席论坛活动，境内嘉宾在南宁主会场现场出席活动。

14—28 日 中心寄生虫病防制所派出专业技术人员赴宾阳县等地开展血防监测技术、疟疾和寄生虫病防治技术指导以及肝吸虫病干预项目工作调研。

16 日 国家疾病预防控制局科技教育与国际合作司一级巡视员孟群一行 3 人莅临中心调研指导，中心党委副书记李广山主持调研座谈会。中心副主任黄兆勇及相关科所负责人陪同调研。

16 日 国家卫生健康委副主任、国务院联防联控机制综合组第二督察组组长曹雪涛率队到中心检查指导。自治区副主席黄俊华，自治区人民政府副秘书长唐宁，自治区卫生健康委党组书记、主任廖品琥，自治区卫生健康委党组成员、副主任杜振宗陪同检查，中心领导班子和相关科所负责人参与检查。

19—24 日 中心信息管理科开展完成覆盖广西 6 个设区市 12 个县（市、区）的法定传染病报告质量和管理现状交叉检查工作，共计调查 60 家单位、调查法定传染病病例数 646 例。

20 日 中心食品安全风险监测与评价所首次开展禽肉产品的“养殖—屠宰加工—流通—餐饮”主要致病微生物的全链条监测。

20—25 日 广西居民营养与健康状况监测现场工作在蒙山县启动。中心派出指导组对蒙山县进行居民营养与健康状况监测现场工作指导。

22 日 中心召开安全生产及节能减排工作会议。中心安全生产及节能减排工作领导小组组长、党委书记吕炜及班子成员、各科所主要负责人参加会议。会议由中心主任林玫主持。

23 日 中心邀请国家食品安全风险评估中心、北京市疾病预防控制中心等多家单位共 10 名专家和中心相关科所负责人一同对 3- 硝基丙酸风险评估项目方案进行研究讨论，以便汇总、优化、修改方案。

23 日 中心召开新冠疫情防控领导小组工作会。会议由中心主任林玫主持。中心党委书记吕炜及班子成员、各科所主要负责人参加会议。

25—28 日 中国疾病预防控制中心寄生虫病预防控制所所长周晓农带队来到广西对即将开展的肝吸虫病干预实证研究基线调查项目进行前期调研

工作。中心副主任钟革主持宾阳县肝吸虫病干预项目工作调研座谈会。

26日 中心召开2022年第三季度党委理论学习中心组学习会议。会议由中心党委书记吕炜主持。中心党委副书记、主任林玫，中心党委委员和党委理论学习中心组成员参加学习。

26—29日 中心急性传染病防制所派出2名专家到梧州市疾病预防控制中心进行国家致病菌识别网入网前沟通工作。

26—30日 中心党委书记吕炜，中心党委副书记、主任林玫带领中心党政领导班子成员及部分职能科室负责人分别走访慰问中心离退休老干部10人，给他们送去节日的慰问与祝福。

27日 中心第五党支部、广西建工集团四建公司广西公共卫生应急技术中心大楼项目党支部党建联建示范点在项目部驻地正式揭牌。中心党委书记吕炜、广西建工集团四建公司党委副书记伍转青出席活动并为示范点揭牌。中心副主任钟革出席揭牌仪式。

27日 中心主任林玫带领调研组一行10人赴龙胜疾病预防控制中心开展新冠疫情防控以及食品安全、结核病防控、免疫规划等疾病预防控制常规工作调研活动。

27日 中心党委副书记、主任林玫，党委委员、副主任黄兆勇，党委委员、工会主席周昌明带领中心党员干部及新时代文明实践站青年志愿者开展“喜迎二十大 共筑振兴梦”乡村振兴工作调研及民族团结进步活动。

27日 中心联合桂林市、龙胜各族自治县、马堤乡、马堤村五级党组织在马堤乡开展广西2022年“全国高血压日”主题宣传活动。中心主任林玫、桂林市卫生健康委副主任麦浩、龙胜县委常委唐翊平出席活动并致辞。

28日 南宁市政府党组成员、副秘书长谢铉洋一行9人对中心开展非营利性服务业工资总额实地调研，南宁市发展改革委、市统计局、市卫生健康委、市医保局和青秀区政府相关人员陪同调研。

28日 中心满分通过WHO 2021年度全球麻疹、风疹网络实验室血清盲样考核。

28日 中心预防医学门诊部党员干部开展第16个“世界狂犬病日”宣传活动。

29日 中心召开2022年度安全生产和平安建设工作会议。中心领导班子和全体干部职工参会。会议由中心党委书记吕炜主持。

30日 自治区卫生健康委党组成员、驻自治区卫生健康委纪检监察组组长彭志杰率队到中心开展纠治医疗卫生领域腐败和作风问题专项行动工作调研督查并召开座谈会。中心党委书记吕炜，中心党委副书记、主任林玫陪同调研。

9月 自治区人力资源社会保障厅批复中心岗位设置方案。中心岗位总量352个，实名编制352个。其中管理岗位20个，专业技术岗位324个，工勤技能岗位8个。

9月 自治区食品药品审评查验中心赴宜州区、永福县疾病预防控制中心分别对中心承接的相关临床试验项目开展现场检查，中心疫苗临床研究所派员迎检。

9月 中心派出急性传染病防制所等相关科所技术专家先后到崇左市、梧州市、防城港市等地开展疫情流调溯源、病毒测序及新冠疫情处置工作。

9月 中心疫苗临床研究所派员分别赴贺州市、宜州区、宾阳县、钟山县等地疾病预防控制中心对相关临床试验项目开展质量控制督导、技术指导等。

9—10月 中心组织质控专家组分别对灵山县、宜州区、陆川县、银海区等9个国家级健康素养监测点开展入户调查现场陪访、调查结果复核以及工作实施情况调研等工作。

9—10月 中心免费为中心干部职工开展流感疫苗接种及第四剂新冠疫苗接种工作。

9—11月 中心质量管理科与北京国实检测技术研究院在线教育中心合作，对中心检验检测人员开展线上培训，培训内容为实验室生物安全的目标要点、最新危废100条问题解答。

9—11月 中心联合党委政法委、公安、民政、司法行政等部门开展“广西艾滋病失访感染者和病人查访及扩大治疗专项行动”，并现场指导或远程指导各市排查及随访，收集汇总查访数据，完成相应工作报告。

9—11月 中心派出慢性非传染性疾病防制所相关人员对桂林荔浦市、柳州柳南区、南宁上林县和南宁武鸣区等4个县（区）监测点卫生院/社区卫生服务中心开展慢阻肺高危人群早期筛查与综合干预项目督导。

10 月

7 日 中心关爱门诊医护人员与志愿者、受艾滋病影响的家长及女童共同开展“捍卫女童权利，守护女童未来”国际女童日宣传倡导活动。

16 日 中国共产党第二十次全国代表大会隆重开幕，中共中央总书记、国家主席、中央军委主席习近平代表第十九届中央委员会向大会作报告。中心领导班子、党委委员、全体中层干部、各党支部支委在中心大礼堂集中收听、收看大会开幕盛况。

17 日 中心召开党委（扩大）会议。会议专题学习了中国共产党第二十次全国代表大会报告。中心领导班子成员、党委委员、党支部书记参加学习并作交流发言。

17 日 中心金洲路预防医学门诊部试运行新版 HIS 系统并全面启用电子发票系统。

17—20 日 自治区食品药品审评查验中心赴宜州区、贺州市疾病预防控制中心对中心承接的相关临床试验项目开展现场视察。中心疫苗临床研究所派员进行迎检指导并接受视察。

18 日 中心召开“以案为鉴，以案促改”暨深化清廉疾控建设警示教育大会。中心领导班子成员和党委委员、纪委委员、全体中层干部参加会议。中心纪委书记李红主持会议。

18—20 日 中心纪委书记李红带领疫苗临床研究所、财务科、审计科等科所相关人员赴柳州市、柳江区疾病预防控制中心开展疫苗临床试验下拨经费监督检查。

18—26 日 中心质量管理科组织开展 2022 年度中心质量体系内部审核，对中心质量体系在 21 个科所的运行情况进行检查，共开出 10 个不符合项和基本符合项。

25 日 中心派出黎锋、马宇燕、方宁烨、韦利玲、何芹、王江伟、陈杰、林源、叶婧、黄航 10 名专业技术人员随广西援疆医疗队库尔勒分队（三分队）奔赴新疆，在库尔勒、喀什两地开展全员核酸检测工作。

27 日 自治区卫生健康委党组成员、副主任庞军一行莅临中心开展重点疾病防控调研，并召开调研座谈会。中心党委书记吕炜，中心党委副书记、主任林玫，中心副主任黄兆勇，中心副主任钟革，中心纪委书记李红参加调研座谈会。

10 月 中心派出莫建军、陆皓泉、赵锦明、甘永新、梁亮 5 人参加中国援巴基斯坦抗洪医疗卫生援助工作。

10 月 中心寄生虫病防制所组织相关专业技术人员赴桂林市、梧州市、德保县、贵港市港南区等地开展肝吸虫病防治、土食源性寄生虫镜检及监测技术指导、疟疾防治技术指导等工作。

10 月 中心人事科出台《卫生专业技术职务聘用管理办法（试行）的通知》，开展专业技术职务聘用工作。

10 月 中心派出疫苗临床研究所相关人员到宾阳县、融水苗族自治县、全州县、兴安县等地疾病预防控制中心对相关临床试验项目开展岗前培训、数据澄清指导、现场建设指导等工作。

10 月 中心派出应急办公室相关技术人员分别前往柳州市、南宁市兴宁区开展新冠疫情调查处置。

10 月 中心食品安全风险监测与评价所首次组织并开展对广西 14 个设区市 28 个县 84 个监测机构进行现场质量调查和评分，形成工作总结上报上级部门。

10 月 中心派出急性传染病防制所相关技术人员分别赴南宁市、贺州市、北流市、岑溪市、容县等地开展新冠流调溯源、新冠病毒基因组序列测定、疫情调查处置等工作。

10—11 月 中心后勤服务保障科开展多种形式反食品浪费宣传活动，并完成自评、总结、上报等工作。

10—12 月 中心食品安全风险监测与评价所顺利完成中国居民食物消费状况现场入户调查工作。

11 月

2 日 中心举行病原微生物实验室生物安全培训基地揭牌仪式。自治区卫生健康委科教处调研员何雪红、中心主任林玫参加仪式并致辞。中心党委副书记李广山以及第一期培训班学员和相关科所专业技术人员参加仪式。仪式由中心副主任钟革主持。

3日 中心协助自治区卫生健康委举办广西《遏制结核病行动计划（2019—2022年）》终期评估视频会。自治区卫生健康委疾控处及中心结核病防制所相关人员，广西14个设区市卫生健康委组织相关工作人员通过视频连线参会。

3—4日 中心结核病防制所协助自治区卫生健康委印发《遏制结核病行动计划（2019—2022年）》终期评估方案，并组织开展线上培训，指导广西各级结防机构开展评估数据收集和专题调查工作。

7—9日 中心党委副书记李广山带队赴龙胜马堤乡开展对口帮扶户信息核查、未达标户调研、健康示范村建设等工作。

7—30日 中心结核病防制所联合自治区胸科医院、广西结核病防治综合质量控制专家指导委员会相关专家对广西20个重点地区老年人等重点人群结核病主动筛查工作开展技术指导。

10日 广西病毒性肝炎防治研究重点实验室召开2022年学术委员会会议。

11日 自治区科学技术厅一级调研员黄志标率领检查组一行5人莅临中心，对中心人类遗传资源管理相关工作进行现场检查。中心副主任黄兆勇参加现场检查。

11日 自治区核事故应急委员会对在“平安广西2022”辐射事故应急综合演习作出突出贡献的集体、个人予以表扬，中心获“自治区辐射应急先进集体”荣誉称号。

14—15日 自治区卫生健康委组织广西7个专家组开展2022年广西死因监测交叉督导工作。中心专家组在贺州市、梧州市、岑溪市等地开展死因监测工作调研。

14—16日 自治区食品药品审评查验中心赴全州县疾病预防控制中心对中心承接的“沃森13价肺炎”临床试验过程进行监督检查。

18—21日 中心疫苗临床研究所一行3人赴宜州区疾病预防控制中心开展“安特金13价肺炎Ⅲ期”项目启动培训会及入组接种指导工作。

20日 中心莫建军、陆皓泉、赵锦明、甘永新、梁亮5人作为中国（广西）援巴基斯坦抗洪医疗卫生专家组专家，圆满完成任务，平安返桂。自治区卫生健康委党组成员、副主任李勇强带队迎接专家组专家凯旋。中心党委副书记李广山随队迎接。

20日 在自治区卫生健康委开展的“翰墨书清廉 妙笔颂清风”书法作品征集活动中，中心职工覃珏、退休干部谭春梅和梁玉裕作品获相应奖项，退休干部莫基新作品《吟廉政》作为特邀作品展出。

21日 中心举办学习宣传贯彻党的二十大专题讲座。讲座由中心党委书记吕炜主持，中心党委副书记、主任林玫等领导班子成员及全体干部职工参加讲座。

25日 由自治区防艾委主办，自治区疾控中心和南宁市防艾委、南宁市禁毒委等单位联合承办的广西2022年“世界艾滋病日”暨防艾禁毒宣传月活动启动仪式在南宁市举行，自治区副主席、自治区防艾委主任黄俊华出席活动启动仪式。

27—29日 中国疾病预防控制中心寄生虫病控制所土食源室主任钱门宝率队对广西土食源性寄生虫病诊断参比实验室进行现场评审。广西土食源性寄生虫病诊断参比实验室顺利通过国家评审。

29—30日 中心BSL-3实验室开展内部审核。

11月 中心派出急性传染病防制所、消杀与媒介防制所等相关科所专业技术人员到桂林市、来宾市、环江毛南族自治县、平乐县指导新冠疫情处置工作。

11月 中心寄生虫病防制所派出专业技术人员先后赴平果市、崇左市、容县等市、县（区）开展土源性、食源性寄生虫病监测技术指导以及疟疾、肝炎、肝吸虫病防治技术指导。

11月 中心疫苗临床研究所先后派员到贺州市、柳州市、鹿寨县等市、县（区）疾病预防控制中心开展研究者岗前培训及演练指导、疫苗临床试验安全性随访指导以及技术交流及督导。

11—12月 中心结核病防制所组织5人赴北流市和容县开展肺结核登记报告专题调查现场数据收集及诊断信息复核等工作。

12月

1—3日 国家突发急性传染病防控队（广西）赴百色市开展拉动训练及应急技能竞赛预演。

4—7日 中心疫苗临床研究所派出专家赴岑溪市疾病预防控制中心开展“沃森四价流脑”项目质量控制督导及问题整改督导工作。

6—14 日 自治区食品药品审评查验中心先后赴宾阳县、武鸣区、融安县等县（区）疾病预防控制中心对“安特金 13 价肺炎项目”等相关项目开展现场视察工作。

8 日 南宁市公安局、南湖分局及南湖派出所一行 6 人对中心进行安全保卫指导工作。中心副主任黄兆勇及相关科所负责人陪同参加。

9 日 中心召开 2022 年第四季度党委理论学习中心组学习会议。会议由中心党委副书记、主任林玫主持。中心领导班子成员、党委委员、党支部书记参加学习并作交流发言。

12—31 日 中心抽调相关科所专业技术人员参加自治区十四届人大一次会议、自治区政协十三届一次会议新冠疫情防控工作专班。

13 日 中心支援新疆防控队员黎锋、马宇燕、方宁烨、韦利玲、何芹、王江伟、陈杰、林源、叶婧、黄航 10 名专业技术人员作为广西援疆医疗队库尔勒分队圆满完成任务，平安返回南宁。

13—16 日 中心纪委书记李红带领慢性非传染性疾病防制所相关人员到河池市、隆林县、融水苗族自治县开展慢性病综合防控示范区工作调研。

15 日 中心党委联合桂林市疾病预防控制中心等单位开展五级党建联建健康示范村健康家庭授牌仪式暨新时代文明实践健康义诊活动。中心党委书记吕炜，龙胜县委常委、副县长唐翊平出席活动，马堤村村民参加活动。

15—16 日 中心寄生虫病防制所派员赴桂平市开展大藤峡水利工程施工区和移民安置区疟疾监测工作。

16 日 中心第七、第八党支部党员前往南宁市北湖东社区开展以“防患未然，生命至上”为主题的一氧化碳中毒科普及新时代文明实践志愿服务活动。

22 日 中心举办既往报告丙肝病例随访管理试点项目视频培训会，增加柳州市柳城县等 7 个县为扩大试点项目地区，推进十五省既往报告丙肝病例随访管理扩大项目在广西的推广。

28 日 中心成立自治区医疗卫生重点学科艾滋病防制学科学术委员会，并召开线上会议，对重点学科建设、研究方向、年度工作计划等内容进行审议和指导。

12 月 中心寄生虫病防制所先后派出专业技术人员赴桂林市、龙胜各族自治县、宾阳县等地开展螺情调查工作、疟疾、肝吸虫病、寄生虫病监测检测技术指导。

12 月 中心免疫规划所组织专家对平果市、田东县等 10 个县（市、区）免疫规划工作进行综合业务检查指导。

荣 誉

集体荣誉

2022 年中心获集体荣誉一览表

序号	获奖单位（科所）	奖项名称	颁奖单位
1	自治区疾病预防控制中心寄生虫病防制所	全国消除疟疾工作先进集体	国家卫生健康委、海关总署、国家中医药局
2	自治区疾病预防控制中心	2022 年新时代健康科普作品网络账号类优秀	国家卫生健康委与科技部、国家中医药局、国家疾控局、中国科协
3	自治区疾病预防控制中心	《健康山歌系列》获 2022 年新时代健康科普作品长视频类优秀作品	国家卫生健康委与科技部、国家中医药局、国家疾控局、中国科协
4	自治区疾病预防控制中心	《隐形的杀手——高血压》获 2022 年新时代健康科普作品音频类入围作品	国家卫生健康委与科技部、国家中医药局、国家疾控局、中国科协
5	自治区疾病预防控制中心	第二轮国家人体生物监测项目“优秀组织”单位	国家人体生物监测项目国家技术工作组
6	自治区疾病预防控制中心	全国第十三轮抗结核药物敏感性试验熟练度测试考核优秀	中国疾病预防控制中心
7	自治区疾病预防控制中心	青少年健康促进年度优秀典型书籍奖	中国计划生育协会、中国关心下一代工作委员会公益文化中心、国家卫生健康委人口文化发展中心
8	自治区疾病预防控制中心	青少年健康促进年度优秀典型宣传片奖	中国计划生育协会、中国关心下一代工作委员会公益文化中心、国家卫生健康委人口文化发展中心
9	自治区疾病预防控制中心	青少年健康促进年度优秀组织奖	中国计划生育协会、中国关心下一代工作委员会公益文化中心、国家卫生健康委人口文化发展中心
10	自治区疾病预防控制中心党办	作品《登革热高发县打了个翻身仗》获选 2021 年“健康中国”新闻作品征集活动入围作品	国家卫生健康委宣传司
11	自治区疾病预防控制中心慢性非传染性疾病防制所	2018—2019 年“中国糖尿病并发症研究”项目先进集体	中国疾病预防控制中心慢性非传染性疾病预防控制中心
12	自治区疾病预防控制中心营养与学校卫生所	2022 年中国居民营养与健康状况监测项目先进集体	中国疾病预防控制中心营养与健康所

续表

序号	获奖单位（科所）	奖项名称	颁奖单位
13	自治区疾病预防控制中心	自治区辐射应急工作先进集体	自治区卫生健康委卫生应急办公室
14	自治区疾病预防控制中心	广西健康文化作品征集活动优秀组织奖	自治区党委宣传部、自治区卫生健康委
15	自治区疾病预防控制中心	《木棉清心忠诚守廉》获清廉医院建设微视频最佳作品	自治区卫生健康委
16	自治区疾病预防控制中心健康教育与传媒科	《健康素养知识海报（5 张）》获广西健康文化绘（漫）画及平面设计类作品二等奖	自治区党委宣传部、自治区卫生健康委
17	自治区疾病预防控制中心健康教育与传媒科	《新冠肺炎疫情防控海报（6 张）》获广西健康文化绘（漫）画及平面设计类作品二等奖	自治区党委宣传部、自治区卫生健康委
18	自治区疾病预防控制中心食品安全风险监测与评价所	广西食品安全工作先进集体	自治区食品安全委员会办公室、自治区市场监管局
19	自治区疾病预防控制中心团委	2021 年度直属医疗卫生系统“五四红旗团委”	自治区卫生健康委团委
20	自治区疾病预防控制中心食品安全风险监测与评价所	自治区卫生健康系统 2019—2020 年度“广西青年文明号”集体称号	共青团广西区委、自治区卫生健康委
21	自治区疾病预防控制中心健康促进与宣传教育青年工作队	自治区卫生健康系统 2019—2020 年度“广西青年文明号”集体称号	共青团广西区委、自治区卫生健康委
22	自治区疾病预防控制中心国家突发急性传染病防控队（广西）专业技术人员组	自治区卫生健康系统 2019—2020 年度“广西青年文明号”集体称号	共青团广西区委、自治区卫生健康委
23	自治区疾病预防控制中心工会	2021 年度“三星合格职工之家”	自治区直属企事业工会委员会
24	自治区疾病预防控制中心	《媒体融合下健康科普新思路的探索》获“健康中国 医者先行”案例征集活动最具创新力案例	健康报社、中华医学会、中华预防医学会、中国医院协会、中国医师协会
25	自治区疾病预防控制中心	首届广西网络科普作品创作大赛优秀组织单位	广西科普传播中心、广西科普作家协会
26	自治区疾病预防控制中心食品安全风险监测与评价所、健康教育与传媒科	《去年广西上百人被它放倒！又到“尝鲜季”，这些鉴别方法都不靠谱！》获首届广西网络科普作品创作大赛科普文章三等奖	广西科普传播中心、广西科普作家协会
27	自治区疾病预防控制中心急性传染病防制所、健康教育与传媒科	《广西疾控提醒：“霍乱”再现别恐慌，“五要五不要”有效预防》获首届广西网络科普作品创作大赛科普文章优秀奖	广西科普传播中心、广西科普作家协会
29	自治区疾病预防控制中心食品安全风险监测与评价所、健康教育与传媒科	《崇左 9 人吃它，3 人进 ICU……食用野菜要当心，遇见它绕道走！》获首届广西网络科普作品创作大赛科普文章优秀奖	广西科普传播中心、广西科普作家协会
30	自治区疾病预防控制中心免疫规划所、健康教育与传媒科	《提前了解：新冠疫苗新打法——序贯加强免疫，您 get 了吗？》获首届广西网络科普作品创作大赛科普文章优秀奖	广西科普传播中心、广西科普作家协会
31	自治区疾病预防控制中心健康教育与传媒科	《青少年健康教育核心信息海报》获首届广西网络科普作品创作大赛新媒体科普作品二等奖	广西科普传播中心、广西科普作家协会

续表

序号	获奖单位（科所）	奖项名称	颁奖单位
32	自治区疾病预防控制中心健康教育与传媒科	《专家说健康丨劳逸结合》获首届广西网络科普作品创作大赛科普微视频优秀奖	广西科普传播中心、广西科普作家协会
33	自治区疾病预防控制中心健康教育与传媒科	《合理用药》获首届广西网络科普作品创作大赛科普微视频优秀奖	广西科普传播中心、广西科普作家协会
34	自治区疾病预防控制中心健康教育与传媒科	《接种狂犬疫苗 预防狂犬病》获首届广西网络科普作品创作大赛科普微视频优秀奖	广西科普传播中心、广西科普作家协会
35	自治区疾病预防控制中心健康教育与传媒科	《保健食品不是药品》获首届广西网络科普作品创作大赛科普微视频优秀奖	广西科普传播中心、广西科普作家协会
36	自治区疾病预防控制中心健康教育与传媒科	《正确认识抑郁症和焦虑症》获首届广西网络科普作品创作大赛科普微视频优秀奖	广西科普传播中心、广西科普作家协会
37	自治区疾病预防控制中心卫生毒理与功能检验所	2022 年广西分析测试协会突出贡献会员单位	广西分析测试协会

个人荣誉

2022 年中心获个人荣誉一览表

序号	获奖个人	奖项名称	颁奖单位
1	黎军	全国消除疟疾工作先进个人	国家卫生健康委、海关总署、国家中医药局
2	李锦辉	全国消除疟疾工作先进个人	国家卫生健康委、海关总署、国家中医药局
3	钟格梅	第二轮国家人体生物监测项目“优秀个人”	国家人体生物监测项目国家技术工作组
4	黄春光	第二轮国家人体生物监测项目“优秀个人”	国家人体生物监测项目国家技术工作组
5	周轶翔	第一届广西财税金融改革创新先进个人	中共广西壮族自治区委员会办公厅
6	李杰文	廉洁家属	自治区清廉家庭建设专责小组
7	资海荣	《健康素养知识专家访谈劳逸结合》获广西健康文化视频类作品二等奖	自治区党委宣传部、自治区卫生健康委
8	方宁烨	《健康素养知识专家访谈正确使用安全套》获广西健康文化视频类作品三等奖	自治区党委宣传部、自治区卫生健康委
9	罗静霞	《健康素养知识专家访谈定期体检》获广西健康文化视频类作品三等奖	自治区党委宣传部、自治区卫生健康委
10	蒋丽	《健康素养知识专家访谈关爱女性生殖健康》获广西健康文化视频类作品三等奖	自治区党委宣传部、自治区卫生健康委
11	张洁宏	《健康素养知识专家访谈保健食品不是药品》获广西健康文化视频类作品三等奖	自治区党委宣传部、自治区卫生健康委
12	陆珍珍	《健康素养知识专家访谈关注糖尿病》获广西健康文化视频类作品优秀奖	自治区党委宣传部、自治区卫生健康委
13	李春灵	《健康素养知识专家访谈关爱青少年身心健康》获广西健康文化视频类作品优秀奖	自治区党委宣传部、自治区卫生健康委
14	曾子腾	《健康素养知识专家访谈科学处理创伤》获广西健康文化视频类作品优秀奖	自治区党委宣传部、自治区卫生健康委

续表

序号	获奖个人	奖项名称	颁奖单位
15	黄玲	《健康素养知识专家访谈心肺复苏术》获广西健康文化视频类作品优秀奖	自治区党委宣传部、自治区卫生健康委
16	刘巧鸾	《新冠疫苗接种海报（4张）》获广西健康文化绘（漫）画及平面设计类作品一等奖	自治区党委宣传部、自治区卫生健康委
17	刘巧鸾	《口腔健康科普海报（3张）》获广西健康文化绘（漫）画及平面设计类作品二等奖	自治区党委宣传部、自治区卫生健康委
18	刘巧鸾	《早晚刷牙 饭后漱口》获广西健康文化绘（漫）画及平面设计类作品三等奖	自治区党委宣传部、自治区卫生健康委
19	刘巧鸾	《正确刷牙方法》获广西健康文化绘（漫）画及平面设计类作品三等奖	自治区党委宣传部、自治区卫生健康委
20	蒋玉艳	广西食品安全工作先进个人	自治区食品安全委员会办公室、自治区市场监管局
21	覃珏	《清正廉洁》获“翰墨书清廉 妙笔颂清风”书法作品二等奖	自治区卫生健康委直属机关党委
22	谭春梅	《习近平金句》获“翰墨书清廉 妙笔颂清风”书法作品优秀奖	自治区卫生健康委直属机关党委
23	梁玉裕	《廉洁警句》获“翰墨书清廉 妙笔颂清风”书法作品优秀奖	自治区卫生健康委直属机关党委
24	刘巧鸾	《预防龋齿六部曲》获广西口腔健康科普作品海报类一等奖	自治区卫生健康委
25	刘巧鸾	《早晚刷牙 饭后漱口》获广西口腔健康科普作品海报类二等奖	自治区卫生健康委
26	刘巧鸾	《正确刷牙方法》获广西口腔健康科普作品海报类二等奖	自治区卫生健康委
27	宁耀森	2021年度直属医疗卫生系统“优秀共青团干部”	自治区卫生健康委团委
28	陆伟才	2021年度直属医疗卫生系统“优秀共青团干部”	自治区卫生健康委团委
29	唐洁霞	2021年度直属医疗卫生系统“优秀共青团员”	自治区卫生健康委团委
30	黄影	2021年度在“最美接种者”活动中获“最美的你”荣誉称号	广西预防医学会预防与免疫分会
31	刘静	2021年度在“最美接种者”活动中获“最美的你”荣誉称号	广西预防医学会预防与免疫分会
32	蓝光华	担当作为表现突出个人	中共玉林市委员会、玉林市人民政府
33	李荣健	担当作为表现突出个人	中共玉林市委员会、玉林市人民政府
34	李晓鹏	担当作为表现突出个人	中共玉林市委员会、玉林市人民政府

中心表彰

2022年中心表彰先进集体和个人一览表

序号	获奖科所（个人）	奖项名称	颁奖单位
1	党委办公室（团委）	2021年度综合目标管理优秀科所	自治区疾病预防控制中心
2	综合办公室	2021年度综合目标管理优秀科所	自治区疾病预防控制中心
3	信息管理科	2021年度综合目标管理优秀科所	自治区疾病预防控制中心

续表

序号	获奖科所（个人）	奖项名称	颁奖单位
4	科研与培训科	2021 年度综合目标管理优秀科所	自治区疾病预防控制中心
5	采购管理科	2021 年度综合目标管理优秀科所	自治区疾病预防控制中心
6	艾滋病防制所	2021 年度综合目标管理优秀科所	自治区疾病预防控制中心
7	环境卫生与地方病防制所	2021 年度综合目标管理优秀科所	自治区疾病预防控制中心
8	免疫规划所	2021 年度综合目标管理优秀科所	自治区疾病预防控制中心
9	放射卫生防护所	2021 年度综合目标管理优秀科所	自治区疾病预防控制中心
10	急性传染病防制所	2021 年度综合目标管理优秀科所	自治区疾病预防控制中心
11	应急办公室	2021 年度综合目标管理优秀科所	自治区疾病预防控制中心
12	结核病防制所	2021 年度综合目标管理优秀科所	自治区疾病预防控制中心
13	疫苗临床研究所	2021 年度综合目标管理优秀科所	自治区疾病预防控制中心
14	工会	2021 年综合目标管理表扬科所	自治区疾病预防控制中心
15	人事科	2021 年综合目标管理表扬科所	自治区疾病预防控制中心
16	广西病毒性肝炎防治研究重点实验室	2021 年综合目标管理表扬科所	自治区疾病预防控制中心
17	健康教育与传媒科	2021 年综合目标管理表扬科所	自治区疾病预防控制中心
18	食品安全风险监测与评价所	2021 年综合目标管理表扬科所	自治区疾病预防控制中心
19	寄生虫病防制所	2021 年综合目标管理表扬科所	自治区疾病预防控制中心
20	微生物检验所	2021 年综合目标管理表扬科所	自治区疾病预防控制中心
21	第一党支部	2021 年度“五星级党支部”	中共广西壮族自治区疾病预防控制中心委员会
22	第七党支部	2021 年度“五星级党支部”	中共广西壮族自治区疾病预防控制中心委员会
23	第十党支部	2021 年度“五星级党支部”	中共广西壮族自治区疾病预防控制中心委员会
24	第十一党支部	2021 年度“五星级党支部”	中共广西壮族自治区疾病预防控制中心委员会
25	第十二党支部	2021 年度“五星级党支部”	中共广西壮族自治区疾病预防控制中心委员会
26	第十八党支部	2021 年度“五星级党支部”	中共广西壮族自治区疾病预防控制中心委员会
27	第十九党支部	2021 年度“五星级党支部”	中共广西壮族自治区疾病预防控制中心委员会
28	第二十一党支部	2021 年度“五星级党支部”	中共广西壮族自治区疾病预防控制中心委员会
29	第二十二党支部	2021 年度“五星级党支部”	中共广西壮族自治区疾病预防控制中心委员会
30	黄玉满	2021 年度“优秀党支部书记”	中共广西壮族自治区疾病预防控制中心委员会
31	朱金辉	2021 年度“优秀党支部书记”	中共广西壮族自治区疾病预防控制中心委员会

续表

序号	获奖科所（个人）	奖项名称	颁奖单位
32	谢萍	2021 年度“优秀党支部书记”	中共广西壮族自治区疾病预防控制中心委员会
33	董爱虎	2021 年度“优秀党支部书记”	中共广西壮族自治区疾病预防控制中心委员会
34	邓秋云	2021 年度“优秀党支部书记”	中共广西壮族自治区疾病预防控制中心委员会
35	蒙晓宇	2021 年度“优秀党支部书记”	中共广西壮族自治区疾病预防控制中心委员会
36	莫雪	2021 年度“优秀共产党员”	中共广西壮族自治区疾病预防控制中心委员会
37	叶娉	2021 年度“优秀共产党员”	中共广西壮族自治区疾病预防控制中心委员会
38	谭宗艳	2021 年度“优秀共产党员”	中共广西壮族自治区疾病预防控制中心委员会
39	刘梦静	2021 年度“优秀共产党员”	中共广西壮族自治区疾病预防控制中心委员会
40	古今	2021 年度“优秀共产党员”	中共广西壮族自治区疾病预防控制中心委员会
41	魏超	2021 年度“优秀共产党员”	中共广西壮族自治区疾病预防控制中心委员会
42	廖敏	2021 年度“优秀共产党员”	中共广西壮族自治区疾病预防控制中心委员会
43	王芳	2021 年度“优秀共产党员”	中共广西壮族自治区疾病预防控制中心委员会
44	刘展华	2021 年度“优秀共产党员”	中共广西壮族自治区疾病预防控制中心委员会
45	张瑞	2021 年度“优秀共产党员”	中共广西壮族自治区疾病预防控制中心委员会
46	马宇燕	2021 年度“优秀共产党员”	中共广西壮族自治区疾病预防控制中心委员会
47	覃慧芳	2021 年度“优秀共产党员”	中共广西壮族自治区疾病预防控制中心委员会
48	陈骏籍	2021 年度“优秀共产党员”	中共广西壮族自治区疾病预防控制中心委员会
49	王晶	2021 年度“优秀共产党员”	中共广西壮族自治区疾病预防控制中心委员会
50	李晓鹏	2021 年度“优秀共产党员”	中共广西壮族自治区疾病预防控制中心委员会
51	韩彦彬	2021 年度“优秀共产党员”	中共广西壮族自治区疾病预防控制中心委员会
52	滕有明	2021 年度“优秀共产党员”	中共广西壮族自治区疾病预防控制中心委员会
53	苏丕丽	2021 年度“优秀共产党员”	中共广西壮族自治区疾病预防控制中心委员会
54	梁能秀	2021 年度“优秀共产党员”	中共广西壮族自治区疾病预防控制中心委员会

续表

序号	获奖科所（个人）	奖项名称	颁奖单位
55	陆春燕	2021 年度“优秀共产党员”	中共广西壮族自治区疾病预防控制中心委员会
56	赵新春	2021 年度“优秀共产党员”	中共广西壮族自治区疾病预防控制中心委员会
57	燕慧	2021 年度“优秀共产党员”	中共广西壮族自治区疾病预防控制中心委员会
58	许洪波	2021 年度优秀科所长	自治区疾病预防控制中心
59	陈玉柱	2021 年度优秀科所长	自治区疾病预防控制中心
60	林可亮	2021 年度优秀科所长	自治区疾病预防控制中心
61	杨继	2021 年度优秀科所长	自治区疾病预防控制中心
62	李艳	2021 年度优秀科所长	自治区疾病预防控制中心
63	朱秋映	2021 年度优秀科所长	自治区疾病预防控制中心
64	钟格梅	2021 年度优秀科所长	自治区疾病预防控制中心
65	蒋玉艳	2021 年度优秀科所长	自治区疾病预防控制中心
66	陈掌凡	2021 年度优秀科所长	自治区疾病预防控制中心
67	居昱	2021 年度优秀科所长	自治区疾病预防控制中心
68	崔哲哲	2021 年度优秀科所长	自治区疾病预防控制中心
69	莫兆军	2021 年度优秀科所长	自治区疾病预防控制中心
70	周昌明	2021 年度优秀科所长	自治区疾病预防控制中心
71	覃珏	2021 年度优秀科所长	自治区疾病预防控制中心
72	吴昊清	2021 年度优秀科所长	自治区疾病预防控制中心
73	周健宇	2021 年度优秀科所长	自治区疾病预防控制中心
74	黄波	2021 年度优秀科所长	自治区疾病预防控制中心
75	蒋智华	2021 年度优秀科所长	自治区疾病预防控制中心
76	罗静霞	2021 年度优秀科所长	自治区疾病预防控制中心
77	谭广杰	2021 年度优秀疾控工作者	自治区疾病预防控制中心
78	罗柳红	2021 年度优秀疾控工作者	自治区疾病预防控制中心
79	王晶	2021 年度优秀疾控工作者	自治区疾病预防控制中心
80	滕有明	2021 年度优秀疾控工作者	自治区疾病预防控制中心
81	陆伟才	2021 年度优秀疾控工作者	自治区疾病预防控制中心
82	任轶文	2021 年度优秀疾控工作者	自治区疾病预防控制中心
83	唐雯茜	2021 年度优秀疾控工作者	自治区疾病预防控制中心
84	鲁鸿燕	2021 年度优秀疾控工作者	自治区疾病预防控制中心
85	周凌云	2021 年度优秀疾控工作者	自治区疾病预防控制中心
86	姚雪婷	2021 年度优秀疾控工作者	自治区疾病预防控制中心
87	黎智	2021 年度优秀疾控工作者	自治区疾病预防控制中心
88	黄影	2021 年度优秀疾控工作者	自治区疾病预防控制中心
89	陈琰	2021 年度优秀疾控工作者	自治区疾病预防控制中心
90	李剑军	2021 年度优秀疾控工作者	自治区疾病预防控制中心

续表

序号	获奖科所（个人）	奖项名称	颁奖单位
91	康宁	2021 年度优秀疾控工作者	自治区疾病预防控制中心
92	梁亮	2021 年度优秀疾控工作者	自治区疾病预防控制中心
93	陶春爱	2021 年度优秀疾控工作者	自治区疾病预防控制中心
94	张伟尉	2021 年度优秀疾控工作者	自治区疾病预防控制中心
95	诸葛石养	2021 年度优秀疾控工作者	自治区疾病预防控制中心
96	曾献莹	2021 年度优秀疾控工作者	自治区疾病预防控制中心
97	黄超培	2021 年度优秀疾控工作者	自治区疾病预防控制中心
98	王启淳	2021 年度优秀疾控工作者	自治区疾病预防控制中心
99	吴应宇	2021 年度优秀疾控工作者	自治区疾病预防控制中心
100	陈怡	2021 年度优秀疾控工作者	自治区疾病预防控制中心
101	苏奕成	2021 年度优秀疾控工作者	自治区疾病预防控制中心
102	刘敏玲	2021 年度优秀疾控工作者	自治区疾病预防控制中心
103	危文君	2021 年度优秀疾控工作者	自治区疾病预防控制中心
104	秦卫文	2021 年度优秀疾控工作者	自治区疾病预防控制中心
105	古今	2021 年度优秀疾控工作者	自治区疾病预防控制中心
106	张宏伶	2021 年度优秀疾控工作者	自治区疾病预防控制中心
107	邹进	2021 年度优秀疾控工作者	自治区疾病预防控制中心
108	蒙婧婷	2021 年度优秀疾控工作者	自治区疾病预防控制中心
109	覃奕	2021 年度优秀疾控工作者	自治区疾病预防控制中心
110	蔡剑锋	2021 年度新型冠状病毒肺炎疫情防控先进个人	自治区疾病预防控制中心
111	李开文	2021 年度新型冠状病毒肺炎疫情防控先进个人	自治区疾病预防控制中心
112	叶娉	2021 年度新型冠状病毒肺炎疫情防控先进个人	自治区疾病预防控制中心
113	潘怡君	2021 年度新型冠状病毒肺炎疫情防控先进个人	自治区疾病预防控制中心
114	覃心怡	2021 年度新型冠状病毒肺炎疫情防控先进个人	自治区疾病预防控制中心
115	杨峰	2021 年度新型冠状病毒肺炎疫情防控先进个人	自治区疾病预防控制中心
116	周轶翔	2021 年度新型冠状病毒肺炎疫情防控先进个人	自治区疾病预防控制中心
117	吕素玲	2021 年度新型冠状病毒肺炎疫情防控先进个人	自治区疾病预防控制中心
118	林康明	2021 年度新型冠状病毒肺炎疫情防控先进个人	自治区疾病预防控制中心
119	梁美篁	2021 年度新型冠状病毒肺炎疫情防控先进个人	自治区疾病预防控制中心
120	陈浩虹	2021 年度新型冠状病毒肺炎疫情防控先进个人	自治区疾病预防控制中心
121	邓以兴	2021 年度新型冠状病毒肺炎疫情防控先进个人	自治区疾病预防控制中心
122	蒋辉	2021 年度新型冠状病毒肺炎疫情防控先进个人	自治区疾病预防控制中心
123	潘海东	2021 年度新型冠状病毒肺炎疫情防控先进个人	自治区疾病预防控制中心
124	覃海源	2021 年度新型冠状病毒肺炎疫情防控先进个人	自治区疾病预防控制中心
125	宫晨	2021 年度新型冠状病毒肺炎疫情防控先进个人	自治区疾病预防控制中心
126	唐洁霞	2021 年度新型冠状病毒肺炎疫情防控先进个人	自治区疾病预防控制中心
127	卢海全	2021 年度新型冠状病毒肺炎疫情防控先进个人	自治区疾病预防控制中心
128	莫毅	2021 年度新型冠状病毒肺炎疫情防控先进个人	自治区疾病预防控制中心

续表

序号	获奖科所（个人）	奖项名称	颁奖单位
129	黄莉荣	2021 年度新型冠状病毒肺炎疫情防控先进个人	自治区疾病预防控制中心
130	董颖	2021 年度新型冠状病毒肺炎疫情防控先进个人	自治区疾病预防控制中心
131	唐孟俭	2021 年度新型冠状病毒肺炎疫情防控先进个人	自治区疾病预防控制中心
132	覃辉艳	2021 年度新型冠状病毒肺炎疫情防控先进个人	自治区疾病预防控制中心
133	王江伟	2021 年度新型冠状病毒肺炎疫情防控先进个人	自治区疾病预防控制中心
134	陆伟江	2021 年度新型冠状病毒肺炎疫情防控先进个人	自治区疾病预防控制中心
135	罗水英	2021 年度新型冠状病毒肺炎疫情防控先进个人	自治区疾病预防控制中心
136	毛玮	2021 年度新型冠状病毒肺炎疫情防控先进个人	自治区疾病预防控制中心
137	周荣军	2021 年度新型冠状病毒肺炎疫情防控先进个人	自治区疾病预防控制中心
138	资海荣	2021 年度新型冠状病毒肺炎疫情防控先进个人	自治区疾病预防控制中心
139	梁婧	2021 年度新型冠状病毒肺炎疫情防控先进个人	自治区疾病预防控制中心
140	潘玉立	2021 年度新型冠状病毒肺炎疫情防控先进个人	自治区疾病预防控制中心
141	王婕	2021 年度新型冠状病毒肺炎疫情防控先进个人	自治区疾病预防控制中心
142	钟延旭	2021 年度新型冠状病毒肺炎疫情防控先进个人	自治区疾病预防控制中心
143	陆皓泉	2021 年度新型冠状病毒肺炎疫情防控先进个人	自治区疾病预防控制中心
144	黄江平	2021 年度新型冠状病毒肺炎疫情防控先进个人	自治区疾病预防控制中心
145	梁林涵	2021 年度新型冠状病毒肺炎疫情防控先进个人	自治区疾病预防控制中心
146	蒙华毅	2021 年度新型冠状病毒肺炎疫情防控先进个人	自治区疾病预防控制中心
147	邓涛	2021 年度新型冠状病毒肺炎疫情防控先进个人	自治区疾病预防控制中心
148	杜悦	2021 年度新型冠状病毒肺炎疫情防控先进个人	自治区疾病预防控制中心
149	韦佳楠	2021 年度新型冠状病毒肺炎疫情防控先进个人	自治区疾病预防控制中心
150	陈加贵	2021 年度新型冠状病毒肺炎疫情防控先进个人	自治区疾病预防控制中心
151	李义怀	2021 年度新型冠状病毒肺炎疫情防控先进个人	自治区疾病预防控制中心
152	韦敬航	2021 年度新型冠状病毒肺炎疫情防控先进个人	自治区疾病预防控制中心
153	刘静	2021 年度新型冠状病毒肺炎疫情防控先进个人	自治区疾病预防控制中心
154	秦月	2021 年度新型冠状病毒肺炎疫情防控先进个人	自治区疾病预防控制中心
155	李春英	2021 年度新型冠状病毒肺炎疫情防控先进个人	自治区疾病预防控制中心
156	刘玄华	2021 年度新型冠状病毒肺炎疫情防控先进个人	自治区疾病预防控制中心
157	何芹	2021 年度新型冠状病毒肺炎疫情防控先进个人	自治区疾病预防控制中心
158	唐凯玲	2021 年度新型冠状病毒肺炎疫情防控先进个人	自治区疾病预防控制中心
159	黄精华	2021 年度新型冠状病毒肺炎疫情防控先进个人	自治区疾病预防控制中心
160	梁大斌	2021 年度新型冠状病毒肺炎疫情防控先进个人	自治区疾病预防控制中心
161	黄彦	2021 年度新型冠状病毒肺炎疫情防控先进个人	自治区疾病预防控制中心
162	赵锦明	2021 年度新型冠状病毒肺炎疫情防控先进个人	自治区疾病预防控制中心
163	周崇兴	2021 年度新型冠状病毒肺炎疫情防控先进个人	自治区疾病预防控制中心
164	周树武	2021 年度新型冠状病毒肺炎疫情防控先进个人	自治区疾病预防控制中心
165	闭福银	2021 年度新型冠状病毒肺炎疫情防控先进个人	自治区疾病预防控制中心
166	陈华凤	2021 年度新型冠状病毒肺炎疫情防控先进个人	自治区疾病预防控制中心

续表

序号	获奖科所（个人）	奖项名称	颁奖单位
167	何为涛	2021 年度新型冠状病毒肺炎疫情防控先进个人	自治区疾病预防控制中心
168	陆宝	2021 年度新型冠状病毒肺炎疫情防控先进个人	自治区疾病预防控制中心
169	廖驰真	2021 年度新型冠状病毒肺炎疫情防控先进个人	自治区疾病预防控制中心
170	林源	2021 年度新型冠状病毒肺炎疫情防控先进个人	自治区疾病预防控制中心
171	刘健	2021 年度新型冠状病毒肺炎疫情防控先进个人	自治区疾病预防控制中心
172	马海芳	2021 年度新型冠状病毒肺炎疫情防控先进个人	自治区疾病预防控制中心
173	卢桂宁	2021 年度新型冠状病毒肺炎疫情防控先进个人	自治区疾病预防控制中心
174	熊绮梦	2021 年度新型冠状病毒肺炎疫情防控先进个人	自治区疾病预防控制中心
175	胡莉萍	2021 年度新型冠状病毒肺炎疫情防控先进个人	自治区疾病预防控制中心
176	任美璇	2021 年度新型冠状病毒肺炎疫情防控先进个人	自治区疾病预防控制中心
177	万孝玲	2021 年度新型冠状病毒肺炎疫情防控先进个人	自治区疾病预防控制中心
178	刘银品	2021 年度突发急性传染病防控队伍先进个人	自治区疾病预防控制中心
179	瞿聪	2021 年度突发急性传染病防控队伍先进个人	自治区疾病预防控制中心
180	宁坤明	2021 年度突发急性传染病防控队伍先进个人	自治区疾病预防控制中心
181	韦树娇	2021 年度突发急性传染病防控队伍先进个人	自治区疾病预防控制中心
182	韦诤	2021 年度突发急性传染病防控队伍先进个人	自治区疾病预防控制中心
183	孙贵娟	2021 年度质量管理先进个人	自治区疾病预防控制中心
184	覃志英	2021 年度质量管理先进个人	自治区疾病预防控制中心
185	黎锋	2021 年度质量管理先进个人	自治区疾病预防控制中心
186	杨俊峰	2021 年度质量管理先进个人	自治区疾病预防控制中心
187	曾雪梅	2021 年度质量管理先进个人	自治区疾病预防控制中心
188	陈海帆	2021 年度质量管理先进个人	自治区疾病预防控制中心
189	梁川	2021 年度质量管理先进个人	自治区疾病预防控制中心
190	雷家杰	2021 年度安全生产先进个人	自治区疾病预防控制中心
191	黎林	2021 年度安全生产先进个人	自治区疾病预防控制中心
192	李文涛	2021 年度安全生产先进个人	自治区疾病预防控制中心
193	覃祺	2021 年度安全生产先进个人	自治区疾病预防控制中心
194	李曦亮	2021 年度安全生产先进个人	自治区疾病预防控制中心

文　件

相关技术文件

2022年中心部分相关技术文件目录

编号	文件号	内容	发往单位
1	桂疾控〔2022〕10号	关于进一步加强全区各级疾病预防控制中心新冠病毒核酸检测质量管理的通知	广西各市、县（市、区）疾病预防控制中心
2	桂疾控〔2022〕12号	关于印发《中心层面档案管理制度（试行）》的通知	自治区疾病预防控制中心各科所
3	桂疾控〔2022〕13号	转发中国疾病预防控制中心关于开展疑似预防接种异常反应监测数据审核订正和总结工作的通知	广西各市、县（市、区）疾病预防控制中心
4	桂疾控〔2022〕17号	关于开展2021年度全区疾病预防控制机构艾滋病防治工作规范化管理考评工作的通知	广西各市疾病预防控制中心
5	桂疾控〔2022〕19号	关于印发2022年全区免疫规划工作要点的通知	广西各市、县（市、区）疾病预防控制中心
6	桂疾控〔2022〕21号	关于印发2022年实验室质量管理工作方案的通知	自治区疾病预防控制中心各科所
7	桂疾控〔2022〕26号	关于印发2022年全区登革热媒介伊蚊监测方案的通知	广西各市疾病预防控制中心
8	桂疾控〔2022〕28号	关于印发《自治区疾病预防控制中心内部新冠肺炎疫情防控工作方案（第二版）》的通知	自治区疾病预防控制中心各科所
9	桂疾控〔2022〕35号	关于印发《广西新冠肺炎疫情流行病学调查溯源改造指引（试行）》的通知	广西各市、县（市、区）疾病预防控制中心
10	桂疾控〔2022〕36号	关于开展丙肝哨点监测工作的通知	广西各市疾病预防控制中心
11	桂疾控〔2022〕38号	关于印发2022年广西马堤乡马堤村健康促进行动健康示范村建设方案的通知	桂林市、龙胜各族自治县疾病预防控制中心
12	桂疾控〔2022〕42号	关于印发《自治区疾病预防控制中心特聘专家管理办法（修订）》的通知	自治区疾病预防控制中心各科所
13	桂疾控〔2022〕43号	关于印发自治区疾病预防控制中心微信公众平台管理办法（2022年修订版）的通知	自治区疾病预防控制中心各科所
14	桂疾控〔2022〕57号	关于印发2022年自治区疾病预防控制中心公共机构能源资源节约和生态环境保护工作实施方案的通知	自治区疾病预防控制中心各科所

续表

编号	文件号	内容	发往单位
15	桂疾控〔2022〕59 号	关于印发干部职工轮岗交流管理办法的通知	自治区疾病预防控制中心各科所
16	桂疾控〔2022〕69 号	关于印发《菌（毒）种及生物样本资源外部使用管理规定》的通知	自治区疾病预防控制中心各科所
17	桂疾控〔2022〕74 号	关于印发应急检测公共实验室管理制度（试行）的通知	自治区疾病预防控制中心各科所
18	桂疾控〔2022〕99 号	关于印发自治区疾病预防控制中心涉及人体的疫苗临床试验项目立项合规性评估的管理规定（试行）的通知	自治区疾病预防控制中心各科所
19	桂疾控〔2022〕125 号	关于加强宣传类物资使用管理的通知	广西各市、县（市、区）疾病预防控制中心
20	桂疾控〔2022〕131 号	关于印发卫生专业技术职务聘用管理办法（试行）的通知	自治区疾病预防控制中心各科所
21	桂疾控〔2022〕133 号	关于印发自治区疾病预防控制中心科研项目经费管理办法的通知	自治区疾病预防控制中心各科所
22	桂疾控〔2022〕147 号	关于传染病自动预警系统试运行的通知	广西各市疾病预防控制中心
23	桂疾控〔2022〕148 号	关于印发 2022 年大新铅锌矿区环境重金污染人群健康监测工作方案的通知	崇左市、大新县疾病预防控制中心
24	桂疾控〔2022〕165 号	转发中国疾病预防控制中心慢性病中心关于印发新冠死亡病例报告标准的通知	广西各市、县疾病预防控制中心
25	桂疾控党〔2022〕86 号	自治区疾病预防控制中心党委关于印发党委委员联系博士工作制度的通知	自治区疾病预防控制中心各科所